Gunilla Gerland

Ein richtiger Mensch sein

Gunilla Gerland

Ein richtiger Mensch sein

Autismus – das Leben
von der anderen Seite

Aus dem Schwedischen
von Birgitta Kicherer

Verlag Freies Geistesleben

Die Übersetzung erscheint mit freundlicher Unterstützung des Svenska Institutet, Stockholm.

1. Auflage 1998
Verlag Freies Geistesleben
Landhausstr. 82, 70190 Stuttgart
Internet: www.geistesleben.com

ISBN 3-7725-1667-X
Die schwedische Originalausgabe mit dem Titel
En riktig människa ist 1996 bei Bokförlaget Cura AB,
Stockholm erschienen.

Umschlagillustration: Twenty Twenty
Druck: WB-Druck, Rieden

Vorwort

Was wird aus Kindern, die nicht so sind wie die anderen? Was bedeutet es für sie, nicht so zu sein wie die anderen? Gibt es überhaupt jemanden, der so ist wie die anderen?

Fragen wie diese können nur zum Teil beantwortet werden (und vielleicht wird das immer so bleiben). Manche Kinder, die anders sind, werden ihr ganzes Leben lang anders bleiben. Dazu gehören die Kinder, die an Autismus und an dem sogenannten Asperger-Syndrom leiden. Andere Kinder, die während der ersten zehn Lebensjahre eine abweichende Entwicklung durchmachen, werden im Erwachsenenalter als «normal» empfunden und kommen ohne Probleme zurecht. Kinder mit Konzentrationsschwierigkeiten und schwerfälliger Motorik (eine Kombination, die manchmal als DAMP, früher MBD, bezeichnet wird) können sich auf diese Art positiv entwickeln, obwohl manche im Erwachsenenalter anhaltende psychische Probleme und soziale Anpassungsschwierigkeiten haben. Die Grenze zwischen gesund und krank ist keineswegs messerscharf. Keiner von uns ist in jeder Beziehung ein Durchschnittsmensch.

Ist man ein «Fall», wenn man nicht so ist wie die anderen? Erhalten alle Kinder, die anders sind, eine psychiatrische Diagnose?

Diese Fragen kann man mit «nein, nicht unbedingt» oder sogar mit «nein, absolut nicht» beantworten.

Ist es möglich, autistisch zu sein, ohne daß diese Funktionsstörung im Kindes- und Jugendalter erkannt wird? Gibt es so leichte Formen von Autismus, daß wir sie gegenwärtig nicht richtig diagnostizieren können? Sind leichte Formen von Autismus so schwerwiegend, daß sie zu schweren Behinderungen führen? Wirkt die Behinderung sich so aus, daß die Betroffenen durch die Funktionsstörung als laut, unbeherrscht, eigenartig, schwierig oder sogar bösartig wahrgenommen werden?

Die Antwort auf diese letzte Gruppe von Fragen ist vorbehaltlos «ja».

Manche Leser werden sich nach der Relevanz all dieser Fragen im Vorwort zu einem belletristischen Buch fragen. Lassen Sie mich versuchen, dies zu erklären.

Als Gunilla Gerland vor ein paar Jahren zum ersten Mal mit mir Kontakt aufnahm, geschah das, weil sie eine Beurteilung wünschte, inwieweit sie MBD habe oder nicht. Wir vereinbarten einen Termin für eine klinische Konsultation. In ihrem ersten Brief an mich beschrieb sie sich selbst mit ungewöhnlich sicherer sprachlicher Prägnanz und analysierte, wie sich herausstellen sollte, ihre Probleme so präzis, wie ich es selten erlebt hatte. Meine Beurteilung von Gunillas Schwierigkeiten, in die wenigen Worte oder Buchstaben einer Diagnose zusammengefaßt, erschien mir fast wie eine peinliche Vereinfachung, verglichen mit der Komplexität und dem Nuancenreichtum ihrer eigenen Formulierungen. Dennoch stand fest, daß ihre Symptome in vielen wesentlichen Punkten eine zugrundeliegende Problematik widerspiegelten, die an jene erinnerte, die man in ihrer ausgeprägtesten Form im Autismus vorfindet. Gemeinsam besprachen wir verschiedene diagnostische Alternativen. Autismusähnlicher Zustand war vielleicht die Bezeichnung, die das Gesamtbild der Symptome am besten zusammenfaßte. Die neuropsychologischen Tests, die sie früher gemacht hatte, ließen in mancherlei Hinsicht auf sehr große Begabung schließen, allerdings mit den abweichenden Resultaten, die für autistische Personen kennzeichnend sind. Wie viele Hochbegabte, die als junge Erwachsene an Autismus oder autismusähnlichen Zuständen leiden, war Gunilla zur Zeit unserer ersten Begegnung düster und niedergeschlagen und vom Gefühl der Leere und Sinnlosigkeit erfüllt.

Manche Menschen mit psychischen Schwierigkeiten finden im eigenen Schreiben über die erlebte Problematik eine Quelle zur Selbsthilfe. Gunillas Brief hatte einen sehr starken Eindruck auf mich gemacht, und ich fragte mich, ob es ihr nicht helfen könnte, aus ihrer Depression herauszukommen – und ihr eine neue Perspektive auf ihre Lebenssituation vermitteln würde –, wenn sie genau das täte, ein Buch über sich selbst schreiben. Ich ahnte auch, daß Gunilla eine einmalige Sprachbegabung besaß, so daß ihr Buch vielleicht anderen mit ähnlichen Problemen viel zu geben hätte.

Ich ahnte natürlich nicht, daß das Buch eine so ergreifende Erzählung von ungewöhnlicher Leuchtkraft werden sollte, sprachlich formvollendet und von größtem Interesse für ein breites Publikum.

Gunilla Gerlands erster Roman handelt von der bisweilen haarfeinen Grenze zwischen gesund und krank, normal und unnormal, Nich-Diagnose und Diagnose und von verborgenen Behinderungen. Nicht zuletzt handelt er von einem einmaligen Menschen mit einer ungewöhnlichen Diagnose und nicht allzu ungewöhnlichen Problemen.

Noch mehr zu sagen wäre anmaßend. Gunilla Gerlands eigene Sprache öffnet dem Leser weit mehr Türen zum Verständnis, als es der Fachjargon eines Psychiaters je könnte.

Christopher Gillberg
Professor für Kinder- und Jugendpsychiatrie

… da verstand ich,
daß es das Unwahrscheinliche ist,
was wirklich geschieht,
und daß es unerhört viele Vorurteile
über die Wahrheit gibt.

Torgny Lindgren

Der Anfang

1.

Eine frühe Erinnerung.
Ich sitze im Kinderzimmer auf dem Boden. Vor mir habe ich ein Spielzeug, eine Art Brett mit länglichen, verschiedenfarbigen Holzklötzchen. In dem Brett befinden sich Löcher, und durch diese Löcher müssen die Holzklötzchen mit einem dazugehörigen Hammer runtergeschlagen werden. Ich hämmere die Klötzchen runter und bin völlig in meine Tätigkeit versunken. Ich sitze zur Wand gekehrt. Außerhalb dessen, was ich tue, gibt es nichts. Keine Welt. Nur ich und das, was ich tue. Ich wünschte, es gäbe mehr Holzklötzchen, dann könnte ich immer weiter neue runterhämmern, ohne die alten auflesen zu müssen. Bevor die Holzklötzchen herauskommen, gleiten sie auf einer gebogenen Bahn herunter. Diese Biegung liebe ich. Ich liebe es, die Holzklötzchen diese Biegung entlanggleiten zu sehen. Immer wieder von neuem. Beliebig lang.

Meine Vorliebe für gebogene Sachen begann schon früh, lange bevor es lebensnotwendig für mich wurde, diese gebogenen Sachen anzufassen. Ich mochte Biegungen, sie waren so weich und leicht und, ja, eben gebogen. Ich empfand ein Bedürfnis nach Biegungen, sie schenkten mir eine Art Befriedigung. Eine gebogene Sache hatte etwas Beruhigendes an sich, das war ein ganz selbstverständliches Gefühl. Eine gebogene Sache war auf die gleiche Art beruhigend wie grün eben grün ist, so selbstverständlich, daß man es unmöglich erklären konnte.

In den Augen der Umwelt war mein Verhalten völlig unbegreiflich. Unentwegt faßte ich alles mögliche an, pulte mit den

Fingern in oder unter Flaschen, strich über Sofalehnen und Türgriffe, rieb die Handfläche an geschwungenen Geländern. Es war unbedingt notwendig, alle diese gebogenen Sachen anzufassen, sie enthielten Biegungen, die ich brauchte. Aber niemand in meiner Umgebung ahnte, daß ausgerechnet die Biegung der gemeinsame Nenner der vielen Sachen war, die ich anfassen mußte, ich führte nur seltsame und mitunter irritierende Verhaltensweisen vor. Ich wußte nicht, daß das, was ich tat, anderen seltsam und irritierend erschien. Ich wußte nur, daß ich es tun mußte, es war notwendig, lebensnotwendig. Und in den Augen der Umwelt verdiente das keinen Respekt, auch das wußte ich.

Ich hatte noch mehr Eigenheiten. Eine davon war mein angeblicher Widerwille dagegen, das Essen zu kauen. Ich schluckte alles, was ich aß, ungekaut herunter und goß dann gern Milch nach, damit es leichter rutschte. Das durfte man nicht.

«Kau das Essen ordentlich! Tu gefälligst, was ich sage!»

Niemand konnte sich wohl vorstellen, daß das Kauen mir tatsächlich schwerfiel. Aber ich konnte meine Kiefer nicht so gut steuern. Mich überhaupt zu bewegen, war schon eine große Anstrengung, denn ich mußte alles, was ich tat, erst denken, um es überhaupt tun zu können. Ich mußte meinem Körper gleichsam ununterbrochen befehlen, das auszuführen, was er tun sollte, indem ich es dachte. Ich konnte mir nicht vorstellen, daß man so viel Mühe darauf verwenden sollte, das Essen zu kauen, wenn man es doch einfach ungekaut runterschlucken konnte. Das mit dem Kauen erschien mir genauso absurd wie die Vorstellung, daß man jedesmal, wenn man etwas trinken wolle, nebenher auch rennen müsse. Daher fand ich, wenn ich einfach das essen dürfte, was ich essen wollte, und wenn niemand sich einmischte, dann wäre alles in Ordnung. Ich wollte, daß sie mich in Ruhe ließen.

Aber es gab Methoden, wie man mit diesem Problem umgehen konnte – sowohl strenge als auch nachlässige Methoden. Mein Vater hatte seine Methode.

«Kau das Essen! Sitz anständig! Hör jetzt gefälligst zu! Trink nicht zu jedem Bissen Milch! Benutze Messer und Gabel! Hörst du nicht, was ich sage, kau das Essen! Jetzt gehorchst du gefälligst!»

«Du mußt Tischmanieren lernen. Kau das Essen, bevor du es schluckst.»

«Hörst du, was ich sage!»

Und dann war da die Methode meiner Mutter.

«Laß die Kleine in Ruhe ...»

Ich verstand nicht ganz, was mein Vater von mir verlangte. Kauen? Wie denn? Ich kaute doch?

Wenn ich etwas nicht verstand, kümmerte ich mich nicht viel um das, was die Erwachsenen sagten, wenigstens nicht, indem ich gehorsam reagierte. Aber in meinem Innern wurde ich traurig, weil sie mich für verwöhnt und faul hielten und weil ich glaubte, daß sie recht hatten.

Wahrscheinlich hatte ich auch kein Schamgefühl im Leib, wie die Erwachsenen es nannten. Ich konnte eine Sache beliebig weit treiben, weit über die Kapazität der Erwachsenen hinaus, auf ihrem Standpunkt zu beharren. Das kam teils daher, daß nichts in meinem Innern mich von selbst bremste – hatte ich eine Sache einmal angefangen, konnte sie von mir aus in Ewigkeit weitergehen. Mir wurde es nicht plötzlich langweilig, ich kam nie auf andere Ideen, keine störenden Impulse tauchten von innen her auf. Aber meine Fähigkeit, einfach weiterzumachen, niemals aufzugeben, kam teilweise auch daher, daß es in diesen Situationen immer um Dinge ging, die für mich lebensnotwendig waren.

Meine beharrliche Hartnäckigkeit, die meist aus einem Nein bestand, schöpfte ihre Kraft aus zwei Quellen. Die Tatsache, daß mich innerlich nichts bremste, kombiniert mit den Reservekräften der Panik, machte mich unüberwindbar. Ich konnte es mir ganz einfach nicht leisten, zu verlieren. In meiner Umgebung schien niemand eine Ahnung von meinen Bedürfnissen zu haben. Daher war ich ganz auf mich gestellt, wenn es darum ging, diese Bedürfnisse zu befriedigen, die so offensichtlich lebenswichtig für mich waren, deren Ursachen aber niemand sonst auch nur zu ahnen schien. Meine Familie lebte nicht in derselben Welt wie ich. Ja, wir kamen kaum vom selben Planeten.

Trotz, sagten sie – wenn es wie Trotz aussah, dann war es auch Trotz. Sie selbst waren das Maß, mit dem sie mich maßen. Sie gingen davon aus, daß ich genauso war wie sie, und wenn ich nicht ganz so war wie sie, dann sollte ich es jedenfalls sein. Außerdem sollte ich fraglos genauso sein wollen wie sie. Wenn sie die Krone der Schöpfung waren, dann mußte ich wenigstens ein Örestück sein. So war es in ihrer Welt, und so schien es in der Welt aller Menschen zu sein.

Aber für mich bildeten sie eine Art Einheit – eine Mama-Papa-große-Schwester-Einheit, und ich war eine andere, von ihnen getrennte Einheit. Mein Leben verlief nur zufällig parallel neben dem ihren her, im übrigen hatten wir nicht viel gemeinsam. Ich konnte nichts dafür, daß es so war. Es war weder mein Wunsch noch meine Idee, es war einfach so. Etwas anderes wußte ich nicht. Das bedeutete nicht, daß ich innerlich leer und kalt war. Ich wußte nur nicht, daß ich zu ihnen gehören sollte, wußte nicht, daß ich sie lieben sollte. Diese Tatsache, daß ich nicht zu ihnen gehörte, hatte ich mir nicht ausgesucht. Es war einfach so, ich gehörte nicht zu ihnen. Daran konnte ich nichts ändern, und ich wußte nicht, wie ein Mensch eigentlich sein sollte. In meinem Innern war ich traurig. Warum wurden sie immer so böse? Warum begriffen sie nichts?

Natürlich wollte ich nur Sachen essen, die man nicht kauen mußte, um sie schlucken zu können. Ich hatte auch kein Bedürfnis nach Abwechslung im Essen, sondern aß gern immerzu das gleiche. Lange Perioden aß ich nur Würstchen ohne Haut und Schokoladenpudding, obwohl meine Mutter mit allen erdenklichen Mitteln versuchte, etwas anderes in mich reinzubringen. Doch plötzlich änderte sich mein Geschmack, im Alter von fünf Jahren zum Beispiel aß ich nichts als Leberpastete und Backpflaumen. Alles andere verweigerte ich, und wie immer konnten die Erwachsenen dem nicht viel entgegensetzen.

Mir wurde es nie langweilig, immer wieder das gleiche zu essen, und selbst wenn es je ein wenig monoton werden sollte, war das gar nichts im Vergleich mit der Lebensgefahr, die damit verbunden war, sich unbekanntem Essen auszusetzen. Meine Zähne waren sehr empfindlich, und manche Speisen hatten eine Konsistenz, die sich im Mund unangenehm anfühlte und im ganzen Körper ein scheußliches Gefühl auslöste. Man wußte nie, was einem mit unbekanntem Essen passieren konnte. Auch wenn es ab und zu langweilig war, nur Wurst ohne Haut und Schokoladenpudding zu essen, war es das zweifelsohne wert.

Manchmal sagten die Erwachsenen Sachen über das Essen, die ich nicht verstand. Das verunsicherte mich und erhöhte keineswegs meine Bereitschaft, etwas Unbekanntes zu probieren.

«Das Essen beißt nicht», sagten sie und lachten.

Aber was wußten sie schon davon?

Die Kauflächen der Zähne reagierten manchmal ebenfalls unglaublich empfindlich auf Berührung, fast elektrisch, und schienen mit einer empfindlichen Stelle im Nacken gekoppelt zu sein. Wenn dieses Gefühl allzu unerträglich wurde, half es, in irgend etwas hineinzubeißen. Am liebsten in etwas, das den Zähnen einen einigermaßen harten Widerstand bot, damit im Mund ein gleichmäßiger Druck entstand. Am allerbesten war es, in Menschenfleisch zu beißen. Ich wollte irgend jemanden beißen, einen Arm, ich wußte nicht, warum. Ich fühlte nur, daß ich es brauchte.

Es gefiel mir, Menschen zu beißen, und ab und zu durfte ich meine große Schwester beißen. Aber meistens mußte ich mich mit Gegenständen aus weichem Kunststoff begnügen – mit meinem alten Kauring, Spielzeug, Möbeln … Wenn ich dieses unangenehme Gefühl in den Zähnen beruhigen mußte, biß ich in alles, was zur Hand war.

Als ich dann ein Teenager wurde, kam ich darauf, daß ich gewisse Personen fragen konnte, ob ich sie beißen dürfte. Erstaunlicherweise durfte ich das oft, trotz so mancher überrascht gehobener Augenbraue. Es gab ein paar Menschen, die mir tatsächlich anbieten konnten, ein Weilchen ihren Arm oder ihre Hand zu beißen, vorausgesetzt, daß ich ihnen nicht weh tat.

Die Zähne schienen eine der Stellen am Körper zu sein, wo ich am meisten spürte, außen am Körper waren meine Gefühle eher verschwommen, so daß nur vage Informationen das Gehirn erreichten, die mitteilten, jetzt geschieht dies oder jetzt geschieht jenes. Um genau zu wissen, wo ich etwas fühlte, mußte ich meinen Körper anschauen. Je weiter vom Kopf entfernt, desto schwächer war das Gefühl. Auf meiner Körperkarte waren die Füße ein weißer Fleck. Obwohl es mir sonst schwerfiel, leichte Berührung zu ertragen, war ich im Unterschied zu vielen anderen an den Fußsohlen kein bißchen kitzlig. Auf den anderen Körperflächen versetzte leichte, zarte Berührung mich in Erregung, spannte die Federn in meinem Innern an und wurde unerträglich. Aber unter den Füßen hatte diese Berührung nicht denselben Effekt.

Die Fußsohlen waren die einzige Stelle, wo ich beliebig viel Berührung ertrug und sie sogar mochte, weil ich sie nur vage spürte. Mit einem Grashalm an der Fußsohle gekitzelt zu werden war das Äußerste, was ich ertragen konnte, das einzige körperliche Gefühl, das mich nicht plagte.

Auf vielen Gebieten funktionierte ich genau umgekehrt wie andere Kinder, während ich in anderer Beziehung genauso war wie alle anderen Kinder. Manche Dinge, die von mir erwartet wurden, klappten überhaupt nicht, und manche waren am einen Tag so und am anderen wieder entgegengesetzt.

Aber so konnte es nicht sein, das wirkte ja völlig unerklärlich. Wenn etwas unerklärlich war, dann war es Unsinn, ich dachte mir das aus oder aber ich wollte mich interessant machen. Ich war faul und trotzig. So mußte es sein. Davon waren meine Eltern überzeugt, denn sie besaßen das Maß des Menschen, die universale Form, in die alle Menschen gegossen sein mußten.

«Also hör endlich auf damit!»

Sie regten sich entweder über mich auf und wurden böse oder machten sich auf meine Kosten lustig. Oft griffen sie etwas auf, das mir schwerfiel, und machten daraus eine komische kleine Anekdote. Sie nahmen einen blutigen Ernst, meinen Ernst, und verwandelten ihn in Gelächter, das sie ins Zimmer hinaus entließen. Was waren das für Menschen, die so etwas tun konnten? Die komische Anekdote hatte scharfe Kanten, sie flog in mich rein und ritzte meine Seele.

Dann schon lieber ihr *Böswerden*. Tausendmal lieber ihr *Böswerden*.

Mein Trost, mein Geborgenheitsplatz in der Welt, war ein brauner Sessel, der in einer Ecke stand. Ich paßte genau hinter ihn. Mit dem Gesicht dicht vor dem Rücken des Sessels starrte ich so intensiv in den Stoff hinein, daß ich jeden kleinen Bestandteil davon sah. Ich ging in den braunen Stoff hinein, in die Fäden, in die winzig kleinen Löcher zwischen den Fäden, und dort konnten die Schrammen auf meiner Seele ein wenig heilen. Ich wandte mich nie an jemand anderen, um getröstet zu werden. In meinem System existierte eine selbsttröstende Einheit, die einzige Form von Trost, die ich kannte, und dorthin ging ich. Ich wußte nicht, daß man so etwas eigentlich von anderen erhalten sollte.

Ich lutschte nie am Daumen und hatte auch keinen Schnuller. Dagegen steckte ich mir oft die Füße in den Mund. Mein Körper war so geschmeidig, daß ich ihn fast auf jede beliebige Art biegen konnte. Ich pflegte auf dem Fußboden zu sitzen –

immer auf dem Fußboden, auf Stühle war kein Verlaß – und hatte entweder die Zehen in den Mund gesteckt oder die Beine seitlich abgewinkelt. Wenn ich irgendwo stand, steckte ich mir oft die ganze Hand in den Mund. Mit der anderen hielt ich mich mitunter an meinem Schoß fest. Auf die Art versuchte ich, das schlimme Unbehagen, das mir im Nacken und am Rückgrat entlangkroch, zu lindern. Ich versuchte, es aus zwei Richtungen zurückzupressen, damit das Unbehagen nicht wuchs und größer wurde als ich selbst. Bei diesen Gelegenheiten schickten sie mich immer auf die Toilette. Ich wußte nicht, warum ich dorthin sollte, ich mußte ja nicht pieseln. Ich versuchte zu protestieren, doch das half nichts, sie wußten nämlich genau, daß ich dringend aufs Klo mußte.

Ich konnte das Lachen der Erwachsenen nicht leiden. Es kam so plötzlich und war mir unheimlich. Als würden ihre Gesichter, große Münder, ohne Vorwarnung platzen. Plötzlich viele Zähne und laute Geräusche. Ihr Lächeln war erträglicher, das war langsamer, obwohl auch das mich verunsichern konnte.

«Lacht nicht!» Meiner Ansicht nach drückte ich mich deutlich aus, doch sie schienen es nicht zu verstehen.

«Lacht *nicht!*» Je ernster es mir war, desto lustiger schien es für sie zu werden.

«Aber wir lachen doch gar nicht über dich … Hahaha … Schätzchen … Hahaha … du darfst doch nicht alles so ernst nehmen … Hahaha.»

Ich wollte doch bloß, daß sie aufhörten zu lachen, aber ich fand keine Möglichkeit, sie zum Aufhören zu bringen. Ich äußerte deutlich, was ich wollte, doch das half nichts. Ich war vollkommen ernst, es war mein allergrößter Ernst, es ging um Leben und Tod, und sie fanden es komisch! Ich versuchte das zu verstehen, aber das ging nicht. Wieder glitt ich hinter den braunen Sessel und schloß alles aus, was nicht mich und den Sessel betraf.

Dort hinterm Sessel wollte ich in Ruhe gelassen werden,

und oft wurde ich das auch. Ich saß und saß und war. Ich ging in dem Stoff der Rückenlehne auf, ging in ihn hinein. Dort gab es keine Energie zu holen, aber dafür gab es Ruhe, eine Möglichkeit, mich abzuschotten und ein wenig von der Energie zu behalten, die ich sonst für den Versuch benötigte, das vollkommen Unbegreifliche zu begreifen und den Zusammenhang der Dinge zu verstehen. Mein Vater respektierte mein Bedürfnis, in Ruhe gelassen zu werden, allerdings nicht. Mein Vater respektierte überhaupt keine Bedürfnisse anderer Leute. Manchmal beugte er sich einfach über den Sessel, packte mich ohne Vorwarnung und zerrte mich herauf. Das fand er komisch. Noch komischer war es, den Sessel plötzlich zu verschieben, damit ich vom Zimmer, dem Licht und allen Eindrücken attackiert wurde. Für meinen Vater war ich ein Gegenstand, alle waren für meinen Vater Gegenstände, die ihm gehörten. Komische Gegenstände, die er für sein eigenes Amüsement benützen konnte.

Oftmals hatte das Verhalten meines Vaters einen geradezu sadistischen Effekt, und das, obwohl er eigentlich kein echter Sadist war.

Es war nicht meine Demütigung, die er genoß – die konnte er sich nicht vorstellen. Er fand es ganz einfach lustig; das, was ich tat, sah in seinen Augen lustig aus. Wenn Tiere und Menschen festgehalten wurden und zappelten, um sich zu befreien, oder wenn sie geschockt wurden, erschraken oder darum kämpften, etwas zu erreichen, belustigte ihn dieses Verhalten. Und wenn er mich kränkte, verhielt ich mich auf eine Art und Weise, die ihn belustigte. Mein Wunsch, in Ruhe gelassen zu werden, war in seinen Augen komisch, und je mehr ich kämpfte, desto komischer war es.

«Ein bißchen Spaß wird die Kleine ja wohl noch vertragen.»

Mein Vater erzählte oft, wie er mit meiner Schwester Kerstin seine Späße getrieben hatte, als sie klein war, und wie lustig das war. Kerstin hatte nicht kriechen können, sondern war statt dessen auf dem Hintern umhergerutscht, und daher fiel es ihr schwer, über die Türschwellen zu kommen. Mein Vater fand es sehr komisch, ein süßes Plätzchen auf die andere Seite der Türschwelle zu legen und zu beobachten, wie sie darum kämpfte, hinüberzukommen. Ihr Leiden sah für ihn komisch aus. Eine andere seiner Lieblingsbeschäftigungen war, der Katze Leberpastete fest auf die Schnauze zu drücken und sich an ihren Verrenkungen zu weiden, wenn sie versuchte, die Leberpastete irgendwie ins Mäulchen zu bringen. Je verzweifelter die Katze sich abmühte, desto komischer fand mein Vater es.

Meine Mutter versuchte mir gelegentlich zu Hilfe zu kommen, denn manchmal merkte sie, daß die Scherze meines Vaters mich quälten, auch wenn sie die Ursache dafür nicht ganz verstand.

«Kannst du die Kleine denn nicht in Ruhe lassen ...»

Aber meine Mutter war auch eine seiner Sachen und hatte nicht viel Macht über ihn. Manchmal versuchte sie mich zu trösten, aber es fiel ihr schwer, meine Untröstlichkeit zu ertragen. Und ich hatte nicht das Gefühl, daß sie eine Ahnung davon hatte, wie es in meinem Innern aussah. Die paar Mal, die sie mich zu trösten versuchte, riefen ein Unwirklichkeitsgefühl in mir hervor, als würde ich für eine Schürfwunde auf der Nase getröstet, obwohl ich in Wirklichkeit beide Beine gebrochen hatte.

Ich verstand nicht, was sie damit bezweckte, wenn sie diese irgendwie schmierige Stimme annahm.

«Ist ja gut, ist ja gut ...»

Ich fand, daß sie seltsam klang, diese Stimme mochte ich nicht. Also versuchte ich, sie einfach zu ignorieren. Ich wollte nicht, daß sie überhaupt in meine Nähe kam. Vor allem nicht mit dieser Stimme, die war unheimlich und fremd und irgendwie triefig.

Als ich älter wurde, konnte es vorkommen, daß ich ihr Bedürfnis, mich zu trösten, spürte. Dann verstand ich, daß diese Stimme etwas damit zu tun hatte. Bei solchen Gelegenheiten konnte ich dem Bedürfnis meiner Mutter den Vorrang lassen vor meinem eigenen Bedürfnis nach Ruhe, konnte mich von ihr zum Schein trösten lassen, weil sie das brauchte, weil es so am einfachsten war – erst mußte ich dies ertragen, danach wurde ich dann in Ruhe gelassen. Das war, nachdem ich gelernt hatte, daß es am einfachsten war, die Sachen so sein zu lassen, «wie sie nicht sind».

Ich verbrachte viel Zeit in mir selbst, als befände ich mich von allem anderen abgeschirmt in meiner eigenen Welt. Aber in meinem Innern existierte keine Welt. Da herrschte eher eine Art Nullpunkt, ein Weder-Noch. Ein Zustand, in dem ich entleert war, ohne leer zu sein, oder gefüllt, ohne voll zu sein. Dort in meinem eigenen Selbst gab es mich einfach. Die Leere in mir hatte nichts Quälendes an sich. Ich war in der Leere, und die Leere war in mir, ganz einfach. Die Leere war nur eine Art Verlängerung der Zeit – ich befand mich in diesem Zustand, und der Zustand dauerte an. Hingegen waren das Unwirklichkeitsgefühl und das Gefühl, draußen in der Welt fehl am Platz zu sein, schwerer zu ertragen.

Ich saß oft im Garten und sah etwas an. Ich ging in einer Blume auf oder in einem Blatt. Dabei fühlte ich mich weder falsch noch richtig. Ich war einfach, und das hörte nie auf. Nie bekam ich plötzlich Lust, etwas anderes zu tun, dort in meinem Innern geschah nichts. Ich saß und schaute. Ich beobachtete.

Schon früh lernte ich, mein Beobachten in Bilder umzuwandeln, in meiner Einsamkeit war ich mitunter sehr kreativ. Meine erste menschliche Figur hatte sowohl Augen, Nase und Mund als auch Arme und Beine. Als ich sie zeichnete, war ich soeben zwei Jahre alt geworden. Ich nahm Einzelheiten wahr und begann früh zu zeichnen. Ich wollte das, was ich sah, abbilden, und es war mir wichtig, daß alles mit aufs Bild kam, jede Kleinigkeit. Nasenlöcher, Augenbrauen und die korrekte Anzahl Finger und Zehen. Als ich Häuser zu zeichnen begann, wurden die ebenfalls menschenähnlich, die Fenster waren die Augen des Hauses und die Tür der Mund. Mir war nicht klar, wie Menschen und Häuser sich unterschieden.

Außerdem beschäftigte ich mich gern mit kleinen Dingen. Ich schnitt winzig kleine Papierchen aus, die ich auf Pappkarton aufklebte. Ich fertigte kleine Figuren aus Wolle an. Meine Schöpfungen wurden immer kleiner – ich wollte feststellen, wie klein ich sie machen konnte. Es machte mir Spaß, wenn etwas pingelig und ein bißchen kompliziert war und meine Aufmerksamkeit total beanspruchte. Eigentlich hatte ich nicht das Bedürfnis, das, was ich getan hatte, vorzuzeigen, dagegen wollte ich meine Werke gerne verkaufen. Ich wollte, daß meine Eltern die Wollfiguren kauften, und das taten sie manchmal, fünfundzwanzig Öre das Stück verlangte ich dafür. Geld konnte man immer gut brauchen, das wußte ich.

Wenn es um Sachen ging, die ich mir selbst vorgenommen hatte, bereitete es mir keine Schwierigkeiten, mit meinen Mißerfolgen umzugehen. Ich versuchte es ganz einfach noch einmal und noch einmal, bis es klappte. Aber wenn andere etwas von mir verlangten, litt ich darunter, so oft zu versagen. Mit jedem Mal wurde ich empfindlicher und fühlte mich schließlich selbst wie ein einziger großer Fehlschlag.

Ich begriff einfach nicht, warum ich das, was von mir verlangt wurde, nicht schaffte. Oft sah ich ganz deutlich, daß die anderen der Meinung waren, ich müsse es schaffen. Mehrmals kam mir das, was sie von mir erwarteten, völlig absurd und unmöglich vor. In anderen Fällen hätte ich die Möglichkeit gebraucht, es viel öfter zu versuchen, als die Geduld der anderen es erlaubte.

Ich spürte immerzu, daß da etwas war, was ich nicht verstand. Dieses Gefühl war ewig und begleitete mich überallhin. Auch wenn ich viel verstand, blieb immer etwas übrig – das Eigentliche: Wie alles zusammenhing. Ich dachte und überlegte, ich strengte mich an und dann strengte ich mich noch etwas mehr an. Die Welt war ein launisches Rätsel, plötzlich geschahen Dinge, einfach nur so. Wie? Warum?

Manchmal wurde alles so verworren, daß ich nicht einmal

ein Begriffsende fand, wo ich mit dem Aufwickeln hätte beginnen können. Dann versank ich in mich selbst. Ich kannte weder die Frage noch die Antwort und dies konnte ich niemandem mitteilen. Dieser Zustand war nur eine Farbe in meinem eigenen Innern, und außer mir schien niemand Farben in sich zu tragen. Ich besaß ein inneres Farbsystem, durch das ich die Informationen über die verschiedenen Welten, die Kinderzimmerwelt und die Gartenwelt, miteinander verbinden konnte. Alles wurde in mir zu einer Farbe – Menschen, Wörter, Gefühle und Stimmungen. Das Nichtverstehen war schwach orangefarben, wie ein helles Orange, durch das die Sonne schien. Die Müdigkeit, wenn ich zu erschöpft war, um etwas zu verstehen, legte sich mit einem dunklen Grün über das orangefarbene Licht und löschte es.

Die Eßzimmerwelt, die Küchenwelt und die Flurwelt – die hatten erst dann etwas miteinander zu tun, wenn eine Farbe mich dazu brachte, sie untereinander zu verbinden. Wenn meine Mutter in der Küche etwas Lilafarbenes sagte und diesen lila Tonfall zwei Monate später im Badezimmer benutzte, hatten die Küche und das Bad für mich plötzlich etwas miteinander zu tun, und so konnte ich nach und nach andere Gemeinsamkeiten entdecken, wie zum Beispiel, daß es in beiden Räumen Wasser gab. Aber die erste Verknüpfung entstand stets durch die Farbe.

Alle diese Farben, die das Leben zusammenketteten, waren oft eine Hilfe, aber manchmal sorgten sie auch für Probleme. Mir fiel es mitunter unerhört schwer, die Idee aufzugeben, daß zwei Dinge auf Grund ihrer Farbe zusammengehörten, auch wenn ich keinen anderen gemeinsamen Nenner fand. Dann verbrauchte ich beträchtliche Mengen an Energie mit dem Versuch, etwas zu finden, was diesen Zusammenhang verdeutlichte. Und dabei hatten diese Dinge vielleicht tatsächlich nichts miteinander zu tun.

Kerstin, die drei Jahre älter war als ich, hatte trotz allem eine Sprache mit mir gemeinsam, eine Sprache, die nicht nur aus

Wörtern bestand. Sie schien die Konturen meines wirklichen Ichs zu erahnen und diente als Verbindungsglied in der Kommunikation mit meinen Eltern. Dagegen schienen meine Eltern ein ganz anderes Kind zu sehen, wenn sie mich ansahen. Kerstin wurde zum Sprachrohr, weil sie intuitiv verstand, daß ich anders war als die anderen Kleinkinder und daß man daher nicht so ohne weiteres das gleiche von mir verlangen konnte wie von anderen Kindern meines Alters.

Kerstin antwortete oft an meiner Statt, wenn jemand mich etwas fragte. Manchmal war mir das recht, aber je älter ich wurde, desto lästiger empfand ich es, daß Kerstin mir die Worte in den Mund legte. Ab und zu hätte ich sehr wohl selbst antworten können, ich brauchte nur eine gewisse Zeit, um die Antwort im Kopf zu formulieren und dann auszusprechen. Ich fühlte mich oft überrollt, wenn Kerstin, die für ihre kleine Schwester immer schnell in die Bresche sprang, bereits für mich geantwortet hatte, während ich noch mit der Formulierung beschäftigt war. Kerstin und ich waren so verschieden, und vielleicht trug meine Langsamkeit dazu bei, ihre Schnelligkeit zu beschleunigen. Kerstin strömte durchs Leben, und ich trottete irgendwo hinter ihr her.

Manchmal spürte ich, daß meine Mutter etwas von mir haben wollte, aber ich begriff nicht, daß es meine Liebe war, die sie sich wünschte. Ich hatte das Gefühl, als wollte sie mir etwas wegnehmen, etwas, das ich um jeden Preis behalten mußte. Und wenn ich trotz allem eine leise Ahnung von dem Gefühl hatte, hinter dem sie her war, so blieb ihre Vorstellung davon, wie dieses sich äußern sollte, mir völlig unbegreiflich. Die Möglichkeit, daß jemand die Gefühle eines anderen haben wollte, erschien mir genauso unglaublich, wie wenn jemand die inneren Organe eines anderen hätte haben wollen. Ich fand, daß meine Mutter sich aufdrängte.

Was wollte sie von mir? Warum ließ sie mich nicht in Ruhe? Was wollte sie haben? Ich verstand nichts. Sie wollte mir etwas wegnehmen. Geh weg! Ich will meine Ruhe haben! Warum ließ sie mich nicht in Ruhe?

Geh weg! Du hast nichts mit mir zu tun!

Ich fand, daß niemand etwas mit mir zu tun hatte. Vor allem nicht meine Eltern, also fand ich auch nicht, daß ich ihnen gehorchen mußte. Wenn ich schon darauf hören sollte, was mir jemand sagte, erschien es mir jedenfalls sinnvoller, auf meine Schwester zu hören. Ihr fiel es wenigstens ein bißchen leichter, mir das Wie und Warum klarzumachen. Ich empfand es als kränkend, daß die Erwachsenen nicht nur über mich bestimmten, sondern auch glaubten, dazu das Recht zu haben. Ich wollte in Ruhe gelassen werden. Andererseits wollte ich auch geliebt werden, ich wußte nur nicht, wie das funktionieren sollte. Ich wollte so geliebt werden, wie ich war, und da dies nicht der Fall war, kam ich nie auf die Idee, daß man dafür auch bezahlen konnte. Erst später begriff ich, daß andere bezahlten, um geliebt zu werden. Sie bezahlten mit Schmeichelei, Gehorsam oder anderen Mitteln. Wenn ich schon nicht geliebt werden konnte, wollte ich wenigstens in Ruhe gelassen werden.

Ich glaubte, daß ich das Recht hatte, so zu sein, wie ich war, und darauf, daß meine Integrität respektiert wurde. Ich glaubte, die anderen benähmen sich unbegreiflich und seltsam. Auf die Idee, daß ich mich so benahm, kam ich nicht.

2.

Ich war vier Jahre alt, als meine Schwester in die Schule kam. Bestimmt hatte man es davor schon einmal erwähnt, und vermutlich hatte meine Mutter auch versucht, mich darauf vorzubereiten. Aber die Erwähnung von Dingen, für die ich keine Bilder hatte, fand in meinem Kopf keinen Landeplatz, sondern flog davon, um sich anderswo niederzulassen. Möglicherweise landeten die Worte, aber dann nur als Wörter – mit interessanter Struktur oder besonderem Geschmack. Die Wörter konnten auch eine spannende Farbe haben oder angenehme Laute enthalten, aber wenn sie kein Bild erzeugten, bedeuteten sie nichts.

Tagsüber waren meine Mutter und ich uns nun gegenseitig ausgeliefert, ohne eine gemeinsame Sprache zu besitzen. Die Sprache meiner Mutter war vage und undeutlich, voller Ausdrücke wie «irgendwann», «vielleicht» und «später», wohingegen meine Sprache konkret und exakt war. Meistens begriff ich nicht, was sie meinte, und sie verstand fast nie, daß ich genau das meinte, was ich sagte. Dies führte dazu, daß ich zuweilen heftige Ausbrüche bekam und mit Sachen um mich warf. Wenn ich keine Ausbrüche hatte, hockte ich entweder hinter Möbeln oder lag unterm Bett. Ich pulte mit den Fingernägeln am Stoff herum, weil ich rauhe Oberflächen gern spürte. Außerdem fühlte ich mich in kleinen engen Räumen wohl, wo es still und ruhig war. Wenn ich genau in einen Raum hineinpaßte, war es mir angenehm. Ich wollte einen Raum oder eine Höhle wie ein Kleidungsstück überziehen, Enge war gleich Geborgenheit. Zwischen den Sachen sollte kein

Abstand klaffen, und wenn ich irgendwo genau hineinpaßte, wurde ich ganz ruhig. Diese Ruhe konnte das kribbelnde Gefühl, das ich immer im Nacken spürte, stillen.

Dieselbe Ruhe empfand ich, wenn eine Sache genau in eine andere paßte, dann konnte ich die Bestandteile immer wieder auseinandernehmen und wieder zusammenfügen, nur um die Befriedigung darüber zu empfinden, daß sie so gut ineinander paßten. Aber manches paßte auch nur beinah genau, und das störte mich. Wie die russischen Puppen, die immer wieder ein neues Weiblein in sich verbargen. Die größere und die kleinere Puppe hatten immer die gleichen Proportionen, nur die letzte Puppe nicht. Die paßte überhaupt nicht so gut wie die vorletzte, sondern war winzig und lag klappernd in ihrem Gehäuse. Dann stimmte etwas nicht. Solche Details irritierten mich nicht nur – sie verwirrten mich. Ich grübelte und überlegte. Wie kam das? Hatte derjenige, der die Puppen hergestellt hatte, irgend etwas falsch gemacht? Womöglich fehlten ein paar Puppen zwischen der vorletzten und der letzten? Ich fragte mich, wie ich erfahren könnte, wie viele es sein sollten. Ich wußte, daß russische Puppe ein allgemein bekannter Begriff war, daher war also vielleicht von Anfang an festgelegt, wie viele Puppen eine russische Puppe beinhalten sollte? So mußte es sein, woher sollten die Puppenhersteller es sonst wissen? Ich suchte immer wieder nach Unterschieden an der kleinsten Puppe, die mir erklären könnten, warum sie proportional kleiner war als die anderen. War sie womöglich ein Puppenkind? Aber sie hatte doch genau das gleiche Kopftuch und das gleiche erwachsene Aussehen wie die übrigen Puppen. Das verwirrte mich, und Sachen, die ich nicht einordnen konnte, konnte ich auch nicht loslassen. Jahrelang dachte ich immer mal wieder über das Rätsel der russischen Puppen nach.

Meine Mutter versuchte, mit meinen Ausbrüchen umzugehen. Als ich mit Geschirr um mich warf, bekam ich eine eigene Kiste mit alten, abgestoßenen Tellern und Tassen, die ich draußen auf der Steintreppe zerschmettern durfte. Das hatte zwar keinen unmittelbaren Effekt auf die Ausbrüche, aber ich freute mich, daß ich Sachen zerschmettern durfte, ohne daß jemand sich darüber aufregte.

Aber meine Mutter wurde nicht mit mir fertig, und außerdem hatte sie Angst vor mir. Sie nannte es Wutausbrüche, aber für mich hatte es nichts mit Wut zu tun. Eher mit einem starken Panikgefühl, es ging um Leben und Tod, um etwas unerhört Wichtiges, auch wenn meine Mutter oft überhaupt keine Ursache entdecken konnte. Manchmal wurden diese Ausbrüche von Dingen ausgelöst, die viel früher geschehen waren und die ich mit dem, was jetzt geschah, in Verbindung brachte. Dann entstand plötzlich ein Zusammenhang in mir, der unmittelbar schmerzliche Konsequenzen bekam. Ich konnte traurig, verzweifelt oder außer mir vor Angst werden, während in den Augen meiner Mutter «nichts» passiert war, das meine Reaktionen hätte motivieren können.

Wenn jemand versuchte, mich zu packen oder in meine Nähe zu kommen, fühlte ich mich sehr bedroht. Nein. Komm nicht her. Du darfst nicht herkommen. Das habe ich bestimmt. Geh weg!

Ich wußte, daß meine Mutter nicht mit mir fertig wurde, und fand das ganz in Ordnung so. Ich bestimmte über mich, und sie sollte sich nicht einmischen. So mußte es sein. Aber irgendwie registrierte ich auch, daß sie sich meinetwegen als Versager fühlte. Das verstand ich zwar nicht so recht, aber ich sah die Farbe ihres Versagensgefühls. Sie wußte nicht, wie sie mit mir umgehen sollte, und auch die Farbe dieses Gefühls sah ich. Ich war die Ursache für etwas Trauriges, das spürte ich.

Ich verstand nicht, warum meine Schwester jetzt tagsüber plötzlich verschwunden war. Kerstin war bisher immer dagewesen, und jetzt war sie nicht mehr da. Da meine optischen Eindrücke sehr deutlich und scharf waren, verknüpfte ich immer alles, was geschah, mit dem, was ich sah. Für mich gehörte alles mit dem, was ich sah, zusammen, und die Augen waren meine zuverlässigsten Sinnesorgane. Mein Sehen war gleichsam faßbar.

Ich wollte so gerne verstehen, und das führte zu Theorien – wenn im Wohnzimmer alles auf eine gewisse Art aussah, wenn die Sonne durch die Vorhänge hereinschien, der Aschenbecher auf dem Tisch stand und eine Zeitung daneben lag und wenn Kerstin dann von der Schule nach Hause kam ... dann glaubte ich, daß alles am nächsten Tag ganz genauso aussehen müßte, damit sie wieder nach Hause kam. So mußte es ganz einfach sein, weil das oft genauso zutraf.

Aber natürlich gab es manchmal Ausnahmen, die mich an meiner Theorie zweifeln ließen. Der Zweifel war ein quälendes Gefühl, und ich wollte doch so gern verstehen. Ich war eine psychische Marionette, die an Fäden aus Theorien hing. Wenn die Theorien nicht stimmten und ich keine neuen fand, an denen ich hängen konnte, vermochte ich mich geistig nicht zu bewegen. Daher mußte ich die ganze Zeit neue Theorien schaffen.

Es kam oft vor, daß meine Theorien zerstört wurden. Genau in dem Moment, als ich glaubte, den Zusammenhang begriffen zu haben, legte jemand die Zeitung anderswo hin. Und schon wußte ich nicht mehr, was ich glauben sollte. Würde Kerstin jetzt nicht nach Hause kommen? Konnte sie nicht nach Hause kommen? Nie mehr? Oder hatte ich wieder nichts verstanden? War dann alles andere, was ich zu wissen glaubte, auch falsch? Nein, es mußte so sein, daß meine Schwester nicht nach Hause kommen konnte, bevor alles wieder zurechtgerückt war. Die Zeitung mußte wieder an ihren Platz zurück, so mußte es sein. Wenn es nicht so war, wurde alles, was ich glaubte und wußte, ungültig.

Darin war nichts von magischem Denken enthalten. Im Gegenteil, es war unerhört konkret – was ich sah, war das, was geschah, nicht mehr und nicht weniger. Immer wenn meine Theorie davon sabotiert wurde, daß das Ergebnis nicht so ausfiel, wie ich glaubte, fing ich eine neue an. Es mußte doch eine Möglichkeit geben, die Welt zu verstehen!

Erstaunlicherweise stimmten meine Theorien ziemlich oft, auch wenn sie natürlich völlig verkehrt waren. Diese Fähigkeit, Situationen mit optischen Eindrücken zu koppeln oder sie in mein inneres Farbensystem einzuordnen, führte dazu, daß ich später, als junges Mädchen und auch als Erwachsene, viel früher Zusammenhänge entdecken konnte, als andere sie sahen – allerdings ohne sie erklären zu können, und damit besaßen sie für die Schulwelt natürlich keine Gültigkeit.

Manchmal verlor ich die Perspektive. Wenn etwas mit großer Geschwindigkeit auf mich zukam, oder wenn ich auch nur darauf unvorbereitet war, konnte es mir ungeheuer riesig vorkommen. Wenn jemand sich plötzlich über mich beugte, konnte mich das sehr erschrecken. Dann hatte ich das Gefühl, daß etwas auf mich herabfiel, unter dem ich zermalmt werden konnte. Aber meine Reflexe reagierten nicht. Ich lief nicht davon, ich warf mich nicht zur Seite. Die Panik befand sich nur im Innern. Hilfe! Ich werde gleich zermalmt! Wo bin ich? Wo ist mein Körper? Was ist oben und was ist unten?

Ich rettete mich ins Innere. Ich sammelte alles ein, woraus mein Ich bestand, stopfte es hinein und zog die Tür zu. Das war die geschwindeste Art, diese Situation zu überleben. Ich hatte nicht begriffen, daß man seine Gefühle nach außen zeigen mußte. Den Schrecken zu zeigen hätte außerdem Energie verlangt. Und Energie zu vergeuden, das konnte ich mir nicht leisten. Die paar Mal, als ich meine Angst tatsächlich zeigte, wurde mein Gefühl meistens weggewedelt. Das, wovor ich mich fürchtete, schien sonst niemanden zu ängstigen, und das, wovor die anderen Angst hatten, bekümmerte mich oft überhaupt nicht.

Meine Gefühle wurden nirgends bestätigt, daher nahm ich an, daß die anderen recht hatten. Wahrscheinlich war ich albern, eigensinnig, dickköpfig, ungezogen, faul und verwöhnt. Aber in meinem innersten Innern akzeptierte ich ihre Wahrheit nicht. Ich wußte, daß ich mich tatsächlich fürchtete, wenn ich mich fürchtete, und sonst nichts. Ich lebte mit zwei gegensätzlichen Wahrheiten, und im Laufe der Zeit gewöhnte ich mich so sehr daran, daß ich glaubte, es müsse so sein. Ich glaubte, ein Gefühl sei nicht echt, wenn es nicht zwei entgegengesetzte Wahrheiten enthielt. Wenn die Umwelt nicht bestätigte, daß die Wirklichkeit gegen meine innerste Überzeugung stritt, fiel es mir schließlich schwer zu fühlen, daß ich existierte.

Die Erwachsenen hielten es für Dummheiten, Trotz und Marotten. Aber gewisse Geräusche erschreckten mich einfach: Hundegebell, Mopeds, Traktoren und Motorengeräusche verschiedenster Art. Sie explodierten in meinem Innern und bewirkten, daß ich völlig das Gefühl dafür verlor, wie der Körper sich zu seiner Umgebung verhielt. Es war so, als würde ich in den Weltraum hinausgeschleudert. Geradewegs in den Weltraum hinaus – sswisch – ganz ohne Vorwarnung. Manchmal schrie ich und hielt mir die Ohren zu. Meiner Mutter war es peinlich, wenn ich mich seltsam benahm.

In den Jahren, als meine Schwester in die Schule ging und ich mit meiner Mutter zu Hause war, war sie wahrscheinlich diejenige, die am meisten von meinem eigenartigen Verhalten zu sehen bekam. Ich sollte sie zum Einkaufen, zur Post und freitags zum Spirituosengeschäft begleiten. Es fiel mir schwer, weit zu Fuß zu gehen, für den Kinderwagen wurde ich allerdings als zu groß betrachtet. Die Umgebung, die bestimmt hatte, wie lange Kinder im Kinderwagen fahren durften, nahm keine Rücksicht darauf, daß ich immer erst «ich gehe» denken mußte, um gehen zu können, Schritt für Schritt. Davon hatte die allmächtige Umgebung keine Kenntnis – folglich zählte es nicht.

Aber ich weigerte mich, zu Fuß zu gehen, und meine Mutter konnte mich mit nichts dazu bewegen. Meine Weigerung bedeutete Weigerung, das wußte sie, da gab es keinen Verhandlungsspielraum. Also wurde der Kinderwagen hervorgeholt, und meine Mutter mußte die Verwunderung der Leute darüber ertragen, daß so ein großes Kind noch im Kinderwagen fuhr. Zum Teil beruhte ihre Verlegenheit wahrscheinlich darauf, daß sie sich in ihrer Beziehung zu mir so schwach fühlte. Sie schämte sich, daß sie etwas so Einfaches – über ihr Kind zu bestimmen – nicht zustande brachte. Meine Mutter glaubte vielleicht, daß ich mich nur bei ihr so abweichend verhielt und daß es ihre mangelnde Befähigung als Mutter war, die meine Schwierigkeiten hervorrief. Denn wenn die ganze Familie mit dem Auto unterwegs war, saß ich still und friedlich auf dem Rücksitz und sang lange Litaneien vor mich hin über das, was ich vom Fenster aus sah.

Mein Vater war derjenige, der einen Führerschein und ein Auto hatte, er besaß die Macht, sich frei fortzubewegen. Ihm gehörten meine Mutter, das Transportmittel und die Kinder. Mein Vater ging nie zu Fuß irgendwohin, er fuhr immer mit dem Auto. Er rauchte täglich sechzig Zigaretten und nahm das Auto, um die Straße hinunterzufahren und sich neue zu besorgen. Mein Vater war meistens nicht da, er war irgendwo, bei der Arbeit, hieß es. Und war er einmal zu Hause, dann war die Familie für ihn da. Dann mußten wir alle zusammensein und tun, was er wollte.

Wenn die ganze Familie etwas gemeinsam unternahm, hieß das stets Autofahren. Das gefiel mir. Wenn ich im Auto saß, hatte das Motorengeräusch keinen schlimmen Effekt auf mein Nervensystem. Dann war es erträglich, ja, sogar angenehm. Ich saß auf dem Rücksitz auf meinem bestimmten Platz und sang. Im Auto mußte ich singen – das war einfach notwendig. Daher fuhr ich auch so gerne Auto, weil das summende Motorengeräusch im Hintergrund mir half, über das, was ich sah, singen zu können.

Mein Vater mochte es nicht, wenn ich sang, er hieß mich aufhören. Aber nur wenn ich meine eintönigen Lieder sang, erfuhr ich eine unmittelbare Verbindung zwischen Eindruck und Stimme. Und was ich dort auf dem Rücksitz erlebte, war eine großartige Erfahrung: meine Stimme konnte dem, was ich sah, Worte verleihen, ohne daß ich vorher im Gedankenstadium innehielt, um es zu formulieren und dann zum Aussprechen an die Stimme weiterzuschicken. Daher wurde ich sehr betrübt, als sie mir sagten, ich solle still sein. Ich versuchte sie zu ignorieren und sang weiter, doch da wurden sie ärgerlich. Das alles war sehr eigenartig und unbegreiflich. Sie wußten, daß ich gern Auto fuhr. Und dann sagten sie mir, ich dürfe nur Auto fahren, wenn ich verspräche, nicht zu singen. Ich dürfe nur Auto fahren, wenn ich still sei. Aber ich fuhr doch gerade deswegen so gern Auto, weil ich dort singen konnte. Wie sollte ich verstehen, was sie meinten? Ich wurde sehr verwirrt.

In diesen Vorschuljahren gab ich Geräusche von mir. Immer wenn ich etwas tat, mußte ich schnauben und grunzen. Beim Zeichnen zum Beispiel schnaubte ich in regelmäßigen Abständen vor mich hin. Oder im Bett, da grunzte ich, bevor ich einschlief. Diese Geräusche kamen meistens, wenn alles ringsum still und ruhig war, und obwohl ich sie selbst nie bemerkte, störten sie oft meine Umgebung. Die anderen Kinder, Kerstins Freunde, fanden diese meine Angewohnheit lästig. Anfangs verstand ich nicht, was sie meinten, als sie mich aufforderten, still zu sein. Ich hatte doch gar nichts gesagt, oder? Das Schnauben und das Schnarchen begleiteten mein Tun ebenso unbewußt wie mein Herzschlag. Ich hörte diese Geräusche einfach nicht.

Als ich älter wurde, begriff ich immer dann, wenn jemand mir sagte, ich solle Ruhe geben, daß ich laut gewesen war, und ich gab mir Mühe, es bleiben zu lassen, doch nach einer Weile verfiel ich unbewußt wieder in meine Geräuschbegleitung. Diese Geräusche mußten ganz einfach sein, vielleicht brachten sie mich auf die gleiche Art in Gang wie das Motorengeräusch im Auto, das mein Nervensystem anregte und besser funktionieren ließ.

In meiner Umgebung gab es Geräusche, auf die ich nur ab und zu reagierte, und sogar manche lautere Töne, die ich nie hörte – oder nie zu hören schien, denn vielleicht hörte ich sie doch, wobei das Geräusch gleichsam in meinem Ohr liegenblieb und dort herumschwappte, ohne in mich einzudringen. Es war mir zu anstrengend, unablässig auf mein Ohr zu achten, um eventuelle Geräusche aufzufangen. Wenn ich zufällig ein klein wenig Energie übrig hatte, schaffte ich es mitunter, auch jene Geräusche einzusammeln, die auf halbem Weg anhalten wollten, und sie meinem Gehirn zur weiteren Untersuchung anzubieten. Das Ergebnis davon war, daß ich das, was ich am einen Tag hörte, am anderen vielleicht nicht hörte.

Geflüster hörte ich allerdings jederzeit – doch das war natürlich nicht möglich. Man konnte nicht das eine hören und dem anderen gegenüber taub sein. Die Erwachsenen wußten, wie die Menschen waren, und dem hatte ich mich gefälligst anzupassen. Daß ich nicht hörte – das war nur eine meiner verrückten Ideen. Daher hatten sie das selbstverständliche Recht, mich für meine Albernheiten zu schelten.

«Sie hört nur das, was sie hören will! Verflixtes Gör!»

Ich saß in meinem Zimmer auf dem Boden, als sie mit mir sprachen, als sie mich riefen, aber ich hörte sie nicht. Ich saß da, schnitt winzig kleine Papierschnipsel aus und konzentrierte mich total darauf.

Vor mir lag ein großer Papierbogen, auf den ich die kleinen Schnipsel mit Klebstreifen zu einem schönen Muster aufklebte. Ich hörte nichts. Aber sie behaupteten, es sei nicht wahr, daß ich nichts hörte. Ich hörte nicht zu, das war die Wahrheit. Denn wenn sie flüsterten, hörte ich es ja.

Doch dann kam das Geflüster von weither zu mir hergesaust und zwar immer direkt in meinen Kopf hinein. Mit Leichtigkeit schlüpfte es durch die verschiedenen Gehörgänge, glitt mir unmittelbar ins Gehirn und weckte es auf. Das Flüstern brauchte ich nicht zu bewachen, ich brauchte nicht darauf zu warten, um es hereinzulassen. Das Flüstern hatte einen eigenen Schlüssel. Wenn sie also flüsterten, während ich dasaß und meine Schnipsel ausschnitt, hob ich den Kopf und hörte. Aber nach der allgemein herrschenden Erwachsenenlogik – dieselbe, die behauptete, wenn man fürs Hauptgericht zu satt sei, schaffe man auch keinen Nachtisch – konnte ich natürlich kein Gehör haben, das nur manchmal etwas hörte. Davon hatte man noch nie was gehört. Und hatte man noch nie was davon gehört, dann gab es das auch nicht. Wenn ich durch mehrere Zimmer hindurch ein Flüstern hörte, dann hörte ich selbstverständlich auch, wenn jemand neben mir stand und mit mir sprach. Und falls ich dann nicht antwortete, so war es Trotz. Basta!

Natürlich forderte diese Eigenart Spott heraus und natürlich wurde ich auch verspottet. Schließlich hatte ich mir das selbst ausgedacht, es war meine eigene Schuld, und wie man sich bettet, so liegt man. Meine Mutter dachte sich ein «Selber-schuld-Spiel» aus, dessen offensichtlicher Mobbingcharakter dadurch gerechtfertigt wurde, daß ich an allem selbst schuld war. Meine Mutter machte nur selten Spaß, und jetzt erhielt Kerstin die Gelegenheit, etwas Lustiges mit ihr zu teilen. Sie verbündeten sich in dem Spiel, das damit begann, daß sie mich riefen. Das hörte ich nicht. Dann gingen meine Mutter und meine Schwester ins Treppenhaus und begannen dort über Schokoladentafeln, Eis oder Bonbontüten zu flüstern. Ich hörte ihr Geflüster und wollte auch etwas haben. Süßigkeiten liebte ich sehr. Doch als ich angelaufen kam, lachten sie bloß. Das, worüber sie geflüstert hatten, stimmte nicht, es gab keine Süßigkeiten – ich war vergebens zu ihnen gekommen. Das verwirrte mich.

Am nächsten Tag stellten sie sich vielleicht vor mein Zimmer und flüsterten etwas über Rosinenschnecken. Ich bekam Lust auf Rosinenschnecken und kam zu ihnen raus, weil ich doch auch eine Rosinenschnecke wollte. Da stellte es sich heraus, daß sie sich das nur ausgedacht hatten, von Rosinenschnecken war weit und breit nichts zu sehen. Ich verstand das nicht. Sie lachten und glaubten, eine amüsante Methode erfunden zu haben, um meine Aufmerksamkeit zu erregen. Nachdem sie mich immer wieder gerufen hatten, ohne eine Antwort zu bekommen, war es meine eigene Schuld. Ich war schließlich diejenige, die sie zu diesen Scherzen getrieben hatte.

Ich hatte nicht gehört, daß sie mich riefen, und fiel immer wieder darauf herein. Ich brachte das eine Ereignis nicht mit dem anderen in Verbindung. Nichts in mir sagte mir: Jetzt geschieht genau das gleiche wie letztesmal, und weil es damals gelogen war, ist es jetzt bestimmt auch gelogen. Keine Warnsignale tauchten in mir auf.

Jedesmal, wenn ich glaubte, daß ich etwas Süßes bekommen würde, mußte ich statt dessen die Zähne putzen, essen oder mich waschen. Jedesmal wurde ich gleich enttäuscht. Ich konnte die eine Situation zwar nicht mit der anderen verknüpfen, aber dennoch wurde ich mit der Zeit mißtrauisch, weil ich merkte, daß irgend etwas nicht stimmte. Ihr Rufen hatte ich ja nicht gehört, ich hatte nur dieses Geflüster wahrgenommen. Ich fühlte mich dumm und gekränkt. Was war das bloß, was alle anderen zu wissen schienen und nur ich nicht begriff?

Als ich vier Jahre alt wurde, wünschte ich mir eine Ziehharmonika. Sie fragten mich, was ich mir zum Geburtstag wünschte, und ich antwortete:

«Eine Ziehharmonika.»

Sie nickten und ließen es sich in keiner Weise anmerken, daß dies ein unmögliches Geburtstagsgeschenk sein könnte.

Spielzeug wünschte ich mir nie, weil ich meistens nicht wußte, was man damit anfangen sollte. Spielsachen kamen mir kindisch vor, ich wollte richtige Sachen haben. Wenn ich an mögliche Geschenke dachte, kamen mir keine Spielsachen in den Sinn. Die Ziehharmonika war mein einziger Geburtstagswunsch, und ich glaubte, daß ich sie bekommen würde. Das mit dem Wünschen hatte ich nicht richtig begriffen – es bedeutete ja, daß man nur vielleicht das Gewünschte bekam, und das war mir nicht klar. Ich war davon überzeugt, daß ich die Ziehharmonika bekommen würde, die ich so gerne haben wollte.

Am Geburtstagsmorgen wurde ich mit dem üblichen Geburtstagslied und einem Tablett mit belegten Broten und Kakao geweckt. Sommerblumen kamen in eine Vase auf dem Nachttisch, und die Pakete wurden auf meinem Bett ausgebreitet. Ich sehnte mich nach der Ziehharmonika. Geschenke, die ich schon kannte, waren mir lieber als Überraschungen. Das Schwierige an manchen Geschenken und Überraschungen war dieses seltsame Erwartungsspiel, das ich nie richtig begriff. Ich wußte nicht, wie ich sein sollte, wußte nur, daß ich fast immer falsch war und andere Menschen enttäuschte. Nicht genug damit, daß die Überraschung mich womöglich erschreckte und ich meine Angst erleiden mußte – nein, es war außerdem verkehrt, daß ich erschrak. Ich hätte nicht erschrekken sollen. Ich hätte mich freuen sollen. Daher waren mir die Pakete am liebsten, deren Inhalt ich schon im voraus kannte.

Nun packte ich alle Päckchen aus, die auf meinem Bett lagen, aber eine Ziehharmonika war nicht dabei. Eines der Päckchen enthielt eine häßliche kleine Sache aus blauem Plastik. Sie behaupteten, das sei eine Ziehharmonika.

«Genau was du dir gewünscht hast», sagten sie. Ich war verwirrt und enttäuscht. Das begriff ich nicht.

Das hier konnte keine Ziehharmonika sein. Das hier war klein, häßlich und hellblau. Ich hatte doch schon Ziehharmonikas gesehen. Eine Ziehharmonika war etwas Schönes, Dunkelrotes, Blankes mit vielen Reihen weißer Knöpfe. Etwas Glänzendes, in dem schöne Töne steckten. Aber sie erklärten mir, daß dies eine Ziehharmonika sei, zeigten mir, daß man darauf spielen könne. Wenn man sie auseinanderzog, machte sie Tuut und beim Zusammenschieben wieder Tuut. Wieso behaupteten sie, daß dies eine Ziehharmonika sei? Dieses Ding hatte kein einziges der Merkmale, die ich mit einer Ziehharmonika verband.

Der eigentliche Balg und die Bewegung des Auseinander- und Zusammenziehens waren keineswegs das, was eine Ziehharmonika auszeichnete, das hatte ich nicht einmal zur Kenntnis genommen. Und ein gefalteter Balg war das einzige, was dieses Ding mit einer richtigen Ziehharmonika gemeinsam hatte. Also war dies in meinen Augen keine Ziehharmonika. Dieses blaue Ding mußte etwas ganz anderes sein, das konnte doch jedermann sehen. Dieses Ding war nicht groß, nicht rot, nicht blank, hatte nicht viele Knöpfe und klang nicht schön. Dennoch behaupteten sie, das sei eine Ziehharmonika. Wollten sie mich etwa reinlegen?

Das hatte etwas mit der Sprache zu tun. In meinem Innern fühlte ich, daß ich die Sprache im Griff hatte. Und trotzdem funktionierte es nicht. Wenn ich «eine Ziehharmonika» sagte, glaubte ich, man müßte begreifen, daß ich eine Ziehharmonika meinte. Anders konnte es nicht ausgedrückt werden – eine Ziehharmonika ist eine Ziehharmonika. Sollte ich etwa aufzählen müssen, was eine Ziehharmonika alles nicht ist? Das kam mir völlig verrückt vor.

Eine Ziehharmonika ist nicht eine Sache aus hellblauem Plastik, eine Ziehharmonika ist nicht … Nein, so was konnte man doch nicht sagen.

Irgend etwas mit der Sprache war eigenartig. Ich sagte genau das, was ich meinte, aber trotzdem entstand etwas anderes daraus. Je älter ich wurde, desto häufiger hatte ich dieses Gefühl – wenn ich klar und deutlich genau das sagte, was ich meinte, schienen die anderen etwas anderes zu hören.

Und wenn ich ganz deutlich hörte, was die anderen sagten, stellte sich oft heraus, daß sie etwas anderes gemeint hatten. Ich sagte immer genau das, was ich meinte, weder mehr noch weniger. Daß die anderen das nicht taten, war sehr verwirrend. Sie konnten meine Enttäuschung nicht verstehen, und ich hatte keine Worte, um diese Enttäuschung zu erklären. Sie zogen an dem Plastikding, Tuut, Tuut, und wollten, daß ich mich freute.

Ich wußte nur, daß alles falsch war, konnte aber nicht sagen, wie. Das Gefühl von *falsch* mußte irgendwie herauskommen. Die Art, wie dieses Gefühl herauskam, erschien den anderen meistens unbegreiflich und unpassend. Ich schmiß die häßlichen Sachen, die ich nicht haben wollte, um mich herum. Hatte ich dafür nicht genügend Kraft, zog ich mich irgendwohin zurück, um mich selbst zu trösten.

Ich suchte bei niemandem Trost. Das machte ich nicht bewußt, ich kam ganz einfach nicht auf die Idee, daß man das tun könnte.

3.

Ich liebte Baukräne, sie gehörten zu meinen großen Leidenschaften. Ihr bloßer Anblick machte mich glücklich. Wenn ich an einen neuen Ort gebracht wurde, was mir meistens gar nicht gefiel, weil neue Orte so unberechenbar waren, konnte ich dazu überredet werden, die neue Umgebung zu akzeptieren, wenn man vom Fenster auf Baukräne sehen konnte. Das war ein vertrauter Ausgangspunkt, vom Fenster meines Kinderzimmers aus konnte man nämlich auch Baukräne sehen. Mit wenigstens einem sicheren Punkt konnte ich den Versuch schaffen, all das andere Neue in mich aufzunehmen. Menschen stellten für mich nie sichere Punkte dar.

Ich war davon überzeugt, daß die Kräne lebendig waren, von meinem Fenster aus sah ich, daß sie ihre Köpfe während der Nacht bewegt hatten. Ich stellte mir vor, daß die Menschen sie tagsüber benützten und sie daher nachts frei leben durften. Doch als ich berichtete, daß die Kräne sich nachts bewegten, sagten die Erwachsenen, das sei nur Einbildung, das sei meine Phantasie, eine meiner Ideen. Aber ich sah doch, daß sie sich während der Nacht von der Stelle bewegt hatten, und versuchte mit großem Ernst darüber zu reden. Sie lachten, unglaublich, was ich für eine Phantasie hätte! Haha.

Viel später, als ich vierundzwanzig war, erzählte mir ein Bauingenieur, daß man die Baukräne abends auskoppelt, damit sie mit dem Wind schwenken können. Die Baukräne bewegten sich tatsächlich nachts. Haha. Doch dieses Haha heilte mich nicht, es legte sich nicht als heilende Schicht über meine Wunde. Da war niemand, über den ich hätte triumphieren können.

Andere Wesen erregten ebenfalls mein Interesse. Von Regenwürmern zum Beispiel war ich hellauf entzückt, für sie entwickelte ich eine ähnliche Leidenschaft. Ich schmuste mit ihnen, ich küßte sie. Ich grub sie im Gartenbeet aus und streichelte sie vorsichtig.

Meine Mutter war von meiner Liebe zu den Regenwürmern nicht begeistert und versuchte mich davon abzuhalten, allzu intim mit ihnen umzugehen. Sie saß mit mir im Garten und versuchte mir klarzumachen, daß man die Regenwürmer nicht küssen müsse, es genüge, sie zu streicheln. Da ich nicht begriff, warum man sie nicht küssen sollte, hörte ich nicht auf das, was sie sagte. Da faßte meine Mutter einen guten Beschluß – die Familie würde sich eine Katze zulegen. Das funktionierte, ich liebte unsere Katze, die den Namen Knatte erhielt. Liebe nach Art der Katzen war genau das Richtige für mich, denn das war Liebe mit beibehaltener Integrität. Ich schenkte Knatte mehr von meinen Küssen und den Regenwürmern weniger. Und meine Mutter war zufrieden, mit einer Katze zu schmusen war eher akzeptabel, das wirkte nicht so ungesund.

Kerstin gehörte zu dem, was in meinem Leben gut war, mit ihr konnte ich spielen, obwohl es mir sonst schwerfiel, mit Kindern zu spielen. Ich hatte nicht einmal einen klaren Begriff davon, daß es überhaupt andere Kinder gab. Kerstin, die älter war als ich, konnte mir sowohl im Spiel als auch in der Welt als Führerin dienen. Manchmal konnte sie mir Modell sein. Draußen in der Welt hielt ich mich einen halben Schritt hinter ihr und versuchte alles so zu machen wie sie, und dadurch gelang es mir oft, mich etwas besser einzufügen. Manchmal ging ich tatsächlich hinter ihr her und machte alles genau nach, was sie tat, ich begriff nicht, daß das seltsam aussah, und verstand auch nicht, warum sie sich dann über mich ärgerte.

Kerstin bestimmte sowohl über unsere Spiele als auch darüber, was ich machen sollte, und das tat sie auf eine Art, die mir entsprach, die mir Spaß machte. Ab und zu zeigte sie auch

Verständnis dafür, daß ich oft immer wieder ein und dasselbe tun wollte. Meine Eltern fanden mich enervierend und ermüdend, sie sagten, ich könne kein Ende finden. Jemandem wie mir dürfe man nicht den kleinen Finger geben, dann wolle ich gleich die ganze Hand.

Ich wollte oft ein und dasselbe immerzu wiederholen, davon konnte ich nie genug kriegen. Kerstin muß mich manchmal auch als recht anstrengend empfunden haben, konnte sich aber über dieses Gefühl hinwegsetzen, weil sie spürte, wie wichtig es mir war. Am liebsten waren mir ziemlich mechanische und einfältige Spiele. Wenn Kerstins Geduld manchmal nicht ausreichte, mußte ich sie dafür bezahlen, daß sie zum Beispiel mit mir Auto spielte. Das Spiel bestand darin, daß wir in je einer Sofaecke lagen, unsere Fußsohlen aneinanderpreßten und dabei «Brruumm, brruumm» machten. Es konnte fünf oder zehn Öre kosten, mit ihr Auto spielen zu dürfen, und die mußte ich dann aus der Spardose meiner Eltern klauen. Das tat ich nur zu gern.

Eine andere Variante dieser physischen, mechanischen, immer gleichen Spiele verlief folgendermaßen: Kerstin lag mit angezogenen Knien auf dem Rücken, und ich hing, mit ihren Knien gegen meinen Bauch, über ihr und versuchte ihre Nase zu berühren. Dieses Spiel gefiel mir, weil es so überschaubar war, ich beherrschte die Regeln und begriff, worauf es hinauslief. Aber ich mochte es auch, weil eine Art von körperlicher Berührung damit verbunden war, die ich bewältigen konnte – ein gleichmäßiger Druck gegen eine große Körperfläche. Umgekehrt, das heißt mit mir zuunterst, konnten wir das Spiel nicht spielen, da jede nur leichte Berührung mir unerträglich war.

Alle leichten Berührungen schienen mein Nervensystem zum Wimmern zu bringen. Es war, als würden die Nervenenden sich kräuseln. Wenn jemand auf die schreckliche Idee kam, mich zu kitzeln, starb ich. Das war so jenseits der unerträglichsten Unerträglichkeit, daß ich das Gefühl hatte zu sterben. Ab und zu, wenn ich anderen Kindern in die Hände fiel, konnte es vorkommen, daß ich gekitzelt wurde. Die wahnsinnige Panik, die ich dann an den Tag legte, schien sie einerseits zu erschrecken, andererseits aber auch zum Weitermachen anzustacheln. Kerstin wußte sich meines Entsetzens natürlich auch zu bedienen. Wenn ich ihr zu lästig wurde und sie mich loswerden wollte, brauchte sie nur eine Hand vorzustrecken und leicht drohend die Luft zu kitzeln, damit ich voller Panik floh.

Kerstin gelang es am besten von allen, mit mir einen Kontakt herzustellen, einen Kontakt, der mir lieb war. Auch wenn sie mich oft als dumme, lästige kleine Schwester empfand und ab und zu meine Mama sein und mich erziehen wollte, fühlte ich, daß sie mich gern hatte, so wie ich war. Und daß sie, zumindest wenn wir beiden allein waren, mich nicht andauernd mit der Person verglich, die ich eigentlich sein sollte.

Wenn Kerstin allein mit mir spielte, steuerte sie oft das ganze Spiel, indem sie es mir erzählte, während wir es spielten. Dann baute sie phantastische Urwälder in meinem Zimmer auf und sagte mir, wer ich sei und wer sie sei. Das Spiel bestand im eigentlichen Erbauen unserer Umgebung. Mit Dekken, Stühlen und ihrer Phantasie baute sie und erzählte dazu.

«Das hier ist ein Urwald, und da ist ein Tiger, und du bist ein kleines Mädchen, das sich verirrt hat …»

Ich hörte zu, saß da und war das, was sie mir sagte. Für meine Schwester war ich das verirrte Mädchen, auf diese Art konnte ich spielen. Manchmal durfte ich nach ihrer Anleitung mitbauen, aber meistens war ich diejenige, die aus den verschiedenen Zimmern im Haus Baumaterial holte. Mit dieser Rollenverteilung war ich vollauf zufrieden, ich betrachtete unsere Spiele durchaus als gegenseitigen Austausch. Aber war das Bauwerk beendet, war auch das Spiel beendet. Ich war keine Spielgefährtin, die die Geschichte weiter ausspinnen und danach im Urwald spielen konnte. Dadurch, daß sie wußte, wie ich spielte, war Kerstin das einzige Kind, mit dem ich spielen konnte. Und sie hatte eine Möglichkeit des gemeinsamen Spiels gefunden, die auch ihr selbst Spaß machte.

Spielen war für mich gleichbedeutend mit etwas machen, und weil ich gern zeichnete und Kerstin auch, zeichneten wir oft gemeinsam. Kerstin bestimmte, was wir zeichnen sollten, und dann zeichneten wir beide das gleiche. Sie bestimmte und ich führte es aus, das war eine Art des Zusammenseins, die funktionierte. Gleichberechtigt waren wir dabei zwar nicht, aber es enthielt eine Art Gegenseitigkeit, die ich mit anderen nur schwer erreichte. Die großen Unterschiede, die zwischen uns bestanden, merkten wir erst, wenn wir nicht zusammen waren. Wenn Kerstin mit ihren Freunden spielte, war ich allein. Ich war allein, ich war auf mich selbst angewiesen, litt aber nicht unter dem Alleinsein an sich, da ich an anderen Kindern kein Interesse hatte. Und dennoch war es schwer, keine Freunde zu haben.

Wenn meine Schwester zu Kindergeburtstagen ging, wollte ich auch mitgehen. Ich begriff nicht, daß Geburtstagseinladungen die Konsequenz von Freundschaften mit anderen Kindern waren, und daß man, um diese Freundschaften zu gewinnen, mit anderen Kindern spielen mußte. Nicht der Kontakt mit den anderen Kindern fehlte mir, sondern die Torte. Kindergeburtstag war gleichbedeutend mit Torte. Ich wollte auch Torte essen. Ich wollte mitgehen und auch so eine Tüte voller Süßigkeiten kriegen, die Kerstin jedesmal nach Hause mitbrachte. Warum durfte ich das nicht?

Ich bekam untröstliche Ausbrüche, warf mit Sachen herum, zerriß Papier. Ich schrie, biß und trat um mich, und niemand konnte mir helfen. Niemand konnte mir erklären, warum alles so ungerecht war, warum ich nicht dazupaßte, warum ich keine Süßigkeitentüten bekam. Niemand konnte mir erklären, warum es so vieles gab, was ich nicht verstand.

Kerstin ging mit schlechtem Gewissen zum Geburtstag und versprach, mir eine Süßigkeitentüte mitzubringen. Ich saß daheim und begriff nicht, warum sie gehen durfte und ich nicht.

Ich blieb daheim und war das häßliche Entlein, das nie ein Schwan wurde. Ich blieb daheim und wurde Pünktchen, das kleine gepunktete Kaninchen in der Familie aus lauter weißen Kaninchen, das einzige, das dem Großvater nicht vorgeführt werden durfte. Ich blieb daheim und war der Wechselbalg aus dem Märchen. Aber ich hatte keinen häßlichen Schnabel, ich hatte keine Punkte, keine schwarzen Haare und keine braunen Trollaugen, an mir war von außen überhaupt nichts Ungewöhnliches zu bemerken. Ich sah wie ein ganz normales Kind aus, und ich versuchte und versuchte, ein ganz normales Kind zu sein, doch das ging nicht. Ich mußte daheim bleiben und anders sein.

Zu meinen Geburtstagen kamen selten Kinder, weil ich ja keine kannte. Wenn welche kamen, dann vielleicht irgendeine Freundin meiner Schwester und deren jüngere Geschwister, sonst kamen nur erwachsene Verwandte. Ich konnte diese Kinder an meinen Geburtstagen überhaupt nicht leiden. Sie wurden von meiner Mutter eingeladen, die mit irregeleitetem Wohlwollen glaubte, an meinem Geburtstag müßten auch Kinder da sein. Vielleicht nahm sie an, daß ich mich dann weniger einsam fühlen würde, aber statt dessen fühlte ich mich gekränkt. Ich verstand nicht, warum diese Kinder an meinem Geburtstag in meinem Haus und in meinem Garten sein und dort miteinander spielen sollten. Ich konnte an ihren Spielen nicht teilnehmen. Schon drei, vier Kinder genügten, damit für mich ein unsortierbares Durcheinander aus Armen und Beinen, Stimmen und Gelächter entstand. Es war, als befände ich mich in einem Zimmer voller kleiner, ständig hüpfender Gummibälle. Ich saß irgendwo für mich alleine, aß Süßigkeiten oder schaltete das System aus, zog den Stecker heraus und versank in mich selbst.

Als ich älter wurde, versuchte ich mitunter bei den Erwachsenen zu bleiben, wenn ich schon nicht bei den Kindern sein konnte.

«Lauf zu den anderen und spiel mit ihnen», sagten sie dann.

Aber ich konnte weder laufen noch spielen.

«Lauf zu den anderen und spiel mit ihnen», sagten sie, als wäre ich ein ganz normales Kind. Also versuchte ich ein ganz normales Kind zu sein. Aber wie sehr ich mich auch bemühte, es schien immer ein falscher Ton mitzuklingen oder ein bitterer Nachgeschmack zurückzubleiben. Trotz meiner Bemühungen wurde ich nie ein ganz normales Kind, ich wurde nur ein Kind, das so tat, als wäre es ein ganz normales Kind. Und ich empfand den Unterschied. Und wie ich den Unterschied empfand! Er knirschte in meinem Innern wie ein Stück Kreide an einer schwarzen Tafel. Ich sah ihn im Licht, das von meinem Spiegelbild in den Pupillen der anderen zurückgeworfen wurde. Wie von einem Spiegel im Lachkabinett – nicht echt, nicht wie andere, nicht wirklich. Ich hörte den Unterschied im Windhauch, der ihre Stimmen begleitete, wenn sie mir antworteten, mir, dem Kind, das ein ganz normales Kind zu sein versuchte. Der Unterschied schrie mir entgegen: Es geht nicht, und wenn du dich noch so sehr abmühst, du wirst doch immer eine schlechte Kopie dieses Kindes bleiben, dieses ganz normalen Kindes. Aber meine kreative Beharrlichkeit wollte nicht aufgeben, ich versuchte, versuchte und versuchte immer wieder. Ich versuchte viel mehr, als ich eigentlich verkraftete. Ich strengte mich wirklich an, um ein anderes Kind zu sein, ein normales Kind – ein Kerstinkind – einfach ein ganz normales Kind. Das wollte ich so sehr.

Eines Tages, als meine Schwester mit einer Freundin Maria, Josef und das Jesuskind spielte, sah ich, daß meine Eltern das ganz entzückend fanden. Begeistert riefen sie aus, wie süß das sei. Ich merkte mir das und in meinem Bemühen, mich so zu verhalten wie normale Kinder, versuchte ich es nachzumachen. Ich hüllte mich in einen Bettüberwurf, legte eine Puppe in einen Zeitungskorb, setzte mich hin und wartete darauf, daß meine Eltern vorbeikämen. Ich wartete und wartete, mit der Puppe spielte ich nicht, weil ich nicht wußte, wie man das machte. Meine Geduld war endlos, ich saß einfach da, saß da und wartete darauf, entdeckt zu werden und dieselben Ausrufe hören zu dürfen, die meine Schwester vor ein, zwei Wochen zu hören bekommen hatte. Als meine Mutter schließlich in mein Zimmer schaute, zeigte ich auf die Puppe und sagte:

«Das hier ist also das Jesuskind.» Das sagte ich, damit sie begriff, um was es sich handelte. Woher sollte sie sonst wissen, daß sie jetzt ausrufen sollte, wie entzückend und süß dies sei – so wie sie es getan hatte, als Kerstin dieses Spiel gespielt hatte.

«Das hier ist also das Jesuskind», wiederholte ich und wartete darauf, daß sie ihre Anerkennung ausdrückte.

Aber sie lachte nur. Sie fand meinen krassen Kommentar sehr komisch und lachte. Ich wollte aber nicht, daß sie lachte. Ich wollte nicht komisch sein, ich wollte so werden wie meine Schwester, indem ich das gleiche tat wie sie. Ich wollte, daß meine Mutter mich auf dieselbe Weise anguckte, aber jetzt ging alles nur schief. Ich konnte mich abmühen soviel ich wollte, es klappte einfach nicht, immer ging alles schief. Wieder einmal war mein Versuch gescheitert, ein Kind und ein Mensch zu sein. Das Gefühl dieses Scheiterns war ungeheuer groß und ungeheuer schwer zu tragen. Dieses Gefühl war zu groß, um in meinem vierjährigen Körper Platz zu finden, und schwappte daher über.

Mein Ausbruch war ihnen vollkommen unbegreiflich. In ihrer Welt wurde ich plötzlich, ohne Anlaß, unerreichbar und begann Sachen in der Gegend herumzuwerfen. In ihrer Welt hatten meine Gefühle keine Gültigkeit.

Ich war viereinhalb, als mein Vater auszog und das Obergeschoß unseres Hauses an ein finnisches Paar vermietet wurde. Die Möbel wurden in den ersten Stock heruntergetragen, und ich mußte plötzlich in einem neuen Zimmer schlafen. Daß mein Vater verschwand, hatte für mich keine Bedeutung. Ich fragte nie nach ihm, nicht ein einziges Mal, ich wollte nicht wissen, wo er abgeblieben war.

Ich wußte nicht, daß man üblicherweise ein Leben lang

einen einzigen Vater zu haben pflegt. Das Verschwinden meines Vaters war für mich nicht verwunderlicher als die Tatsache, daß eine Schale mit Obst abends vor dem Zubettgehen auf dem Küchentisch stand und am nächsten Morgen, als ich aufwachte, verschwunden war. Mit meinem Vater war es genauso. Am einen Tag hatte ich einen Vater, am nächsten Tag hatte ich keinen. Ich dachte nicht weiter darüber nach. Hingegen störte es mich sehr, daß sie die Möbel umräumten. Ich wollte nicht in einem neuen Zimmer schlafen, ich wollte in meiner gewohnten Umgebung bleiben. Man konnte nie wissen, was für Folgen es haben würde, wenn sie erst einmal mit dem Umräumen begannen, daher wollte ich, daß alles so blieb, wie es immer gewesen war. Ich glaubte, daß andere Dinge, die ich mit Zimmern und Möbeln in Verbindung gebracht hatte, sich jetzt auch ändern würden, und das verunsicherte mich sehr.

Für meine Mutter war es praktisch, daß ich nicht nach meinem Vater fragte, so brauchte sie mich wenigstens nicht anzulügen. Kerstin wollte es natürlich wissen, und ihr sagte sie, unser Vater sei auf Geschäftsreise. In Wirklichkeit war er ausgezogen, um mit einer anderen Frau zusammenzuleben. Meine Mutter machte sich keine Gedanken darüber, daß mein Vater mir erstaunlicherweise nicht zu fehlen schien, sie war vollauf von dem Versuch in Anspruch genommen, ihren Mann wieder zurückzuholen. Sie richtete ihre ganze Kraft darauf, daß er zu ihr zurückkommen mußte. Er war wichtiger als alles andere in ihrem Leben, ohne ihre gegenseitige destruktive Verachtung konnte sie nicht leben. Und mit der Zeit erreichte sie, daß mein Vater seine neue Liebe verließ. Ein halbes Jahr später zog er wieder nach Hause zurück, und das finnische Paar zog aus. Als ich meinen Vater wieder zu sehen bekam, wurde ich verwirrt und verärgert. Dieser neue Vater, der jetzt einzog, sah so bekannt aus. Ich begriff nicht, daß es derselbe Vater war, den ich vor einem halben Jahr gehabt hatte. Ich glaubte, er sei ein neuer Vater. Daß er zufälligerweise genauso aussah wie der alte Vater, war nicht von Bedeutung, ich wußte nicht, daß verschiedene Menschen nicht identisch aussehen konnten.

Ich hatte kein Gefühl dafür, was meine Eltern eigentlich waren. Daß man sein Leben lang nur ein einziges Elternpaar haben sollte – davon hatte ich keine Ahnung. Ich besaß keinen Instinkt, der mir dies mitteilte. Ich dachte mir, daß man ebensogut mehrere Elternpaare haben konnte, daß sie vielleicht je nach Bedarf ausgewechselt wurden. Meine Eltern hatten nicht wirklich etwas mit mir zu tun, und ich wußte nicht, wozu man sie brauchte, was ihr eigentlicher Sinn war. Was meine Eltern von anderen Frauen und Männern aus meiner Umgebung unterschied, wußte ich auch nicht.

Mir fehlte das Bedürfnis, meine Eltern zu besitzen, und ich war ganz entschieden nicht der Ansicht, daß sie mich besaßen. Nie sagte ich wie andere Kinder mit Besitzanspruch in der Stimme – das hier ist meine Mama. Und jedesmal, wenn ich irgendwo abgeliefert wurde, wo es einen Mann und eine Frau gab, glaubte ich, das seien meine neuen Eltern. Wenn ich irgendwo bleiben mußte, wo ich noch nie gewesen war, glaubte ich, daß ich jetzt den Rest meines Lebens dort verbringen müßte. Diese Vorstellung erzeugte zwar manchmal Panik in mir, aber oft fühlte ich auch eine einfache Akzeptanz dieser vermeintlich herrschenden Weltordnung. Eine Art inneres Aha. Daß es sich so verhielt, fand ich nicht gut, daher war es gewiß kein Wunschdenken. Aber da kein inneres Gefühl mir einen Hinweis darauf gab, wie sich das mit den Müttern und den Vätern eigentlich verhielt, war ich ganz auf mein eigenes Denken angewiesen. Ich glaubte mir ausgerechnet zu haben, wie es sich verhielt. Und daß das Leben häufig so schrecklich war, dagegen konnte ich meistens nichts tun. Daher protestierte ich oft heftig dagegen, irgendwo abgeliefert zu werden. Aber wenn ich dann schließlich mit den neuen Eltern dort war, versuchte ich mich an die Situation anzupassen, auch wenn es mir schwerfiel.

Ich glaubte, ich hätte keine andere Wahl. Geschrei schien nicht zu helfen, ich wurde trotzdem abgeliefert. Wenn meine Verwirrung allzu groß wurde, hatte ich nicht einmal Zeit und Kraft, meine Gefühle mit Geschrei, Zappeln und Treten zu demonstrieren – dann versuchte ich einfach zu überleben.

An Ostern wurden meine Schwester und ich einmal zu den Eltern meines Vaters gebracht. Ich hatte meine Großeltern schon bei anderer Gelegenheit getroffen, aber ich wußte nicht, wer sie waren, wußte nicht, daß sie etwas mit mir zu tun hatten. Ich erkannte sie nicht wieder. Ich schlug um mich, weinte, schrie, biß und trat, ich wollte nicht fort. Ich glaubte, ab jetzt müsse ich für immer dort bleiben. Es gelang mir nicht, die Situation mit der Erfahrung in Verbindung zu bringen, daß ich schon früher einmal fortgebracht und dann auch tatsächlich wieder abgeholt worden war. Jede Situation war neu und einzigartig und hatte nichts mit irgendeiner früheren zu tun.

Ich schrie und schrie, und Kerstin saß die halbe Nacht mit mir im Bett und schnitt Verkehrsampeln aus Karton aus – die einzige Möglichkeit, mich zu beruhigen. Kerstin schnitt – grün, rot und gelb, Halt und Gehen, deutliche Signale mit deutlichen Botschaften. Die Verkehrsampeln gefielen mir gut, sie übten eine beruhigende Wirkung auf mich aus. Am nächsten Tag versuchte ich diese neuen Verhältnisse zu begreifen, dann wieder am nächsten und am folgenden auch wieder. Es war mir unverständlich, daß meine Schwester so unberührt aussehen konnte. Wie war es möglich, daß sie einfach in diesen unbekannten Garten ging, um mit unbekannten Kindern zu spielen? Wie konnte sie so aussehen, als wäre dies ein ganz normaler Tag, wo mein Entsetzen doch so groß war? Vor Verwirrung brummte mir der Kopf.

Mutter? Vater? Waren dies meine neuen Eltern? Wie kam es, daß sie so alt waren? So runzlig, mit so dünnen Haaren?

Unsere Eltern, unser Haus, alles war ausgetauscht worden,

und Kerstin spielte, als ob nichts wäre. Als ob überhaupt nichts passiert wäre.

Ich verstand nicht, warum alles geändert werden mußte. Daß alles – Gerüche, Geräusche, Möbel – plötzlich ausgetauscht wurde, war schrecklich und unerklärlich. Ich versuchte, mich anzupassen. Ich versuchte diese neuen Menschen Mama und Papa zu nennen. Als ich «Mama, Papa» sagte, machten sie zwar irgendwie komische Gesichter, aber sie hinderten mich nicht daran. Sie erklärten mir nicht, daß sie nicht meine Eltern waren. Sie erklärten nicht, wie das alles zusammenhing.

Ich suchte nach neuen engen Winkeln in diesem Zuhause. Ich suchte Orte, die ich mir aneignen konnte. Im Eingangsflur entdeckte ich ein Schuhregal, das von einem schweren Vorhang versteckt wurde. Dort kroch ich hinein und schaltete die Umwelt aus. Zwischen den Schuhen hatte ich meine Ruhe, hier konnte ich mich langsam an dieses Haus gewöhnen. Aber eines Tages standen plötzlich meine Eltern im Eingangsflur und hoben mich aus meinem geschützten Versteck hinterm Vorhang hervor. Jetzt wollten sie Kerstin und mich nach Hause abholen. Dieses Wiedersehen versetzte mir einen Schock, ich hatte geglaubt, meine Eltern hätten aufgehört zu existieren. Plötzlich wurde alles, was ich ausgerechnet und verstanden hatte, über den Haufen geworfen. Es war, als hätte jemand mein Gehirn genommen und wild durcheinandergeschüttelt, nichts lag mehr an seinem Platz. Meine Logik sagte mir, dies müßten ein weiteres Mal neue Eltern sein, die den vorherigen nur zufällig ähnlich sahen.

Doch das stimmte nicht ganz, irgendwie brachte ich es nicht recht zusammen. Wir zogen wieder in das alte Zuhause und sollten jetzt so tun, als ob jenes neue Zuhause nie existiert hätte. Ganz überzeugt war ich nie, daß diese Eltern tatsächlich dieselben Eltern waren, die ich früher gehabt hatte – nur weil sie gleich aussahen. Vielleicht gab es viele Menschen, die gleich aussahen?

4.

Ich saß oft irgendwo in unserem Haus auf dem Fußboden und sortierte Buchstabenkärtchen in einen weißen Plastikeimer. Ursprünglich hatte mein Vater diese Kärtchen für Kerstin gemacht, er hatte sie aus Karton ausgeschnitten und die Buchstaben draufgeschrieben. So etwas konnte er gut. Jetzt hatte ich sie von meiner Schwester übernommen. Ich legte Muster mit den Kärtchen oder ich sortierte sie auf die verschiedenste Weise – alle E auf einen Haufen und alle A auf einen anderen. Ich liebte die Buchstabenkärtchen sehr, sie waren so sauber und deutlich mit ihrem weißen, rot umrandeten Karton. Aber es störte mich, daß es nicht gleich viele von jeder Sorte gab. Es müßte doch genauso viele X wie S geben, damit alle Haufen gleich groß wurden. Und genauso viele Y wie E. Ich wußte nicht, warum die Buchstaben in so unterschiedlicher Anzahl vorhanden waren.

Meine Eltern stritten sich jetzt immer öfter, aber anfangs nahm ich davon keine Notiz. Ich begriff nicht, was sie machten, und spielte daher weiter mit meinen Buchstabenkärtchen. Nur manchmal wunderte ich mich darüber, daß Kerstin so seltsam wurde, unruhig, und rote Flecke im Gesicht bekam. Irgendwie bewegte sie sich dann auch anders – ruckartig. Und wenn meine Mutter sich in der Toilette einschloß, rannte sie hinter ihr her. Ich begriff nicht, warum. Alle bewegten sich plötzlich anders, das sah sehr eigenartig aus, fand ich. Ihrem Geschrei schenkte ich weniger Beachtung, solange sie mich nicht anschrien. Wenn im Zimmer zu viele unruhige Bewegungen entstanden, fühlte ich mich gestört, dann sammelte ich meine Karten ein, legte sie in den Eimer und begab mich in ein anderes Zimmer, um sie dort weiter zu sortieren. Es schien sinnlos zu sein, auch nur versuchsweise verstehen zu wollen, was die Eltern machten. Irgend etwas sagte mir, daß diese verschiedenen Varianten von menschlichem Zorn zu den Dingen gehörten, die ich nie verstehen würde, selbst wenn ich mich noch so sehr bemühte. Also gab ich auf und setzte mich in ein anderes Zimmer. Diese Gefühle, diese Art von Aggressivität konnte ich nicht in mir selbst wiedererkennen. Das, was andere als meine Wut ansahen, war meistens reine Angst, und Angst konnte ich bei anderen erkennen und verstehen. Daß andere Angst hatten, konnte ich nachvollziehen, daß sie sich klein, gekränkt oder ausgeliefert fühlten, denn so hatte ich mich auch gefühlt.

Aber was dieses Streiten war, das wußte ich nicht. Ich suchte nach einer Möglichkeit, dem Unbegreiflichen zu entgehen, und das Sinnvollste, was mir einfiel, wenn Leute wütend waren, war, woanders hinzugehen. War dagegen ich diejenige, über die jemand sich aufregte, konnte ich meistens nicht in ein anderes Zimmer gehen, die anderen hinderten mich daran, hielten mich fest. Aber ich konnte auch in meinem Innern woanders hingehen. Ich konnte das Zimmer verlassen, ohne das Zimmer zu verlassen.

Als ich älter wurde, tat mir Kerstin leid, wenn sie sich so sehr aufregte. Ich begriff nicht, warum sie so aufgewühlt war, verstand nicht, was das war, das in ihr vibrierte, aber ich sah, daß sie litt und daher tat sie mir leid. Meiner Meinung nach müßte sie die Eltern einfach ignorieren, warum kümmerte sie sich überhaupt um das, was sie machten? Aber sie wollte oft zwischen ihnen vermitteln, oder sie ergriff die Partei meiner Mutter gegen meinen Vater. Ich verstand einfach nicht, warum sie sich in das Treiben meiner Eltern einmischte. Wenn etwas meine Fähigkeit zu verstehen dermaßen überstieg, entfernte ich mich einfach, doch das bedeutete nicht, daß in meinem Innern keine Gefühle vorhanden waren. Ich hatte meine

Schwester sehr gern, ich litt, wenn sie litt, aber das alles war so unbegreiflich und lästig. Und immer, wenn ich endlich mit meinen Buchstabenkarten im anderen Zimmer saß, war ich in eine neue Welt eingetreten. Das, was in der Wohnzimmerwelt geschah, hörte dann auf zu existieren. Ich nahm nicht an, daß es dort drin weiterging, nachdem ich es doch nicht mehr sah. Das Zimmer zu verlassen war in gewisser Hinsicht dasselbe, wie ihrem Streit ein Ende zu bereiten.

In mir gab es nichts, was mir automatisch sagte, daß ich nur deshalb meine Eltern lieben sollte, weil sie eben das waren – meine Eltern. Ich behielt mir das Recht vor, mir auszusuchen, wen ich lieben wollte. Das erschien mir recht praktisch. Aber Kerstin wollte etwas von mir, sie brauchte mich irgendwie. Sie wollte, daß ich sein sollte wie sie und daß wir uns zu zweit Sorgen machen sollten. Und je älter ich wurde, desto stärker wuchs ein Gefühl in mir, daß ich anders sein müßte. Dieses Gefühl, das immer deutlicher wurde, sagte mir, genau so, wie meine Schwester reagierte, müsse ich auch reagieren. Meine Art war die falsche Art, falsch und seltsam. Offenbar spielte es keine Rolle, daß Kerstins Art unpraktisch war und gegen alle innere Logik stritt – es war trotzdem die richtige Art. Irgend etwas in mir fehlte, und ich war bestimmt ganz schrecklich, weil ich meine Mutter nicht liebte. Oder lag es vielleicht daran, daß ich faul, dumm und unausstehlich war? Ich müßte meine Mutter gern haben, und ich müßte auch rotfleckige Backen kriegen und an die Toilettentür klopfen, wenn sie weinte. Ob ich wohl lernen konnte, dahinterzukommen, wann man so reagieren sollte? Ich hätte es vielleicht üben müssen? Doch das Gefühl sagte mir, man müsse von alleine reagieren. Und von alleine, das war schwierig. Ich wußte nicht, wie das ging. In mir ging nie irgend etwas von alleine.

Als ich aufwachte, war es mitten in der Nacht. Ich war fünf Jahre alt und wußte nicht, was mich geweckt hatte. Wie immer, wenn ich nachts im Dunkeln aufwachte, überkam mich leichte Panik. In meinem Zimmer brannte eine kleine Lampe, doch das genügte nicht. Am liebsten hätte ich nachts sämtliche Lichter angemacht, doch das durfte ich nicht. Wenn es im Zimmer dunkel wurde, befiel mich jedesmal das schlimme Gefühl, blind zu sein. Meine Augen konnten sich nämlich nicht an die Dunkelheit anpassen. Die anderen behaupteten immer, ich hätte Angst vor der Dunkelheit, doch das, wovor ich mich fürchtete, war nicht die Dunkelheit, sondern das Gefühl, blind zu sein.

Jetzt mußte ich mich durchs Zimmer tasten und die Tür zum Flur öffnen, wo Licht war. Als ich aus meinem Zimmer trat, schlugen mir aus der offenen Schlafzimmertür meiner Eltern Lärm und laute Stimmen entgegen. Ich blieb in der Türöffnung stehen. Mein Vater, auf der einen Seite des Doppelbettes, hatte mir den Rücken zugewandt, er hielt einen Messingleuchter in der Hand, denselben Leuchter, der sonst einen Stock tiefer auf dem Eßtisch zu stehen pflegte. Meine Mutter duckte sich am gegenüberliegenden Bettende. Mein Vater jagte hinter ihr her, packte sie, zwängte sie aufs Bett und schlug ihr den Leuchter auf den Kopf. Dann kam Blut, leuchtend rotes Blut. Daß mein Vater meine Mutter schlug, das hatte ich bisher noch nie gesehen. Ich fragte mich, was sie eigentlich trieben. Das sah höchst eigenartig aus; warum taten sie das?

Plötzlich hielt mir jemand die Augen zu. Kerstin, die ebenfalls aufgewacht war, wollte mich am Sehen hindern. Sie brachte mich in mein Zimmer zurück und sagte, ich müsse jetzt wieder ins Bett. Ich solle keine Angst mehr haben und auch nicht mehr traurig sein, das sei alles nicht schlimm. Ihre Art, sich zu verhalten und zu reden, verwirrte mich noch mehr. Ich war doch überhaupt nicht traurig, und Angst hatte ich auch keine. Warum sagte sie das dann? Und warum durfte ich nicht hinschauen? Ich wollte wissen, was meine Eltern da machten und was ich da nicht verstand. Mein Vater und meine Mutter schienen einen Tanz ums Bett herum aufgeführt zu haben, das hatte komisch ausgesehen, und ich wollte wissen, warum sie sich so verhielten.

Als ich am nächsten Morgen die Treppe herunterkam, saß meine Mutter am Eßtisch, und das war sehr ungewöhnlich. Morgens saß sie sonst nie im Eßzimmer, sondern hielt sich in der Küche auf, wo sie klappernd mit dem Geschirr hantierte. Aber am Eßtisch – nie. Jetzt saß sie jedoch dort, vor sich eine große Kaffeetasse. Sie hatte eine Sonnenbrille auf, und eine dicke blutverklebte Schramme lief durch ihre eine Augenbraue.

Meine Mutter sagte etwas. Obwohl sie versuchte, ihrer Stimme einen normalen Klang zu verleihen, hatte die Stimme eine rötliche Färbung und rutschte beim Sprechen in ein hellrotes Falsett hinauf. Als meine Mutter merkte, daß ich das Blut ansah, erklärte sie, sie sei am Abend zuvor auf der Treppe gestürzt und habe sich die Stirn aufgeschlagen.

Nun wurde die Welt vollends unbegreiflich.

Wie sollte ich das verstehen? Warum behauptete sie etwas, das «nicht so war»? Ich hatte es doch gesehen. Angestrengt versuchte ich das zu enträtseln, aber ohne Erfolg. Der Kopf wurde mir davon ganz müde.

Das leuchtende Rot in ihrer Stimme lernte ich bald wiederzuerkennen. Ich wußte nicht genau, was es bedeutete, aber es tauchte oft auf, wenn Mama ihre Sonnenbrille trug. Die rote Stimme und die Sonnenbrille – ob da wohl ein Zusammenhang bestand? Ich kam nicht dahinter, auch nicht hinter die Motive für das Verhalten meiner Eltern. Ich hatte nicht einmal begriffen, daß hinter ein und derselben Handlung verschiedene Motive stecken konnten, daher war es mir völlig unverständlich, daß meine Mutter log. Ihre Lüge bestand darin, zu sagen, «wie es nicht war». Dies war meine konkrete Art, eine Lüge zu deuten. «Warum sagt sie nicht, wie es ist?» – das konnte ich nicht denken, dieser Schritt war zu groß. Was ich denken konnte, war nur, «warum sagt sie, wie es nicht ist?»

Das wurde für mich zu einem Wendepunkt: Ich verstand,

daß man sich anders über Sachen äußern konnte, als sie eigentlich waren. Dieses Wissen konnte ich benutzen, um anderen Kindern ähnlicher zu werden und um in schwierigen Situationen zurechtzukommen. Etwas so zu sagen «wie es nicht war», wurde oft zum Synonym dafür, das zu sagen, was die Erwachsenen hören wollten.

Aber nicht einmal, als ich zu wissen glaubte, was eine Lüge war, hatte ich das Gefühl zu lügen, wenn ich sagte, «wie es nicht war». Ich log nicht, ich versuchte zu überleben. Force majeure – das kann doch nicht als Lüge gelten.

Diese Technik war mir oft eine große Hilfe, und auch meine Umgebung schien besser mit mir auszukommen, wenn ich nicht den tatsächlichen Zustand der Dinge aussprach. Aber auf die Dauer führte es dazu, daß ich den Kontakt zu meiner Identität verlor. Mit der Zeit hatte ich so oft gesagt, «wie es nicht war», daß ich ganz vergaß, wie es eigentlich war. Ich glaubte an das, was ich gesagt hatte, zurück blieb nur das diffuse Gefühl, daß irgend etwas nicht stimmte.

Es fiel mir sehr leicht, lange Textabschnitte auswendig zu lernen. Das brauchte ich nicht speziell zu üben, die Wörter blieben einfach haften. Sie ließen sich als Rhythmus irgendwo in meinem Gehirn nieder, und kaum hatte ich das erste Wort eines Textes, den ich gehört hatte, hervorgeholt, da ringelte sich schon die ganze folgende Wörterschlange aus meinem Mund. Die Wörter kamen von ganz alleine. Ich brauchte nie, wie bei so vielen anderen Sachen, in meinem Gehirn nach einem Platz zu suchen, wo ich sie hintun sollte.

Ich konnte alle Kinderbücher auswendig und glaubte, das bedeute, daß ich lesen könne. Ich hatte beobachtet, wie Kerstin las, wie sie langsam und konzentriert den Zeilen mit dem Finger folgte. Also machte ich es genauso, ich «las». Ich schaute konzentriert ins Buch und sagte, was dort stand. Ich sagte es laut, Wort für Wort, aber mit dem gleichen zögernden Tonfall, den meine Schwester benützte, weil ich glaubte, so müsse das klingen, wenn man las. Da ich die Seiten in meinen Büchern wiedererkannte, wußte ich genau, wann ich umblättern mußte. Und meine Eltern, die es sich nie hätten träumen lassen, daß ich tatsächlich all diese Textmengen auswendig konnte, glaubten, ich hätte im Alter von fünf Jahren lesen gelernt. Daher glaubte ich selbst es auch und war stolz darauf. Die einzelnen Buchstaben kannte ich schon lange, einfache Kombinationen konnte ich auch schon schreiben. Jetzt glaubte ich, das ganze Geheimnis der Buchstaben erobert zu haben.

Es war eine der Schwestern meiner Mutter, die mir diese Freude raubte. Meine neue Fertigkeit sollte bei einem Verwandtschaftstreffen vorgeführt werden, und meine Tante holte ein Buch mit großgedrucktem Text, aus dem ich vorlesen sollte. Auf dem Buchumschlag waren Frösche abgebildet. Ich wurde auf ein Tischchen gestellt, damit man mich ordentlich sah. Dann schlug ich das grüne Froschbuch auf, allerdings ohne zu wissen, was darin stand, weil ich das Buch bisher noch nie gesehen hatte. Ich konnte es nicht lesen. Meine Tante wurde ärgerlich und sagte, ich hätte geschwindelt. Wütend hob sie mich vom Tisch runter. Ich verstand selbst nicht, was los war. Warum wurde sie plötzlich so wütend? Warum konnte ich dieses Buch nicht lesen? Im einen Moment hatte ich als tüchtiges Kind im Zentrum des Interesses gestanden, im nächsten war ich plötzlich dumm und verlogen. Wie kam das? Ich hatte den Erwachsenen wieder einmal mißfallen, das war das einzige, was ich verstand. Ohne weitere Erklärungen wurde ich stehengelassen, während die Erwachsenen dazu übergingen, das Flötenspiel meiner Schwester zu bewundern.

Ziemlich bald nach diesem Vorfall lernte ich dann doch lesen, und zwar auf eigene Faust, mit Hilfe der Buchstabenkärtchen und meines eigenen Denkvermögens. Als erstes lernte ich schreiben, das war am einfachsten, und danach lesen. Ich liebte Wörter und brauchte neue Herausforderungen, damit es weiterhin Spaß machte. Ich wollte immer kompliziertere Wörter lernen. Kaum hörte ich ein mir unbekanntes Wort, da hatte ich es schon aufgeschnappt, und hatte ich ein Wort erst mal gelesen, wußte ich meistens genau, wie es geschrieben wurde. Ich genoß das Schreiben und das Gefühl, tüchtig zu sein. Es fiel mir viel leichter, die Wörter schriftlich auszudrücken als den – von mir so empfundenen – Umweg über die gesprochene Sprache zu nehmen.

Ich begann alles mögliche mit beschrifteten Etiketts zu versehen, um die Dinge deutlich voneinander zu unterscheiden und zu sortieren. Damit wollte ich nicht das innere Chaos kontrollieren, sondern versuchen, die äußere Welt nach demselben System wie meine innere Welt zu ordnen. Es war ein Versuch, zwischen mir und meiner Umwelt eine größere Übereinstimmung herzustellen. In meinem Innern gab es bereits verschlossene Fächer, die mit Etiketts für Ereignisse, Räumlichkeiten und Welten versehen waren. Wie beim Computer hatten sie viele Verzweigungen und Unterabteilungen, aber nur wenige Querverbindungen. Bestimmt würde mir der Umgang mit der Außenwelt leichter fallen, wenn ich sie ebenfalls auf ähnliche Weise einsortieren könnte. Also schrieb ich Etiketts, auf denen stand, was die einzelnen Dinge waren und wo sie hingehörten.

Kurz nachdem ich schreiben gelernt und noch bevor ich die Kunst der Rechtschreibung zur Perfektion entwickelt hatte, beschriftete ich ein Etikett folgendermaßen: GUNILLA. GEHEIMS KESTCHN IN DM ICH SACHN HAB UND RINGE UND ACH ARMBNDR.

Meine Eltern fanden es niedlich, daß ich mir ein eigenes Schmuckkästchen anfertigte, und das durften sie von mir aus gern. Sie glaubten, ich sei vielleicht neidisch auf das rote Schmuckkästchen meiner Schwester, in dessen Deckel ein Spiegel eingelassen war. Meine Mutter besaß das entsprechende Kästchen in Weiß, und sie fragte, ob ich nicht auch so eins haben wollte. Doch das wollte ich unter keinen Umständen. Solche Sachen gefielen mir gar nicht, doch das würde sie nie verstehen. Mit meinem Kästchen und dem Etikett verfolgte ich andere Absichten, die meine Eltern gern auf ihre eigene Weise deuten durften.

Seit ich mich erinnern konnte, flößte Schmuck mir Angst ein. Diese Angst umfaßte auch Haarspangen und Knöpfe aus Metall. Das alles fand ich erschreckend, abscheulich und ekelhaft. Wenn ich gezwungen wurde, Schmuck anzufassen, vernahm ich einen schneidenden, pfeifenden metallischen Ton in den Ohren, und mir drehte sich der Magen um. Dieser Ton kroch mir erst wie elektrifiziert vom Steißbein aus die Wirbelsäule hoch, bevor er in den Ohren aufschrillte, mir die Kehle hinunterglitt und sich als Übelkeit im Magen niederließ. Diese körperlichen Gefühle, die der Schmuck auslöste, machten mir Angst, und die Angst übertrug ich auf den Schmuck selbst, den ich daher fürchtete.

Manche Schmuckstücke waren schlimmer als andere. Je kleiner und zierlicher sie waren, desto schwerer ließen sie sich ertragen. Die Verzierungen schienen sich zu bewegen und das Schmuckstück oder den Knopf noch bedrohlicher zu machen. Schmuck mit eingefaßten Steinen war noch unerträglicher als schlichter, glatter Schmuck, Ringe schlimmer als Armbänder. Die verschnörkelten Knöpfe an den norwegischen Strickjacken waren entsetzlich, die konnte ich nicht tragen, das hielt ich nicht aus. Und braune Haarklammern aus Metall, an deren Enden kleine eklige Plastikblasen klebten, waren fürchterlich. Die gaben einen metallischen Ton von sich, wenn man sie anfaßte, der sich nicht mit dem glatten, glitschigen durchsichtigen Plastik vertrug, einen Ton, der ekelhaft und gefährlich war und schmerzhaft durch mein Inneres schnitt. Und Ringe mit unheimlichen blanken Steinen in verschnörkelten Fassungen waren auch schwer zu ertragen. Der glatte blanke Ton war ekelhaft, und der scharfe, verschnörkelte tat weh. Alles, was verschnörkelt war, weigerte sich zudem, still zu halten, man wußte nie genau, wo es war, und irgendwas schien darin herumzukriechen. Das war schon dem Wort selbst anzuhören. Verschnörkelt, verschnörkelt, verschnörkelt. Das bewegte sich, war ekelhaft.

Aber wenn man es sehr deutlich aussprach, alle Töne hörbar machte, v-e-r-s-c-h-n-ö-r-k-e-l-t, könnte man es vielleicht zum Stillstand bringen? Wenn man das Wort ganz und gar eroberte, könnte man die damit bezeichnete Sache vielleicht beeinflussen, sie zum Anhalten bringen, sie normal und nichtig machen. Ich versuchte es, doch nein, das klappte nicht.

Es ließ sich nicht vermeiden, daß ich Schmuck geschenkt bekam. Angeblich wollten kleine Mädchen besonders gern Ringe und Armbänder haben. Jedesmal, wenn ich ein Schmuckgeschenk entgegennahm, wurde mir ganz kalt. Manchmal konnte ich es vermeiden, das Geschenk anzufassen, indem ich die Schachtel öffnete, mich bedankte und dann schnell in mein Zimmer lief, unter dem Vorwand, den Schmuck dort anprobieren zu wollen. Dann konnte ich wieder zurückkommen und behaupten, er habe gut gepaßt. Manchmal wollten sie jedoch unbedingt den Ring an meinem Finger sehen. Ich versuchte mich zwar zu weigern, doch das war schwierig. Unter keinen Umständen wollte ich den Ring anziehen. Was bedeutete es schon, ob er paßte oder nicht – ich würde ihn ja doch nie tragen. Aber das durfte man nicht sagen. Also wurde der Ring aufgezwängt. Mein Herz klopfte heftig. Ich stand regungslos da und versuchte, das Würgen und die Metallfinger, die mir ins Rückgrat zwickten, zu ertragen. Die Erwachsenen waren zufrieden, jetzt war alles gut. Ich brauchte mich nur noch für dieses schöne Geschenk zu bedanken, dann hatte alles seine Richtigkeit. Von ihrer eigenen Güte waren sie sehr angetan.

Das «geheime Kestchn» entstand, weil ich eines Tages die ideale Schachtel für diesen Zweck entdeckte – eine Schachtel aus festem Kunststoff, die einschnappte, wenn man den Deckel zudrückte. Dies war ein sicherer Aufbewahrungsort für Schmuck. Von dort konnten die Schmuckstücke bestimmt nicht herauskriechen und plötzlich unerwartet irgendwo auftauchen. In dieser Schachtel konnten sie gut verwahrt ruhen, und ich brauchte den Deckel nur an Weihnachten oder an Geburtstagen zu öffnen, um irgendein neues abscheuliches Geschenk hineinfallen zu lassen.

Als ich das Kästchen vorbereitete, ließ ich den Deckel immer wieder auf und zu schnappen, um mich richtig davon zu überzeugen, daß alles ganz sicher war. Dieses Zuschnappen war ein beruhigendes Geräusch, es bedeutete: ordentlich zu. Mir war bewußt, daß ich mir selbst half, und daher war ich sehr zufrieden, als ich die Schachtel vorbereitete. Da war es nicht weiter wichtig, daß sonst niemand mein Vorhaben verstand. Außerdem war es ein sehr gutes Gefühl, eine Sache mit zwei Funktionen geschaffen zu haben. Die eine Funktion war die offizielle, für die Umwelt – das Schmuckkästchen eines kleinen Mädchens. Die andere, lebenswichtige, inoffizielle war nur für mich – ein Ort, wo ich all die abscheulichen Sachen einsperren konnte. Ein sicherer Ort.

Ich brauchte nicht einmal etwas zu sagen, die Erwachsenen glaubten von ganz alleine, «wie es nicht war».

Meine Mutter ahnte vielleicht etwas von meinem Entsetzen, als sie merkte, daß sie mich nicht dazu zwingen konnte, gewisse Kleider anzuziehen oder Haarspangen ins Haar zu stecken, tat das aber als weiteren verrückten Einfall meinerseits ab. Kerstin dagegen wußte genau, wie sehr ich mich vor gewissen Dingen fürchtete, und das nützte sie gelegentlich aus, um mir angst zu machen. Vielleicht wollte sie mich einfach irgendwie zum Reagieren bringen, und mir mit Schmuck zu drohen hatte garantiert eine Wirkung. Wenn Kerstin meine Schwächen ausnutzte, hatte ich viel eher das Gefühl, wirklich verstanden und gesehen zu werden, als wenn meine Mutter meine Ängste einfach gedankenlos beiseite schob. Meine Mutter ging davon aus, die Strickjacke würde kratzen oder der Pulli sei zu klein, und daher wolle ich die Sachen nicht anziehen, sie begriff nie, daß es an den Knöpfen lag.

Während meiner ganzen Kindheit und Jugend litt ich unter einem beinahe immerwährenden Schauder, der mir die Wirbelsäule entlanglief. Es gab Perioden, da verstärkte sich der Schauder, in anderen dagegen verhielt er sich relativ ruhig, so daß man damit leben konnte. Das Prickeln, ähnlich dem, das kurz vorm Niesen entsteht, schien sich im Rückenmark festgehakt und eingehängt zu haben, um dort für alle Ewigkeit haften zu bleiben. Der Schauder, der kein richtiger Schauder war, hätte ausbrechen und auf der Richterskala notiert werden müssen – danach sehnte ich mich genauso sehr, wie der Körper sich danach sehnt, niesen zu dürfen, wenn ein Niesen unterwegs ist. Doch das Gefühl dauerte an, für ewig, wie es mir schien. Ein wenig gewöhnte ich mich daran, es war eine fortwährende Tortur, die ich vor allem dann merkte, wenn sie ihre Intensität änderte. Mit großer Erfindungsgabe gelang es mir manchmal, sie ein wenig zu lindern, aber ganz verschwand sie nie.

Es war, als würde kalter Stahl durch meine Wirbelsäule fließen – fest und flüssig zugleich, metallische Finger, die meine Wirbel entlangtrommelten und kitzelten und wie mit harten Klammern in mein kribbelndes Rückgrat kniffen. Eisige Wärme und heiße Kälte. Als wäre das Geräusch von Kreide, die knirschend an einer Schiefertafel entlangfährt, in ein konzentriertes Gefühl verwandelt und mir in den Nacken plaziert worden. Für immer im Nacken plaziert. Vom Nacken, der so metallisch war, daß es in den Ohren schrillte, wenn jemand ihn berührte, strahlte dieses Gefühl in die Arme aus, krallte sich in den Ellenbogen fest und hörte nie auf. Nahm niemals ein Ende.

Von diesen Empfindungen sagte ich niemandem etwas. Ich wußte nicht, daß es anders sein konnte, und ich hatte keine Worte, um meine Qual zu beschreiben. Solche Worte gab es nicht. Ich hatte mich daran gewöhnt, aber wenn es schlimmer wurde, wenn der Druck zunahm, mußte ich etwas unternehmen, mußte ich versuchen, mir Erleichterung zu verschaffen.

Mitunter half es, wenn ich die Hände fest aneinanderrieb oder den Rücken und den Nacken hart an eine Wand preßte. Kopfwackeln konnte auch hilfreich sein. Auf der Suche nach Hilfe mußte ich mich durch verschiedene Verhaltensmöglichkeiten durchprobieren.

Ich begann zwanghafte Rituale zu entwickeln. Wenn ich mit den Fingerspitzen über etwas strich oder die Handflächen gegen etwas preßte, konnte der Schauder zunächst gesteigert werden, um dann einen Punkt zu erreichen, wo er nicht mehr so deutlich spürbar war – als könnte ich seine Frequenz so sehr erhöhen, daß sie schließlich außerhalb meiner Wahrnehmungsfähigkeit lag.

Ich wollte vor allem gebogene Gegenstände berühren. Jeden Türgriff, an dem ich vorbeikam, faßte ich an. Dabei legte ich die Spitze des Zeigefingers genau auf den Punkt, wo der Griff sich bog. Das fühlte sich gut an. Dem Treppengeländer folgte ich mit der Hand bis zur Mitte, wo es eine Biegung machte, dort hielt ich an und rieb die Handfläche an der Biegung hin und her. Das wiederholte ich jedesmal, wenn ich die Treppe hinunterging, immer an derselben Stelle – und jedesmal, um mein Rückgrat zu beruhigen. Unten endete das Treppengeländer in einer runden Wölbung, an deren Oberfläche ich mit den Fingernägeln scharren konnte. In meinen Fingernägeln steckte sehr viel Gefühl, genau wie in meinen Zähnen und auf unerklärliche Weise sogar in meinen Haaren.

Um den Schauder in meinem Rückgrat zu beruhigen, betastete ich die Unterseiten aller Flaschen, die ich sah, mit den Fingerspitzen, faßte in den nach innen gewölbten Boden hinein. Es mußten sämtliche vorhandenen Flaschen sein, ich durfte keine auslassen. Wenn ich nicht unter alle gefaßt hatte, war es unvollständig, und mir war es sehr wichtig, daß alles vollständig, beendet und abgeschlossen war. Ich hoffte, daß der Schauder irgendwann ein Ende nahm. Daß endlich Ruhe und Schluß war. Das allerschlimmste Kribbeln ließ durch dieses Betasten und Befühlen auch ein wenig nach.

Vor allem darauf, diese Ewigkeit zu unterbrechen, war ich völlig fixiert. Ich konnte diesen Schauder in mir nicht ertragen, der meine ganze Energie und Aufmerksamkeit auffraß, wußte aber nicht, wie ich ihn loswerden sollte. Mein Handflächenreiben und Nägelscharren waren ein ziemlich logischer und kreativer Versuch, die Qual zu meistern – zumindest von meiner Perspektive aus. Doch für die Umgebung stellte sich dieser Versuch als störend, dumm, irritierend und unbegreiflich dar. Und sie hatte keine andere Alternative anzubieten als die Aufforderung, ich möge mich zusammennehmen und diese Dummheiten bitte lassen. Sie hatten kein Pflaster, weder ein reales noch ein eingebildetes, um es auf mein Rückgrat zu tun. Sie zeigten nie Mitleid. Sie nahmen meine Qual nicht einmal wahr.

In den Augen meines Vaters sah mein Leiden sogar komisch aus. Mein Leiden war eine Art Vorstellung, die zu seiner Belustigung diente, und er benutzte Erziehungsmaßnahmen als Vorwand, um sich auf meine Kosten zu amüsieren. Er meinte, mich daran hindern zu müssen, jene Rituale auszuführen, die so wichtig für mich waren. Und das konnte er ohne weiteres tun, denn auch wenn ich noch so hartnäckig war, blieb mein Vater doch immer zwei Meter groß und viel stärker als ich. Er hielt die Flaschen außer meiner Reichweite hoch und lachte über meine Verzweiflung, als ich sie zu berühren versuchte. In seiner Welt gaben ihm meine einfältigen, albernen Ideen das Recht, mich zu foppen.

Ein paar Flaschen konnten doch wohl nicht so wichtig sein?

Ich schubste ihn. Ich reckte mich. Ich mußte den Boden dieser Flasche mit den Fingern berühren. Das war unbedingt notwendig. Ich stieß und hüpfte und jammerte. Kaum kam ich in die Nähe, da hielt er die Flasche weiter hoch. Aber weil ich so sehr darauf brannte, gelang es mir doch immer wieder, mein Ziel zu erreichen, und nachdem er sich amüsiert hatte, erhielt ich endlich die Flasche, um sie unter allgemeinem Gelächter am Boden befingern zu können. Dieses Lachen machte mich traurig und tat weh. Ihr Verhalten erweckte wenig Lust in mir, mich ihnen zu nähern. Aber jedenfalls war ich erleichtert, daß ich tun durfte, was nötig war. In den Augen meines Vaters waren das nur Albernheiten, die er gleich, nachdem sie vorgekommen waren, wieder vergaß. Die unsinnigen Einfälle eines Kindes, die ihn kurz amüsiert hatten.

«Deswegen brauchst du doch nicht gleich sauer zu werden. Haha.»

Für mich war sein Verhalten genauso quälend, wie wenn er mich lachend am Essen und Schlafen oder am Besuch der Toilette gehindert hätte. Vielleicht sogar noch schlimmer.

In diesem Alter entwickelte ich eine neue fixe Idee, die eine Zeitlang anhielt: Ich durfte mich nirgends hinsetzen, wo jemand anders kurz zuvor gesessen hatte.

«Auf deinem Sitz kann ich nicht sitzen», erklärte ich der betreffenden Person. Sie sollte sich nicht so unüberlegt hinsetzen, damit machte sie nämlich den jeweiligen Stuhl für mich «kaputt». Wie konnte man nur so dumm sein und sich nur für einen kurzen Moment auf einen Stuhl setzen, um die Sitzgelegenheit sodann gleich wieder zu wechseln? Warum konnten die Leute nicht besser planen, wann sie sich wohin setzten, damit ich ungestört auf einem und demselben Stuhl sitzen konnte? Ich versuchte, ihnen Verhaltensregeln fürs Hinsetzen zu geben, aber sie lachten nur über mich und erklärten, darüber könne ich nicht bestimmen. Jedesmal, wenn sich jemand von einem Stuhl erhob, hinterließ er einen eigenartigen Geruch, daher wollte ich mich erst auf den Stuhl setzen, wenn er wieder geruchfrei war. Den Erwachsenen das zu sagen, hatte jedoch keinen Sinn. Dann kamen sie nur her und begannen herumzuschnuppern. Anschließend behaupteten sie steif und fest «hier riecht es nach gar nichts». Da blieb ich dann doch lieber stehen.

Diese Periode, in der ich ab und zu am Eßtisch stehenblieb, weil mein Stuhl kurz zuvor von jemand anderem benutzt worden war, währte nicht allzu lange, ein halbes Jahr vielleicht.

Danach nahm ich keine speziellen Gerüche an Stühlen mehr wahr und dachte auch nicht mehr daran, ob vorher jemand dort gesessen hatte.

Unsere Familie verbrachte mehr oder weniger jeden Urlaub auf der Insel Åland, aber im Sommer, als ich fünf Jahre alt wurde, wohnten wir in einem anderen Ferienhaus als sonst. Diese Veränderung hatte meine Mutter durchgesetzt, mein Vater konnte Ortswechsel genauso wenig leiden wie ich. Dieses neue Ferienhaus war größer als das, welches wir im Jahr zuvor gemietet hatten, und auf der Wiese davor weideten furchteinflößende Kühe. Das neue Haus gefiel mir nicht, und die Kühe machten mir angst. Ich sehnte mich nach unserem alten Feriendomizil zurück. Der Sommer war heiß. Kerstin war voller Mückenstiche, während ich wie üblich keinen einzigen Stich abbekam. Die Sonne brannte herab, meine Schwester war geschwollen, meine Eltern zankten sich, und ich wollte wegen der Kühe das Haus nicht verlassen.

Eines Tages entdeckte mein Vater in der näheren Umgebung eine Windmühle, die wir – ich, Kerstin und mein Vater – besichtigen sollten. Wir kletterten eine Leiter auf einen schmalen Absatz hinauf, der als Balkon um die ganze Windmühle führte. Dort oben befand sich eine Tür, und Kerstin stellte fest, daß sie offen war und öffnete sie vorsichtig. Als sie sah, daß der Raum dahinter wie eine kleine Puppenstube eingerichtet war, mußte sie einfach eintreten. Für meinen Vater war dies eine Möglichkeit, seine Tochter auf humorige Weise zu Tode zu erschrecken.

Kaum war Kerstin über die Schwelle getreten, als er die Tür rasch von außen zuschlug und den Haken einhängte. Ich begriff nicht, was er vorhatte. Er winkte mir gereizt zu, ich solle die Treppe hinunterklettern, und rief Kerstin «Bis bald, wir gehen jetzt!» durch die Tür zu. Dann wandte er sich wieder zu mir um. Begeistert von diesem witzigen Streich, aber gleichzeitig irritiert, weil ich nicht begriffen hatte, daß ich hinunterklettern sollte, bedeutete er mir mit heftigen Gesten, ich solle mich gefälligst sputen. Wir müßten rasch nach unten, damit Kerstin sich hier, in einem fremden Haus eingesperrt, fürchtete. Aber es gelang mir nicht, allein die Leiter hinunterzuklettern. Ich besaß kein Empfinden dafür, wo meine Arme und Beine waren, wie hätte ich eine Leiter hinunterklettern sollen? Aber ich spürte seine Gereiztheit, daher war mir klar, daß ich mich beeilen mußte. Ich tastete nach der Leitersprosse, stürzte aber statt dessen in die Tiefe.

Während ich hinabstürzte, sah ich Momentaufnahmen aus meinem fünfjährigen Leben wie Comicstrips vor meinen Augen vorbeiblitzen. Einen kurzen Augenblick lang wußte ich, daß ich sterben würde.

Ich starb nicht. Ich überschlug mich in der Luft und landete auf dem Kopf auf dem steinigen Untergrund. Plötzlich wurde alles schwarz und leer, und mein Kopf war wie ausgeblasen. Dann merkte ich, daß meine Mutter angerannt kam und Kerstin, die inzwischen aus der Windmühle befreit worden war, etwas über Saft und Pflaster sagte. Kurz darauf verlor ich erneut das Bewußtsein. Als ich im Auto zu mir kam, war ich in eine Wolldecke gehüllt. Seltsam, diese Decke lag sonst nämlich immer im Kofferraum, zugedeckt von allem möglichen Krempel. Jetzt war ich also in diese Decke gewickelt, ohne zu wissen, wie das gekommen war.

Nach einer Weile erreichten wir das sogenannte Lazarett. Dort mußte ich mich vor einem Arzt auf einen Schemel setzen, und der Arzt klopfte mir auf die Knie. Ich wußte, daß man das Bein bewegen sollte, wenn einem aufs Knie geklopft wurde, das hatte ich im Donald Duck-Heft gesehen und verhielt mich dementsprechend. Ich versuchte immer auszurechnen, wie man sich verhalten sollte, um es richtig zu machen.

Nach dem Krankenhausbesuch fuhren wir zum Ferienhaus zurück. Ich hatte eine Gehirnerschütterung, sollte mich ruhig verhalten und viel liegen. Aus Rücksicht auf Kerstin wollten meine Eltern jedoch nicht die ganze Zeit bei mir zu Hause bleiben. Manchmal gingen sie alle drei zum Schwimmen und ließen mich allein. Ich wäre auch gern schwimmen gegangen, ich liebte das Wasser, im Wasser fühlte ich mich nicht so unbeholfen wie an Land. Aber jetzt sollte ich also zu Hause bleiben und still liegen, obwohl ich mich nicht krank fühlte. Bevor sie mich allein ließen, zogen sie im Schlafzimmer die Rollos herunter, und dabei war es doch mitten am hellichten Tag. Sie sagten, ich solle mich ausruhen. Ich hatte keine Lust, mich auszuruhen und stand daher sofort auf, nachdem sie gegangen waren, und begann im Bett herumzuhüpfen.

«Das ist die Erklärung, warum du so bist, wie du bist», sagte Kerstin oft halb im Spaß zu mir, als wir älter waren. Damit spielte sie auf meinen Sturz von der Windmühle an, und jedesmal dachte ich: Vielleicht liegt alles tatsächlich daran, daß ich damals im Bett herumgehüpft bin, anstatt ruhig liegenzubleiben. Kerstins Bemerkung war zwar scherzhaft gemeint, aber wir wußten beide: Ich war, wie ich war. Auf eine besondere Art war ich anders als andere Menschen, obwohl alle so taten, als wäre das nicht der Fall. Aber wir hatten keine Ahnung, warum das so war.

Hätte ich den Scherz meines Vaters bei der Windmühle durch meinen Unfall nicht zunichte gemacht, wäre die Fortsetzung wohl so ausgefallen: Mein Vater und ich hätten uns so weit entfernt, daß Kerstin tatsächlich glauben mußte, wir hätten sie im Ernst zurückgelassen. Dann wären wir zurückgekehrt, um sie herauszulassen. Mein Vater war völlig unfähig, das Leiden anderer nachzuempfinden – wie damals, als er uns beweisen wollte, daß Katzen immer auf allen Vieren landen. Kein Mensch hatte seiner Behauptung widersprochen, er wollte sie nur trotzdem beweisen, weil es so schön war, recht zu haben.

Also fing mein Vater Knatten, unseren Kater, im Garten ein und trug ihn ungeachtet unserer Proteste in mein Zimmer, das ganz oben unterm Dach gelegen war. Dort öffnete er das Fenster und hielt Knatten hinaus, mit den Pfoten nach oben und dem Kopf nach unten. Dann schaukelte er das Tier kurz hin und her und schleuderte es in Rückenlage hinaus.

«Wenn ihr jetzt genau hinschaut, seht ihr, daß eine Katze immer auf den Pfoten landet», sagte er.

Aber ich wollte nicht hinschauen. Und Knatten, der sich zum Entzücken meines Vaters tatsächlich in der Luft umdrehte und auf den Pfoten landete, verstauchte sich ein Bein und mußte lange hinken. Solche Sachen fand mein Vater lustig.

5.

Jetzt war der Tag gekommen. Der Tag, wo die Welt sich nicht mehr auf Abstand halten ließ, der Tag, der einen Schock auslöste, der zehn Jahre anhielt – kurz, der Tag, an dem ich in den Kindergarten kam.

Alle hatten behauptet, es würde Spaß machen, in den Kindergarten zu gehen, und ich hatte ihnen geglaubt. Ich glaubte, ihre Behauptung bedeute, sie wüßten, daß es Spaß machen würde, weil sie das ja gesagt hatten.

«Das wird dir Spaß machen, da kriegst du Freunde.»

Ich glaubte, die Erwachsenen könnten tatsächlich die Zukunft vorhersagen, obwohl ich mir beim besten Willen nicht vorstellen konnte, woher sie etwas wissen wollten, das noch gar nicht passiert war. Ich faßte ihre Äußerungen ganz wörtlich auf. Das mit dem Spaß war mir zwar nicht so recht klar, aber ich dachte mir, daß ich jetzt vielleicht zu Kindergeburtstagen eingeladen würde und Torte essen dürfte. Das war allerdings nicht der Fall.

Am ersten Tag begleitete meine Mutter mich in den Kindergarten. Ich wußte nicht, was der Begriff Kindergarten bedeutete, hatte kein Bild davon, was ein Kindergarten sein könnte. Als wir dort über die Schwelle traten, schlugen mir der Lärm und das Zappeln der vielen Kinder sofort entgegen und überforderten meine Sinne innerhalb einer halben Sekunde. Bisher hatte ich noch nie so viele Kinder gesehen. Ich erstarrte vor Schreck und weigerte mich, auch nur einen Schritt vom Fleck zu machen. Nein. Nicht. Nicht in diese vielen Zimmer mit diesen vielen Kindern hinein. Nein.

«Spaß» hatten sie gesagt, aber hier kam mir alles ganz entsetzlich vor.

Wir standen mit einer Kindergärtnerin im Flur, die anderen Kinder waren schon hineingegangen. Meine Mutter wollte gehen. Plötzlich wurde mir klar, daß sie vorhatte, mich allein hierzulassen, und das wurde mir zuviel. Wildeste Panik schlug über mir zusammen.

Nein! Wo war ich? Hilfe! Wo kamen die vielen leeren Gesichter her? Was wollten sie von mir? Ich wollte nicht hier sein. Laßt mich in Ruhe! Ich wußte nicht mehr, wo ich anfing und wo ich aufhörte. Mußte ich jetzt für immer hier bleiben? War dieser schreckliche Ort mein neues Zuhause?

Nein! Ich mußte hier weg! Ich mußte raus! Laßt mich raus! Laßt mich los! Diesen Lärm und diese leeren Gesichter muß ich hinter mir lassen!

Hier konnte ich nicht bleiben, das war unmöglich. Ich schrie und trat um mich, biß und kratzte. Und meine Mutter ging verlegen wieder mit mir nach Hause. Ich weigerte mich mit aller Kraft, wieder an diesen grauenhaften Ort namens Kindergarten zurückzukehren. Noch nie hatte ich so viele leere Gesichter in einem solchen Durcheinander gesehen. Ich hatte nicht gewußt, daß es so viele Gesichter gab und daß sie so leer sein konnten. Das alles löste tiefstes Entsetzen bei mir aus.

Jeder, den ich nicht gut kannte, hatte ein leeres Gesicht. Bis auf meine Angehörigen traf das also mehr oder weniger auf alle Menschen zu. Mir war nicht klar, daß diese leeren Gesichter auch Menschen waren, genau wie meine vertrauten Angehörigen. Diese leeren Gesichter besaßen ebensowenig Inhalt wie Möbel, und ich glaubte, daß sie, genau wie Möbel, in die jeweiligen Zimmer hineingehörten, wo ich sie sah. Bestimmt konnten die leeren Gesichter, ob sie nun Erwachsenen oder Kindern gehörten, sich nicht aus eigener Kraft vom einen Zimmer zum anderen bewegen, ebensowenig wie das einem Sofa möglich gewesen wäre. Ich dagegen konnte mich von einem Zimmer zum anderen bewegen, das wußte ich. Aber wenn ich eine Person, die ich nicht kannte, zuerst in einem und dann in einem anderen Zimmer sah, hielt ich es nicht für möglich, daß dies ein und dieselbe Person war. Für mich war das Gesicht leer, und nichts darin sprach davon, daß ich diese Person schon einmal getroffen hatte.

Es verwirrte mich sehr, wenn eine fremde Person behauptete, etwas, das ich in einem ganz anderen Zimmer getan hatte, gesehen zu haben. Ich mußte jede Person erst sehr gut kennen, damit ihr Gesicht sich mit Inhalt füllte. Niemals hätte ich mir vorstellen können, daß jemand Fremdes tatsächlich im selben Zimmer gewesen war, wo ich mich aufgehalten hatte. Das kam mir ungefähr so unsinnig vor, wie wenn jemand behauptet hätte, in allen Zimmern, wo ich mich aufhielte, befänden sich stets ein und dieselben Möbel, daß Stühle und Tische mir mithin von Zimmer zu Zimmer folgen würden.

Über diese unerklärlichen Sachverhalte zerbrach ich mir oft den Kopf, und manchmal versuchte ich zu testen, wie das alles zusammenhing, indem ich etwas Verbotenes tat, um anschließend festzustellen, wer darüber Bescheid wußte. Diese Methode verhalf mir kaum zu größerer Einsicht, trug aber zu einer parallelen Theorie bei – nämlich daß die Personen, die ich kannte, die mit den Gesichtern, in der Lage waren, jederzeit in sämtlichen Zimmern alles zu sehen. Dies war das logische Gegengewicht zu den leeren Gesichtern, die sich überhaupt nicht von Zimmer zu Zimmer bewegen konnten. Ich versuchte, die Zusammenhänge zu verstehen, hatte aber nicht das nötige Werkzeug dafür, obwohl die intellektuelle Kapazität mir durchaus zur Verfügung stand. Meine Zeitauffassung ging eher in die Breite, verlief weniger linear von damals bis jetzt und in die Zukunft. Mein Zeitbegriff und mein Raumbegriff waren miteinander verbunden. Die Zeit war ein einstöckiges Puppenhaus, das unregelmäßig in verschiedene Himmelsrichtungen neue Zimmer bildete.

Wenn Leute behaupteten, etwas über mich zu wissen, was sie meiner Ansicht nach nicht wissen konnten, fühlte ich mich sehr gekränkt. Meine einzige Taktik, damit umzugehen, war, solche Personen schlichtweg zu ignorieren. Ich hielt das für die beste Möglichkeit, ohne zu ahnen, daß nichts die Leute in *ihrer* Welt so sehr zur Weißglut bringt, wie wenn sie ignoriert werden. Mir selbst war es angenehm, von anderen ignoriert zu werden, das störte mich kein bißchen. Daher verstand ich es ganz und gar nicht, daß die Erwachsenen sich so sehr darüber aufregten, wenn ich mich nicht um sie scherte. Sie waren mir ein einziges großes Rätsel. Manchmal ignorierte ich die anderen auch ganz einfach deshalb, weil alles mir zu unbegreiflich wurde, doch das geschah dann eher unbewußt – ich verzog mich in mich selbst und schaltete ab, damit die große Unbegreiflichkeit mein Gehirn nicht noch mehr durcheinanderbrachte.

Ich sah die Welt anders als die anderen Menschen. Meine visuelle Wahrnehmung war mehr oder weniger flach, irgendwie zweidimensional, und das färbte auch auf die Art ab, wie ich Räume und Menschen wahrnahm. Es war, als müßte ich mir alles Gesehene bei meinen eigenen Augen abholen, die visuellen Eindrücke kamen nicht direkt bei mir an. Und in dem Bild, das mir meine Augen lieferten, waren noch keinerlei Prioritäten innerhalb des Gesehenen gesetzt. Alles, was ich sah, schien mit derselben Schärfe und Klarheit hervorzutreten. Für mich sah die Welt wie ein Foto aus, und das hatte seine Konsequenzen. Zum Beispiel begriff ich nicht, daß die Häuser in unserer Straße ein Innen hatten. Ich sah alles wie eine Kulisse. Obwohl ich wußte, daß unser Haus innen räumlich war, brachte ich das nicht mit dem gegenüberliegenden Haus in Verbindung. Dieses Haus war platt wie eine Pappscheibe. Die Menschen, die leeren Gesichter, die ich manchmal vor den Häusern in den Gärten sah, erschienen mir wie Requisiten, die zur Hauskulisse gehörten. Daß dies Menschen sein könnten, die dort wohnten und lebten, so wie meine eigene Familie in unserem Haus lebte und wohnte – auf diese Idee kam ich nicht.

Auch war es für mich nicht selbstverständlich, daß etwas sich hinter oder unter etwas anderem befinden konnte. Wenn ich es sah, begriff ich es. Ich verband es aber ausschließlich mit dem, was ich eben in diesem Moment sah. Hatte ich einen Ball gesehen, der unter eine Kommode gerollt war, wußte ich, daß Bälle sich unter Kommoden befinden konnten. Ich verstand auch, daß der Ball dort lag, obwohl ich ihn nicht sah, und ich konnte so weit verallgemeinern, daß ich mir sagte, auch andere Bälle könnten von großen Möbeln verdeckt werden. Diese Erfahrungen konnte ich meinem Wissen über die Welt hinzufügen und in Zukunft auch anwenden. Aber sie sagten mir nichts davon, daß außer Bällen auch andere Gegenstände unter der Kommode liegen konnten, oder daß alles mögliche irgendwo hinter anderen Sachen landen und unsichtbar werden konnte.

Meine Eltern lachten über mich und schalten mich hoffnungslos faul. In ihren Augen war ich zu träge, um bei meiner Suche nach etwas Verlorenem auch nur irgendwas aufheben zu wollen.

«So ein faules Ding wie dich hat die Welt noch nicht gesehen! Haha.»

Ich konnte mich nicht noch länger weigern, in den Kindergarten zu gehen. Nachdem ich eine ganze Woche lang Widerstand geleistet hatte, wurde ich ganz einfach zurückgezwungen. Diesmal versuchte man mir einen etwas ruhigeren Empfang zu bereiten. Eine Kindergärtnerin begrüßte mich und meine Mutter im Eingangsflur, die übrigen Kinder waren bereits in anderen Zimmern beschäftigt. Die Kindergärtnerin zeigte mir einen Haken an der Wand und behauptete, der gehöre mir. Über dem Haken befand sich das Bild einer Schnecke. Dort hängte sie meine Jacke auf. Meine Mutter hatte versichert, wir würden nur einen Besuch im Kindergarten machen, ich müsse nicht dort bleiben. Jetzt wollte ich nach Hause. Jetzt hatten wir diesen Besuch absolviert und meine

Jacke an den Haken gehängt. Dann konnten wir jetzt doch nach Hause gehen, oder?

Im Eingangsflur hatte ich eine Werkbank gesehen, an der ein Junge etwas ausgesägt hatte, ein Puzzle, und das hatte mich dann doch ein klein wenig interessiert. Ich erklärte mich damit einverstanden, am nächsten Tag wieder in den Kindergarten zu kommen, wenn ich ein Puzzle machen dürfe. Das dürfe ich bestimmt, sagte meine Mutter. Ich hatte mir ausgerechnet, daß ich dann draußen im Flur bleiben könnte und nicht in die Zimmer zu den anderen Kindern gehen müßte.

Als wir am nächsten Tag im Kindergarten ankamen, war mir nicht klar, daß meine Mutter diesmal nach Hause gehen und mich dort lassen würde. Aber sie schob mich einfach in den Flur und eilte davon. Ich wußte nicht, ob oder wann sie zurückkommen würde. Also befand ich mich jetzt ganz allein an diesem fürchterlichen Ort und mußte nach besten Kräften versuchen, es irgendwie durchzustehen. Alles hier war schrecklich, seltsam, neu, fremd und laut, nur ich sollte so sein wie immer. Ich sollte mehr sein als «wie immer», ich sollte hier spielen und ein ganz normales Kind sein. Ich sollte nicht ich selbst sein.

Ich erklärte dem leeren Gesicht der Kindergärtnerin, daß ich ein Puzzle machen wolle. Das sei eigentlich etwas für Jungen, erfuhr ich, aber für mich wolle sie eine Ausnahme machen. Sie gab mir ein Holzbrett, einen Bleistift und einen Radiergummi. Ich saß alleine an einem Tisch. Die Kindergärtnerin erklärte, was ich tun sollte.

«So und so und dies und das. Undsoundsounddiesunddasundsoundsounddiesunddas.»

Dann ging sie. Ich hatte nichts von dem verstanden, was sie gesagt hatte. Das alles war viel zu schnell gegangen. Aber ich wußte ja, was ein Puzzle war, daher machte es mir nichts aus, daß ich nichts verstanden hatte.

Zu Hause legte ich oft Puzzles. Mein Vater hatte ein Puzzle mit tausend Teilen und bat mich manchmal um Hilfe. Dank meiner scharfen Augen konnte ich inmitten von tausend Teilen das passende Puzzlestück finden. Mein Vater zeigte mir die Lücke, in die das fehlende Puzzleteil passen sollte, und ich suchte es heraus. Meistens durfte ich ihm nur sehr kurz helfen. Mir fiel das Puzzeln so leicht, daß ich ihm den Spaß daran verdarb. Ich hätte ihm gern länger geholfen. Schließlich war ich stolz darauf, etwas gut zu können, stolz darauf, ihm helfen zu können, und verstand nicht, warum ich ihm nicht noch mehr helfen durfte. Das Ziel war doch, daß alle Teile am richtigen Platz lagen – war das nicht der Sinn des Puzzles? Dann müßte er doch alle Hilfe annehmen, die er bekommen konnte, um möglichst schnell fertig zu werden, oder nicht? Damit er ein neues Puzzle anfangen und zu Ende bringen könnte, um wieder ein neues anzufangen.

Ich hatte auch eigene Puzzles mit fünfhundert und tausend Teilen, es machte mir aber viel mehr Spaß, mit meinem Vater zu puzzeln und ihm zu zeigen, daß ich tüchtiger war als er. Eigentlich war mir das Puzzle als Phänomen interessanter als das Zusammenfügen der Teile selbst. Ein Puzzle war etwas, das einen Anfang und ein Ende hatte, und Sachen, die man beenden konnte, machten mir Spaß. Eine fertige, abgeschlossene Sache war befriedigend. Daher wollte ich jedes Puzzle auch nur ein einziges Mal legen, denn dann war es ja fertig. Die Vorstellung, die Teile erneut durcheinanderzubringen, um wieder von vorne zu beginnen, erschien mir völlig absurd. Wenn etwas beendet war, dann war es beendet.

Dies war meine Puzzle-Erfahrung, als ich mit Bleistift und Holzbrett im Kindergarten am Tisch saß. Ich hatte keine Ahnung, wie aus diesem kleinen Stück Holz tausend Teile werden sollten, aber ich wußte, daß ich ein kompliziertes Bild zeichnen mußte, sonst würde das Puzzle ja viel zu einfach ausfallen. Ich nahm mir vor, etwas Schönes auf das Holzbrett zu zeichnen, das eigentliche Bild, welches das Puzzle darstellen sollte. Zwar wußte ich, daß ich gut zeichnen konnte, aber ich gab mir dennoch besonders viel Mühe. Diese Kindergartentante sollte mein Bild loben und sagen, daß ich es besonders gut gemacht hatte.

«Das ist falsch», sagte die Tante, als ich es ihr zeigte. «Das kann man nicht aussägen.»

Ich verstand, daß es falsch war, aber nicht, warum es falsch war. Ich besaß kein inneres Bild davon, was sägen war, oder davon, wie das vor sich ging. Die Tante drehte mein Brett um und forderte mich auf, noch einmal von vorn anzufangen.

Ich zeichnete ein neues Bild auf die Rückseite, ein richtig schönes, interessantes Bild. Doch das war ebenfalls falsch. Die Tante wurde böse und sagte, ich würde nicht zuhören. Vermutlich hatte sie gemeint, daß ich die Konturen von Puzzleteilen zeichnen sollte, doch das verstand ich nicht. Bei meinem inneren Bild von tausend Puzzleteilen hätte es ausgesprochen unbegreiflich gewirkt, so etwas von einem Kind zu verlangen. Ich verstand nur eins – wenn ich mich bemühte, mein Bestes zu geben, wurde es falsch.

Hinterher versuchte ich zu begreifen, was ich falsch gemacht hatte. Zu Hause fragte ich, wie man Puzzleteile machte. Puzzleteile wurden von großen Maschinen ausgestanzt, erfuhr ich. Die einzelnen Teile wurden also nicht von Menschen ausgeschnitten? Nein, das wurde in der Fabrik erledigt. Auch jetzt kam ich nicht dahinter, was die Tante eigentlich von mir gewollt hatte. Das landete in meinem inneren Fach für absolut Unbegreifliches. In diesem Fach wurden viele Fragen wie Konserven gelagert, jahrelang konnten sie dort liegen, und immer wenn ich die Gelegenheit erhielt, sie erneut hervorzuholen, waren sie ganz frisch. Das war eine meiner üblichen Verfahrensweisen – ich versuchte Dinge zu verstehen, indem ich noch lange nach dem aktuellen Anlaß, mit dem sie zu tun hatten, Fragen stellte. Die Leute verstanden nicht, was ich damit beabsichtigte, sie glaubten, ich würde einfach irgend etwas Beliebiges fragen, etwas, was mir gerade eingefallen sei. Aber ich stellte meine Fragen meistens, um etwas, worüber ich viel nachgedacht hatte, wirklich zu verstehen. Manchmal passierte es auch, daß ich die innere Farbe einer Situation plötzlich mit einem Ereignis in Verbindung brachte, das zwischen den alten Unbegreiflichkeiten lagerte und dieselbe Farbe hatte. Dann nutzte ich die Gelegenheit und stellte Fragen, um das Unbegreifliche zu verstehen.

Aus dem Puzzle im Kindergarten wurde dann doch nichts. Die Kindergärtnerin nahm mir das Brett weg und gab mir statt dessen eine Plastikscheibe voller spitzer Zapfen, auf die ich Plastikperlen stecken sollte. Sie meinte, es sei vielleicht besser, wenn ich mich so beschäftige wie die anderen Mädchen.

Ich kehrte am nächsten Tag in den Kindergarten zurück und am nächsten und übernächsten auch wieder. Anfangs verstand ich nicht, daß ich, nur weil ich am einen Tag abgeholt worden war, auch am folgenden Tag abgeholt würde.

Aber schließlich begriff ich, daß meine Mutter mich tatsächlich abholen würde und daß ich nicht für immer im Kindergarten bleiben mußte. Nur war mir keineswegs klar, *wann* meine Mutter kommen würde. Ich hatte kein inneres Gefühl dafür, daß ich jeden Tag ungefähr gleich lang im Kindergarten blieb, alles schien sich zufällig abzuspielen. Meine Mutter tauchte einfach irgendwann auf, und dann gingen wir nach Hause. Daß die anderen Kinder auch um diese Zeit nach Hause gingen, war mir nicht bewußt, obwohl ich sah, daß sie ihre Jacken und Schuhe gleichzeitig mit mir anzogen. Ich wußte nicht, daß die anderen Erwachsenen, die ich sah, möglicherweise die Eltern der anderen Kinder waren, die gekommen waren, um sie abzuholen. Für mich gehörten die Kinder zum Kindergarten. Ich stellte mir vor, daß sie dort wohnten oder jedenfalls nur dort existieren konnten.

Ich gab mir große Mühe, alles zu verstehen, und infolge dessen entwickelte ich eine Theorie über die Zusammenhänge, die wie immer an das, was ich sah, gekoppelt war.

Jedesmal, wenn meine Mutter kam, wiederholte sich etwas: Sie kam immer in den Eingangsflur herein. Also mußte ich mich vielleicht im Flur aufhalten, damit sie kam? Bestimmt war das so. Davon war ich überzeugt. Wenn sie käme und ich wäre nicht im Flur, oder wenn sie mich nicht sähe – würde sie dann wieder nach Hause gehen? Und falls ich in den Flur hinausginge, würde sie dann vielleicht auftauchen? Ich hatte meine Mutter hier im Kindergarten immer nur im Flur gesehen, daher verband ich ihr Auftauchen mit diesem Raum, ganz so, als würde sie sich dort in der Tür einfach materialisieren. Alles mußte ja irgendwie logisch zusammenhängen, und jetzt war ich dahintergekommen: ich brauchte mich bloß im Flur aufzuhalten, im selben Raum, in den meine Mutter regelmäßig kam, dann würde sie dort auch erscheinen. Hielt ich mich dagegen im falschen Zimmer auf, in einem der vielen Zimmer, die meine Mutter nie betrat, dann würde sie auch nicht kommen. Ab da schlich ich in jedem unbewachten Augenblick in den Flur hinaus und setzte mich dort auf den Boden. Im Flur war es ohnehin viel ruhiger und angenehmer, hier konnte ich sitzen und darauf warten, abgeholt zu werden.

Die Kindergartentanten holten mich verärgert aus dem Flur und erklärten, ich müsse bei den anderen Kindern bleiben. Ich verstand nicht, warum man mich nicht in Ruhe lassen konnte. Der Lärm, den die anderen Kinder erzeugten, plagte mich. Ich konnte die Geräusche nicht aussperren, sondern hörte alles, was die Kinder sagten, und sah alles, was sie machten. Das ängstigte und ermüdete mich. Eine der Kindergärtnerinnen ließ mich ab und zu mit Tisch und Stuhl in den Flur ziehen, damit ich ungestört dort sitzen und Plastikperlen auf die Perlenplatte stecken konnte. Sie verstand, daß ich Ruhe brauchte. Es gelang mir, recht komplizierte farbige Perlenmuster zu stecken. Einerseits war ich stolz darauf, daß meine schönen Perlenplatten gelobt wurden, andererseits war es mir ziemlich langweilig, sie zu machen. Obwohl es mir Spaß machte, die Perlen nach Farben und Mustern zu sortieren, hätte ich mich doch lieber mit etwas anderem beschäftigt. Ein halbes Jahr lang Plastikperlen auf weiße Plastikzapfen zu stecken war letztendlich doch etwas eintönig. Aber die Perlenplatten waren das einzige, was einem Mädchen, das nicht spielen konnte, zur Verfügung stand.

Die Perlenplatten waren nur ein Ersatz, und das empfand ich deutlich. Dennoch bezahlte ich gern den Preis der Langeweile dafür, daß ich allein im Flur sitzen durfte. Alleinsein und Stille machten die Luft weich, die mich umgab. Ich mußte aber noch einen weiteren Preis dafür bezahlen, daß ich dort sitzen durfte – den Dankbarkeitspreis. Genau wie später in der Schule, wenn ich ein seltenes Mal die Vergünstigung einer Sonderbehandlung erhielt, mußte ich das gefälligst auch zur Kenntnis nehmen – ich sollte mir der Vergünstigung bewußt und dafür dankbar sein.

Ausnahmsweise … du brauchst dir nicht einzubilden, daß … Es muß gerecht zugehen, denk doch an die anderen Kinder … Das darf nicht zur Gewohnheit werden …

Wenn mir jemand eine Vergünstigung zukommen ließ, ohne mich gleich deshalb zu ermahnen, spürte ich fast jedesmal die Mißbilligung der anderen Erwachsenen, weil zuviel Aufhebens um mich gemacht wurde.

Morgens im Kindergarten pflegte ich meine Jacke an irgendeinen Haken im Flur zu hängen. Ich wußte nicht, daß man seine Kleider an einen speziellen Haken hängen sollte. Bei mir zu Hause war das nicht üblich und auch sonst hatte ich das noch nirgends erlebt. Dieses Bild mit der Schnecke hatte doch wohl nichts mit mir zu tun? Ähnliche Bilder befanden sich ja über jedem Haken. Jedesmal, nachdem ich meine Jacke aufgehängt hatte, begann früher oder später eines der Kinder zu schreien:

«Tante! Sie hat schon wieder meinen Haken genommen!»

Doch das bestritt ich, ich wußte nämlich ganz genau, daß ich nichts *genommen* hatte. Etwas nehmen war gleich stehlen, und daß ich das nicht getan hatte, wußte ich. Die anderen sagten, ich sei dumm, weil ich etwas so Offensichtliches leugnete. Das begriff ich nicht.

Ich wußte, daß ich nichts genommen hatte und konnte nicht verstehen, wie ein Haken an der Wand mir gehören sollte. Das war viel zu abstrakt. Für mich mußte mein Haken ein Haken sein, den ich in die Tasche stecken konnte. Wie konnte dieser Haken, der an der Wand festsaß, mir gehören? Bedeutete das dann, daß sonst niemand ihn benutzen durfte? Nicht einmal, wenn ich nicht anwesend war? Darüber zerbrach ich mir lange den Kopf. Als ich mit der Zeit endlich akzeptierte, daß diese Schnecke etwas mit mir zu tun hatte und daß es aus unerklärlichen Gründen wichtig war, meine Jacke ausgerechnet dort aufzuhängen, bekam ich ein neues Problem – nämlich, die Schnecke wiederzuerkennen.

Alles, was sich in Farbe, Form und Größe ähnlich sah, floß trotz meiner scharfen Augen ineinander, und dann fiel es mir schwer, es auseinanderzuhalten. Vielleicht lag es daran, daß die Tiere auf den Bildern keine direkte Bedeutung für mich hatten. Ich sah, daß es eine Schnecke war, und ich wußte auch, was eine Schnecke war, doch das Bild einer Schnecke löste bei mir kein Wiedererkennen aus. Also sah ich mir die Form des Bildchens an – die war gleich. Die Größe – gleich, und die Farben – ebenfalls gleich. Daher hängte ich meine Jacke weiterhin an die verkehrten Haken, obwohl ich es gern richtig gemacht hätte.

Ich kam nicht dahinter, wozu die anderen Kinder gut sein sollten. Ich sah, daß sie sich untereinander zu kennen schienen, verstand aber nicht, wie das kam. Lag es vielleicht daran, daß ich die einzige war, die nicht im Kindergarten wohnte? Die anderen Kinder spürten mein Anderssein. Kinder schienen so etwas viel früher als Erwachsene gleichsam zu riechen. Sie fanden mich komisch und koppelten mich daher umgehend mit einem anderen komischen Kind aus der Gruppe zusammen, mit Peter, einem rundlichen, bebrillten Jungen, der Windeln tragen mußte.

«Peter und Gunilla», sagte sie, als hätten wir etwas miteinander zu tun gehabt.

Aber ich hatte doch nichts mit Peter gemeinsam? Peter interessierte mich genausowenig wie alle anderen. Und ich trug keine Windeln. Warum brachten die anderen mich mit ihm in Verbindung? Das begriff ich nicht. Außerdem spielte er mit den Mädchen in der Puppenecke, wenn er nicht mit den Jungen spielen durfte. Ich dagegen spielte mit überhaupt niemandem.

Als ich eines Tages an der Puppenecke vorbeiging, drehte eines der Mädchen, die dort spielten, sich zu mir um.

«Du darfst nicht hier reinkommen», sagte sie streng.

Für mich hieß das, daß ich nie dort hineindurfte, nie und nimmer. Ich faßte es genauso auf, wie sie es gesagt hatte – du darfst nicht hier reinkommen. Das machte mich nicht besonders traurig. Ich hatte ohnehin nicht vorgehabt, in die Puppenecke hineinzugehen, ich verstand nur nicht ganz, warum ich das nicht *durfte*. Und weil ich es nicht durfte, betrat ich die Puppenecke nie mehr, bis Ende des ersten Vierteljahres ein Fotograf in den Kindergarten kam, der die Mädchen grüppchenweise in der Puppenecke fotografieren sollte. Ich weigerte mich jedoch.

«Nein!»

Ich wußte ja, daß ich die Puppenecke nicht betreten durfte. Ich wußte, daß das verboten war, obwohl mir nicht klar war, warum.

«Nein!»

Die Kindergärtnerin und der Fotograf redeten auf mich ein und versuchten mich in die Puppenecke zu drängen, wo der Tisch mit Plastiktassen und Tellern gedeckt war. Schließlich ließ ich mich überreden. Aber warum ich mit einer Puppe auf dem Schoß in der Puppenecke fotografiert werden sollte, wo ich doch nie dort spielte, blieb mir unerklärlich.

Im Laufe der Zeit prägte sich mir der Name eines der Mädchen aus dem Kindergarten ein. Sie hieß Pia, und es machte ihr großen Spaß, mich zu schikanieren. Da sie mir so viel Aufmerksamkeit widmete, war ihr Gesicht bald nicht mehr leer, sondern füllte sich mit Inhalt – mit dem Namen Pia. Ich war ein leichtes Opfer für Pias Bosheiten, weil ich so gutgläubig war. Als Opfer betrachtet war ich allerdings auch etwas unberechenbar, weil ich die Bosheiten nicht immer begriff und daher oft nicht so reagierte wie erwartet.

Pia hatte bald herausgefunden, daß das beste Mittel, mich in Angst und Schrecken zu versetzen, darin bestand, mich in den Vorratsraum des Kindergartens einzusperren. Der Lichtschalter befand sich außen vor dem Raum, also machte sie jedesmal das Licht aus, nachdem sie mich eingesperrt hatte. Dann wurde es stockfinster. Ich war nachtblind, meinen Augen fehlte die Fähigkeit, sich langsam an die Dunkelheit zu gewöhnen und allmählich immer mehr zu erkennen. Es war, als hätte mir jemand meine Augen geraubt, ich verlor vollkommen jegliches Raumgefühl, verlor meinen Körper. Links und rechts, oben und unten, alles verschwand. Ich konnte nicht mehr unterscheiden, was ich war und was der umgebende Raum. Das Gefühl war ungefähr so, als hätte sich meine Substanz verändert, so etwa, als ob ich in einen gasförmigen Zustand übergegangen wäre. Es war eine Art Auflösung.

Pia lockte mich immer wieder in den Vorratsraum. Es war mir nicht möglich, ein Ereignis mit einem anderen in Verbindung zu bringen und mir auszurechnen, was passieren würde. Zumal Pia sich jedesmal einen neuen Vorwand ausdachte, um mich dorthin zu locken.

Ich zeige dir was. Ich zeige dir was anderes. Ich schenk dir was. Willst du mal einen Kaugummi probieren? Wir holen Papier. Komm!

Und dann plötzlich, ohne daß ich genau wußte, wie mir geschah, stand sie draußen, und ich war allein drinnen im Dunkeln, völlig erstarrt. Ich konnte mich nicht bewegen, ich faßte nicht einmal die Tür an. In dieser Schwärze hatte ich keine Ahnung, wo sich die Tür befand, ich wußte nicht, wo ich selbst war, ich empfand nur blankes Entsetzen.

Manchmal wurde ich von den Kindergärtnerinnen gefunden. Mein Entsetzen war ein innerer Zustand, den mir niemand ansah.

«Was machst du hier? Geh raus zu den anderen Kindern!»

Pia benutzte den Vorratsraum auch als Drohung: Wenn du nicht dies oder das machst, sperre ich dich in die Kammer. Oder: Wenn du nicht dies oder jenes holst, sperre ich dich in die Kammer.

Ich wäre nie auf die Idee gekommen, mich an die Kindergartentanten um Hilfe zu wenden. Ich wußte nicht, daß man das tun konnte. Aber eines Tages hörten sie doch, was Pia zu mir sagte, und begriffen, was los war. Daraufhin versuchten sie, mit mir zu reden.

«Du brauchst nicht mitzugehen, wenn sie mit dir zur Kammer will», sagten sie.

Das hatte keinen größeren Effekt. Ich verstand das nicht: Was sollte das heißen – du brauchst nicht?

«Wenn sie wieder einmal böse zu dir ist, mußt du ihr sagen, daß du eine der Tanten holst. Sag: Wenn du böse bist, hole ich eine der Tanten. Los, sag das», forderten sie mich auf und ließen es mich so lange wiederholen, bis ich kapiert hatte, was ich sagen sollte. Ich hatte mein Sprüchlein gelernt. Kurz darauf standen wir uns wieder im Vorratsraum gegenüber, Pia in der Nähe der Tür, im Begriff hinauszugehen.

«Wenn du böse bist, hole ich eine der Tanten», sagte ich.

«Ja, tu das», sagte Pia.

Und dann verhielt sie sich genau wie immer. Sie verließ die Kammer, schloß die Tür hinter sich und machte das Licht aus. Ich verstand das nicht. Ich hatte geglaubt, daß mein Spruch sie daran hindern würde, mich einzusperren. Daß es ein Spruch war, der sie irgendwie aufhalten würde. Ich hatte aber nicht begriffen, daß ich auch etwas tun mußte. Ich hatte nur gelernt, mein Sprüchlein mechanisch zu wiederholen. Die Worte bedeuteten nichts.

6.

Auf dem Hof des Kindergartens standen Klettergerüste, eines davon war rot und blau und wie ein Iglu mit einem Loch in der Decke geformt. Dieses Gerüst liebte ich sehr und wollte gern darin herumklettern. Doch das war unmöglich, weil die Anwesenheit der anderen Kinder ein so lärmendes Durcheinander schuf, daß ich mich nicht aufs Klettern konzentrieren konnte. Es war zu riskant, irgendwo hinaufzuklettern und dann auf halbem Weg plötzlich meinen Richtungs- und Gleichgewichtssinn zu verlieren. Etwas Motorisches auszuführen verlangte totale Geistesgegenwart und Kontrolle. Die Erwachsenen konnten natürlich nicht verstehen, warum ich es am einen Tag schaffte, alleine irgendwo hinaufzuklettern, am nächsten dagegen, wenn andere Kinder anwesend waren, überhaupt nicht klettern konnte. Sie erkannten den Unterschied nicht. Das konnte nur Trotz, Abneigung, Trägheit oder bestenfalls Schüchternheit sein. Ich selbst wußte an und für sich, warum ich es manchmal konnte und dann wieder nicht, aber in mir gab es nicht genügend Wörter, um diesen Unterschied erklären zu können. Und die Wörter, die ich besaß, brachte ich nur mit Mühe heraus.

Dort auf dem Hof des Kindergartens stand ich meistens für mich allein, und obwohl mir oft kalt war und ich am liebsten reingegangen wäre, empfand ich es doch als Erleichterung, im Freien zu sein. Das Durcheinander, das zwanzig Kinder erzeugten, war dann weniger spürbar. Mein größter Wunsch war, alleine drinnen sein zu dürfen, während die anderen draußen waren, doch das war undenkbar. Warum sollte es mir erlaubt werden, drinnen zu bleiben, wenn keines der anderen Kinder das durfte? Das wäre ungerecht, und da könnten die anderen neidisch werden.

Neidisch. Was das war, wußte ich nicht. Ich konnte es mir auch nicht vorstellen. Ich hatte mir noch nie gewünscht, an der Stelle einer anderen Person zu sein, so abstrakt konnte ich nicht denken. Wenn ich mir etwas wünschte, waren meine Wünsche völlig unabhängig von dem, was andere hatten oder nicht hatten. Die Tanten sagten mir auch, Pia sei neidisch, das sei der Grund, warum sie meine Sachen kaputt machte. Pia ging nämlich manchmal in den Vorratsraum und leerte sämtliche Perlen von meinen Perlenplatten, oder sie schrieb ihren Namen darauf und behauptete, sie hätte sie gemacht.

Nachdem ich mich nun wohl oder übel damit abgefunden hatte, daß ich in den Kindergarten mußte, glaubte meine Mutter, mein Hauptproblem sei, daß ich mich dort langweile. Schon ein Jahr zuvor war sie der Meinung gewesen, ich hätte die nötige intellektuelle Reife für die Schule gehabt, und darin lag vielleicht etwas Wahres. Ich konnte schon lesen und schreiben, und vieles von dem, was der Kindergarten zu offerieren hatte, kam mir kindisch vor.

«Mit wem hast du heute gespielt?» fragte meine Mutter mich oft mit ängstlicher und ein wenig unsicherer Stimme, wenn wir uns auf dem Heimweg befanden.

Sie wollte, daß ich mit irgendeinem Kind gespielt hatte, das hörte ich ihrer Stimme an. Ich antwortete ihr – erstens, weil ich ihr einen Gefallen tun wollte und zweitens, weil ich danach meine Ruhe haben und nicht mehr gefragt werden wollte.

«Mit Pia», antwortete ich.

Das war eine logische Antwort. Pia war eine der wenigen, deren Namen ich kannte, und außerdem widmete sie mir sehr viel Zeit und Aufmerksamkeit. Der Unterschied zwischen Schikane und Spiel war für mich nicht offenbar. Meine Mutter freute sich wohl und war erleichtert, daß ich mit jemandem gespielt hatte. Jetzt wollte sie mir helfen, eine richtige Freundin zu bekommen. Sie sprach mit Pias Eltern, worauf bestimmt wurde, daß ich einen Abend in der Woche bei ihnen verbringen sollte, während meine Mutter einen Kurs besuchte.

Ich wußte nichts von dem, was ausgemacht worden war. Vielleicht hatte meine Mutter es mir erzählt, aber weil ich mir kein inneres Bild von einem Besuch bei Pia machen konnte, blieb es nicht in meinem Bewußtsein hängen, selbst falls ich es gehört hätte. Pia war mit dem Kindergarten verknüpft, und ich hätte mir nie vorstellen können, daß sie Eltern hatte und ein Zuhause, das ich besuchen könnte.

Es war ein absoluter Schock, als ich eines Abends plötzlich dort abgeliefert wurde. Angesichts einer neuen Umgebung empfand ich wie immer Angst und Unsicherheit. Das merkte Pia, und dadurch war ich ihr jetzt völlig ausgeliefert.

Pias Familie besaß einen Hund, vor dem ich mich fürchtete. Hunde mit ihrem Gebell und ihren flinken Bewegungen waren viel unberechenbarer als Katzen. Ich hatte noch nie einen Hund gekannt und daher auch nicht die Möglichkeit gehabt, mich an Hunde zu gewöhnen. Ich hatte Angst vor Hunden, und wenn ich mit meiner Mutter unterwegs war, versuchte ich sie jedesmal auf die andere Straßenseite hinüberzuzerren, wenn uns ein Hund auf dem Gehweg entgegenkam. Ein Hund brauchte nur plötzlich zu bellen oder an mir hochzuspringen, und schon verzerrte meine Wahrnehmung ihn zu einem elefantengroßen Tier und alle feste Materie ringsum begann sich aufzulösen, zu schwanken und zu fließen.

Pia kam rasch dahinter, daß sie mich bloß mit ihrem Hund in die Garage zu sperren und das Licht von außen auszumachen brauchte, um mich vor Entsetzen zu lähmen. Aber dennoch schrie ich nicht und petzte auch nicht. Auf unerklärliche Weise dachte ich, daß das alles bestimmt richtig war – sicher *mußte* es so sein –, weil es auch hier eine Lampe gab, die man von außen ausmachen konnte. Solche Lampen hatte ich sonst noch nirgendwo gesehen, und ich glaubte tatsächlich, diese spezielle elektrische Konstruktion gebe Pia die Rechtfertigung, mich einzusperren.

Vielleicht war es auch mein Schweigen, das Pia zum Weitermachen anstachelte, oder meine trotz des übergroßen Entsetzens so schwache Reaktion. Ich verstummte einfach, war vollkommen gelähmt. Wenn ich mich nicht ganz, ganz ruhig verhielt, würde mich das Grauen sprengen. Ich hörte, wie der Hund sich im Dunkeln bewegte.

Am Ende wurde ich jedesmal herausgelassen, aber ich wußte nie, wie lange ich eingesperrt gewesen war. Dort drin existierte keine Zeit.

Pia behauptete, sie würde mir dadurch eigentlich nur helfen, denn das würde mich abhärten und sei gut für mich.

Jetzt hatte sie wieder eine perfekte Waffe geschaffen, mit der sie mir drohen konnte.

«Wenn du nicht ... sperre ich dich in die Garage.»

Ich war zu allem bereit, nur um nicht mit dem Hund in der Garage sein zu müssen. Zu Hause konnte ich immer heftig und beharrlich protestieren, aber hier kam ich nicht auf den Gedanken, das zu tun. Ich fühlte mich völlig ausgeliefert, hatte keine andere Wahl.

«Geh zu meinen Eltern rauf und frag sie, ob sie gefickt haben», forderte Pia mich auf.

«Was?» fragte ich.

«Geh die Treppe rauf und sag: Habt ihr gefickt?»

«Was heißt das?»

«Ich kann dir nicht erklären, was das bedeutet, aber sie werden sich freuen, das versprech ich dir, mach das jetzt! Sonst sperre ich dich in die Garage.»

Ich ging die Treppe hinauf und stellte die Frage. Drei Gesichter – das der Mutter, des Vaters und der älteren Schwester – wandten sich mit dem deutlichen Ausdruck von Abscheu mir zu. Jetzt wußten auch sie, was für ein ungezogenes, freches und abscheuliches Gör ich war.

In dieser Zeit hatte ich auch die verschwommene Theorie,

daß meine Mutter und andere Personen, die mir vertraut waren, vielleicht über alles Bescheid wußten, was mir widerfuhr, auch wenn sie nicht anwesend waren. Vieles schien darauf hinzudeuten, daß es sich so verhielt. Sie drückten sich oft mit solcher Entschiedenheit aus, als wüßten sie Dinge, die sie meines Erachtens gar nicht wissen konnten.

«Das reicht jetzt. Das da brauchst du nicht. Du bist müde. Du kannst jetzt keinen Hunger haben.»

Daß Erwachsene in meiner Abwesenheit über mich reden und so alles mögliche erfahren könnten, war mir ebenfalls unvorstellbar. Außerdem schienen sie oft etwas über meine Zukunft zu wissen.

«Das wird bestimmt gut gehen. Wenn du älter bist, wirst du auch zu Geburtstagen eingeladen. Das ist nicht gefährlich. Das wird dir Spaß machen.»

Meine Theorie war meiner Meinung nach ganz logisch. Die leeren Gesichter, also alle Personen, die ich nicht gut kannte, hatten nämlich nichts mit mir zu tun und konnten daher gar nichts über mich wissen. Die leeren Gesichter konnten sich nicht von Ort zu Ort bewegen. Als Kontrast zur Existenz der leeren Gesichter mit ihrer Nicht-Bewegung und ihrem Nicht-Wissen gab es die Möglichkeit, daß die Personen, die ich wirklich kannte und die ein Gesicht hatten, überall sein konnten, ohne daß ich sie sah, und daß sie daher alles wußten. Im Falle Pia war dies eine schmerzliche Theorie. Denn wenn meine Mutter wußte, wie abscheulich Pia zu mir war, warum brachte sie mich dann Woche für Woche immer wieder an diesen Ort, wo ich so geplagt wurde? Es mußte einen Grund geben. Ich versuchte einen Zusammenhang zu erkennen, allerdings ohne Erfolg.

Zu Hause spielte ich mit meiner Schwester, wenn ich mich nicht alleine beschäftigte oder mich ganz einfach hinter oder unter einem Möbelstück aufhielt. Kerstin war die einzige, mit der ich spielen konnte. Sie wußte genau, welche Spiele für mich in Frage kamen, sie konnte die Spiele steuern, sie konnte für mich entscheiden und sich alles ausdenken. Aber Kerstin war älter geworden und hatte inzwischen noch mehr eigene Freunde. Das gefiel mir nicht. Dadurch wurde der Unterschied zwischen uns noch deutlicher, und dadurch wurde mir auch bewußt, daß ich nicht mit anderen Kindern spielen konnte.

Wenn Kerstins Freundinnen zu Besuch kamen, wollte ich, daß Kerstin mit mir spielen sollte. Manchmal versuchte ich an ihren Spielen teilzunehmen, aber meistens verstand ich nicht, was sie eigentlich taten. Daher störte ich immerzu, ich kam in Kerstins Zimmer, war aufdringlich und begriff überhaupt nicht, daß Kerstin mit ihren Freundinnen allein sein wollte. Ich dagegen hatte nur einen Wunsch: die Freundinnen sollten nach Hause verschwinden.

Ansonsten war ich meistens eine hilfsbereite Seele, obwohl das kaum jemand zur Kenntnis nahm. Ich wollte es den anderen wirklich recht machen, aber häufig begriff ich nicht, was sie meinten oder wünschten, und dann ging es schief.

Faul. Hört nicht zu. Ist nicht hilfsbereit. Schlampig. Unaufmerksam. Schlurft mit den Füßen. Hört nur, was sie hören will. Trotzig.

Schließlich hatte ich kaum noch Kraft, überhaupt etwas zu wollen, weil mir das so sinnlos vorkam. Ich gab dem Bild, das sie von mir hatten, einfach nach, und meine Hilfsbereitschaft verwandelte sich in Mißtrauen. Und weil ich vor Erwachsenen keinen echten Respekt empfand – die hatten ja nichts mit mir zu tun – konnte ich mitunter dermaßen frech sein, daß ihnen die Luft wegblieb. Sie konnten mich nicht erreichen. Weil sie mir nicht wichtig waren, wurde ich für sie irgendwie unangreifbar.

Mein Verhalten schockierte die Erwachsenen sehr. Es war ihnen unvorstellbar, daß es so schwer sein sollte, eine Sechsjährige zu erreichen. Ich war ein ganzer Widerstandstrupp in einem einzelnen, knapp einen Meter großen Körper.

Einmal war eine von Kerstins Freundinnen mit ihrer Mutter

und ihrer kleinen Schwester bei uns zu Besuch. Die Mütter wollten Kaffee trinken und beschlossen, daß ich mich der dreijährigen kleinen Schwester widmen sollte. Ich sollte sie in mein Zimmer mitnehmen und dort mit ihr spielen. Und oben in meinem Zimmer sollten wir auch Saft trinken und Kekse essen, meine Mutter hatte schon ein Tablett vorbereitet. Das verstand ich nicht – sonst durfte ich nie etwas in meinem Zimmer essen, auch wenn ich es wollte. Warum sollte ich es dann jetzt plötzlich tun? Es befremdete mich sehr, daß Saft und Kekse in meinem Zimmer standen, und ich hatte nicht vor, etwas davon zu mir zu nehmen. Irgend etwas konnte da nicht ganz stimmen. Die kleine Schwester brauchte auch nichts zu kriegen, in meinem Zimmer *durfte* man nicht essen, das war doch eine fest etablierte Regel, und die konnte meine Mutter nicht einfach dadurch ändern, daß sie plötzlich ein Tablett hineinstellte.

Da standen wir nun in meinem Zimmer, das dreijährige kleine Ding und ich, und ich hatte keine Ahnung, was ich mit ihr anfangen sollte. Sie war bloß ein leeres Gesicht, irgendeine kleine Schwester, ein kleines Gör, das mich dumm anguckte, auf eine Art, die ich nicht zu deuten wußte. Normalerweise verhielt ich mich anderen Kindern gegenüber nicht aggressiv, aber irgend etwas veranlaßte mich, die Kleine mit einem Kleiderbügel zu hauen. Vielleicht wollte ich feststellen, ob sie sich so verhalten würde wie ich und es schweigend hinnehmen würde, oder ob es zwischen uns irgendeinen gemeinsamen Nenner geben konnte, da wir alle beide kleine Schwestern waren. Vielleicht wollte ich erforschen, was ein leeres Gesicht überhaupt war und was passierte, wenn man daraufhaute? Ich knallte ihr also den Kleiderbügel fest auf den Kopf, aber sie war dann doch nicht dieselbe Art von kleiner Schwester wie ich. Sie hielt nicht still, wenn man sie schlug, sondern rannte statt dessen laut heulend und schreiend aus meinem Zimmer und die Treppe runter zu ihrer Mutter.

Von unten drangen aufgebrachte Stimmen herauf. Dann

hörte ich die Mutter der Kleinen die Treppe heraufkommen. Sie wollte mich jetzt voller Empörung zurechtweisen, weil ich ihre Tochter geschlagen hatte, ahnte aber nicht, daß sie sich auf Guerillagelände zubewegte. Wenn es darum ging, mich selbst zu schützen, war ich äußerst erfinderisch.

Nein. Sie durfte nicht herkommen. Das hatte ich bestimmt, und ich bestimmte über mich. Diese Mutter hatte mit mir nichts zu tun. Wenn sie in meine Nähe käme, würde ich sterben. Sie mußte verschwinden.

Aufgebrachte Personen machten mir immer angst. Sie bewegten sich so seltsam, wackelten irgendwie mit dem Kopf, hatten zittrige Hände und komische Stimmen. Plötzlich schossen Blitze aus ihrem Mund – Pffft! – das kam so schnell, daß man es gar nicht fassen konnte. Bei Personen, die ich kannte, konnte ich mir unter Umständen manchmal ausrechnen, wie sie sich benehmen würden, aber Fremde waren in solchen Situationen völlig unberechenbar. Und weil ich das Unberechenbare nicht ertrug, empfand ich es als besonders bedrohlich, wenn sie nicht draußen blieben, in ihrer Welt, sondern sich das Recht herausnahmen, in die meine einzudringen. Daher sah ich mich gezwungen, diese Tante schnellstens daran zu hindern, in meine Nähe zu kommen.

Ich holte den Krug voller Saft, der in meinem Zimmer stand, und postierte mich damit auf dem obersten Treppenabsatz, der ein wenig über die untere Treppenkurve hinausragte. Und als die Mutter direkt unterhalb von mir war, kippte ich den Krug um und leerte ihn über ihr aus. Ihre gelben Haare wurden ganz platt und durchsichtig, voller Verblüffung stellte ich fest, daß ich durch die Haare hindurch ihre Kopfhaut sehen konnte. Roter Saft troff an ihrem Kleid herab. Sie schaute hoch und sperrte den Mund auf, brachte aber keinen Ton heraus. Das sah lustig aus.

Der Saft erfüllte seinen Zweck, wie ich es mir vorgestellt hatte. Die Mutter kam nicht weiter die Treppe herauf. Und als ich kurz darauf zur Balkontür im Obergeschoß hinausschaute, sah ich sie mit ihren Kindern durchs Gartentor marschieren. Sie hatte sich ein Kopftuch um die Haare gebunden, daher sah man die Kopfhaut jetzt nicht mehr, das war schade. Ich hätte ihre durchsichtigen Haare gerne noch länger angeguckt. Sie hatte es eilig und ging mit je einem Kind an der Hand schnell den Kiesweg entlang. Die Kinder schienen hinter ihr herzuschleifen, sie konnten kaum mit ihr Schritt halten.

Jetzt waren meine Mutter und Kerstin ärgerlich auf mich, doch das konnte ich ertragen. Das gewohnte Ärgerlichsein war gar nichts im Vergleich zum fremden Ärgerlichsein.

Am Ende meiner Kindergartenzeit mußte ich einen Schulreifetest machen. Ich war krank gewesen, als der Test in meiner zukünftigen Schule stattgefunden hatte, daher mußte ich jetzt mit meiner Mutter mit dem Bus zu einer anderen Schule fahren.

Ich wußte nicht, wohin wir unterwegs waren und was wir vorhatten, aber ich stellte fest, daß dies ein ungewöhnlicher Tag war. Busfahren war sehr ungewöhnlich. Als wir ankamen, überquerten wir einen Platz und traten in ein weißes, viereckiges, fremdes Gebäude. Wir befanden uns in einem modernen Vorort, wo die Häuser wie viereckige Schachteln aussahen, und solche Häuser hatte ich bisher noch nie gesehen. Wir hätten genausogut auf dem Mond sein können.

Im Eingangsflur des fremden Gebäudes begrüßte uns eine Frau mit einem leeren Gesicht. Als ich sah, daß meine Mutter weggehen wollte, erschrak ich fürchterlich. Ließ sie mich einfach hier zurück? Ich hatte zwar gelernt, daß ich jeden Tag vom Kindergarten abgeholt würde, doch das vermochte ich nicht auf diese Situation zu übertragen. Selbst, wenn ich mir ausrechnete, daß ich vermutlich auch von diesem seltsamen Haus abgeholt würde, half es mir nicht weiter. Das, was im Kindergarten geschah, hatte hier keine Bedeutung. Alles, was mit dem Kindergarten zu tun hatte, lagerte in meinem Gehirn in einem speziellen Fach, das nur geöffnet werden konnte, wenn ich mich dort befand.

Ich weigerte mich zu bleiben, aber meine Mutter ging einfach und ließ mich allein zurück. Ich wurde in ein Zimmer geführt, wo sich zu meinem Entsetzen auch ein Mann und viele Kinder aufhielten. Der Mann und die Frau ... Waren das jetzt meine neuen Eltern? Mußte ich jetzt hier wohnen? Mit all den vielen Kindern zusammen? Hilfe! Ich wollte nicht hier sein. Mein Widerwille ging zuerst in lähmende Angst über, und dann versuchte ich mich resigniert an die Situation anzupassen. Noch ein weiteres Mal war mir die Welt unter den Füßen weggezogen worden. Dennoch schienen alle anderen Anwesenden alles für ganz normal zu halten. Mir blieb bloß übrig, mich irgendwie mit dieser Situation zu arrangieren und mir auszurechnen, was diese leeren Gesichter von mir wollten.

Aus irgendeinem Grund wollten sie, daß ich Klötze nach einem Schema, das auf einem Zettel stand, zusammenfügen sollte. Außerdem wollten sie von mir hören, wie die einzelnen Buchstaben in irgendwelchen Sätzen hießen. Aber ich konnte doch schon lesen. Also las ich statt dessen den Satz vor. Sie fragten mich noch einmal nach den Buchstaben, und ich las wieder den ganzen Satz. Warum sollte ich die Buchstaben sagen, wenn ich die Wörter konnte? Das kam mir dumm vor. Ich wußte doch, daß ich wußte, wie die Buchstaben hießen. So verhielt ich mich jedesmal, wenn man mich um etwas bat, das ich nicht verstand. Ich antwortete, was ich dachte, und diese Antwort wiederholte ich immer wieder. Ich begriff nicht, was sie mit der Wiederholung ihrer Frage bezweckten – nämlich eine andere Antwort. Der Mann und die Frau sahen etwas irritiert aus, sagten aber, ich sei tüchtig.

Ich überlegte, ob diese Klötze, mit denen ich etwas bauen sollte, etwas damit zu tun hatten, daß das Haus so viereckig war wie ein großer weißer Klotz. Wie üblich verband ich das, was geschah, mit meinen optischen Eindrücken. Auf dem Zettel, den ich erhalten hatte, war das Klötzeschema zudem von einem gestrichelten Viereck eingerahmt. Was mochte das bedeuten? Ich hatte noch nie zuvor ein gestricheltes Viereck gesehen. Gestrichelte Linien schon, aber bei allen Vierecken waren die Linien voll durchgezogen gewesen. Hatte diese neue Art Viereck etwas mit dem Haus und den Klötzen zu tun? Mein Gehirn mühte sich nach Kräften ab, einen Zusammenhang zu finden und das, was geschah, zu verstehen.

Als ich dann nach ein paar weiteren Tests aus dem Zimmer geführt wurde und meine Mutter am anderen Ende des Korridors erblickte, war ich sehr verwirrt. Ich hatte mich völlig darauf eingestellt, sie nie mehr zu sehen. Ich war hier in die viereckige Schachtel eingezogen. Irgendwie kam es mir vor, als verhöhnte mich die Welt – erst ließ sie mich so viel Energie auf den Versuch verwenden, die Vierecke zu verstehen, um dann, schwuppdich, das Viereckige einfach wieder verschwinden zu lassen. Ich kam nie mehr in diese Schule zurück, und es dauerte sehr lange, bis ich wieder ein gestricheltes Viereck sah.

Meine Mutter sagte, ich würde sie in den Wahnsinn treiben. Meine Essensverweigerung, meine Einfälle, das alles machte sie wahnsinnig. Erst würde ich behaupten, ich wolle etwas haben, dann würde ich mich weigern, es zu essen. Aber wieder einmal verstand ich etwas nicht. Ich beantwortete ihre Frage zum Beispiel manchmal mit ja, ohne zu wissen, was das für Konsequenzen hatte. Zu Fragen verhielt ich mich ganz konkret. «Kannst du … ?» beantwortete ich mit einem «ja» und das bedeutete «ja, ich kann …» Daß es aber auch «ich will …» oder «ich werde …» bedeuten konnte, war mir ganz fremd. Wenn ich «ich kann» sagte, dann meinte ich genau das und sonst nichts. Daher war der Effekt meines «ja» auf die Frage «kannst du mal dein Zimmer aufräumen?» nicht der gewünschte. Ich begriff überhaupt nicht, warum sie sich in diesem Fall so sehr über mich aufregten. Anscheinend hätte ich etwas verstehen sollen, was ich nicht verstanden hatte. Manchmal hörte ich deutlich heraus, daß jemand eine bestimmte

Antwort wünschte. Das Gefühl, etwas verstanden zu haben, tat mir gut, und daher gab ich dem Betreffenden dann die gewünschte Antwort. Allerdings ohne zu verstehen, daß dies vielleicht spätere Konsequenzen haben würde.

Ich bewegte mich in der Gegenwart, und meine Gegenwart bestand aus verschiedenen Fächern, die weder etwas miteinander zu tun hatten noch eine Zukunft kannten. Ich wurde sehr verwirrt, wenn das «Damals» des einen Faches plötzlich in das «Jetzt» eines anderen Faches eingriff. Dann brauchte ich entweder viele Stunden, um diesen Vorgang gedanklich nachzuvollziehen, oder ich ignorierte ihn einfach, wenn es mir zu viel wurde, und schloß ihn aus meinem System aus – ich verstand ihn nicht, folglich konnte er auch nichts mit mir zu tun haben und hatte es demnach auch nicht. Daher war es mir möglich, völlig schamlos, wie die Erwachsenen meinten, durch sie hindurchzusehen und ihnen einfach nicht zuzuhören, wenn sie mich schalten. Aber die Frechheit, die sie sahen, empfand ich nicht, ich schloß die Erwachsenen nur aus meiner Welt aus.

Kerstin ging ins Jazzballett, und ich begleitete meine Mutter oft dorthin, um zuzuschauen. Das, was ich sah, gefiel mir. Hier schien es nicht so chaotisch und wirr zuzugehen wie im Kindergarten. Die Kinder standen an ihren bestimmten Plätzen und führten alle dieselben Bewegungen aus. Es gab auch eine Gruppe für jüngere Kinder, in die meine Mutter mich gern anmelden würde. Aber zunächst wußte ich nicht recht, ob ich das wollte. Ich war nämlich schon einmal im Kinderballett angemeldet worden, nachdem ich im Fernsehen Ballett gesehen und gesagt hatte, so was wolle ich auch machen. Ich hatte jedoch nichts von dem gekonnt, was die Ballettlehrerin von uns verlangte, alles war mir verdreht und verwirrend vorgekommen, und ich hatte mich schließlich geweigert, wieder hinzugehen.

Meine Mutter hoffte immer wieder, mich für etwas interessieren zu können, und überredete mich daher, ins Jazzballett zu gehen. Sie erklärte, daß es mir bestimmt großen Spaß machen würde. Wie immer bedeutete das in meinen Augen: Meine Mutter wußte, daß es mir Spaß machen würde, weil sie auf unerklärliche Weise die Zukunft kannte. Denn genau das sagte sie ja.

«Es wird dir riesig Spaß machen, ganz bestimmt», sagte sie.

Also wurde beschlossen, daß ich in der Tanzgruppe anfangen sollte. Beim ersten Mal saß ich ganz vorne in der Gruppe, wir machten ein paar Übungen, und die Tanzlehrerin kam zu mir her und sagte, ich sei ungewöhnlich weich und gelenkig.

«Wie Spaghetti», sagte sie, und das klang, als wäre es gut.

Ich überlegte, wieso ich wie Spaghetti sein konnte, kam aber zu dem Schluß, daß es gut sein mußte, wie Spaghetti zu sein, Spaghetti aß ich nämlich gern. Aber es genügte nicht, wie Spaghetti zu sein. Um tanzen zu können, mußte man Anleitungen befolgen und wissen, wo man seine Arme und Beine hatte. Nichts davon konnte ich. Mein Körper war zwar sehr weich und biegsam, aber mir fehlte jegliches Gefühl dafür, wo meine verschiedenen Körperteile sich befanden und wie sie sich zueinander verhielten. Ich versuchte, so gut wie möglich mitzumachen. Doch als die anderen Kinder Übungen ausführten, bei denen ich nicht einmal ahnte, an welchem Ende man überhaupt anfangen mußte, um sie nachzuahmen, bewegte ich mich einfach nach eigenem Gutdünken. Ich wedelte ein bißchen mit dem Arm oder schwenkte ein Bein, je nachdem, was meiner Meinung nach gerade zur Musik paßte. Das durfte man aber nicht. Ich mußte aufhören, weil das die Gruppe störe, wie die Tanzlehrerin sagte.

Selbst die wohlwollendsten, freundlichsten Erwachsenen bekamen nach einiger Zeit rote Flecken am Hals und spitze, scharfe Stimmen, wenn sie mit mir zu tun hatten – was war bloß mit mir los? Ich begriff das einfach nicht.

7.

Die Schule. Die Erwachsenen hatten gesagt, wenn ich erst in die Schule käme, würde alles besser, das hatte ich inzwischen oft gehört. Wie immer glaubte ich ihnen. Vieles von dem, was schwierig, seltsam und unbegreiflich gewesen war, lag meiner Meinung nach daran, daß ich nicht in die Schule ging. Wenn ich erst einmal dort anfing, würde sich das schlagartig ändern, als wäre das eine Art Naturgesetz. Davon war ich überzeugt. Also wollte ich jetzt in die Schule. Meine Schwester hatte einiges über die Schule erzählt, das interessant klang. Ich wollte ja so gern groß werden, um mehr zu verstehen, vielleicht würde mir das jetzt gelingen. Man hatte mir auch gesagt, ich würde Freunde gewinnen, wenn ich in die Schule käme.

«Wenn du in die Schule kommst, gewinnst du neue Freunde.»

Genau und deutlich ausgesprochen wie eine Vorhersage. Ich glaubte, daß sie das wußten.

Ich interessierte mich immer noch nicht sehr für andere Kinder, wollte aber rein theoretisch eigentlich Freunde haben. Es klang so, als müßte ich das wollen, als wäre das etwas, das ich in den Augen der Erwachsenen wollen müßte. Kerstin ging ja in die Schule und hatte Freunde, und ich wollte gerne so sein wie Kerstin.

Aber das Ergebnis meiner Begegnung mit der Schule waren nicht Freunde, das Ergebnis war vielmehr ein Schockzustand. Wenn fünfundzwanzig Kinder im Kindergarten mich schon überwältigt hatten, gab es jetzt zweihundertfünfzig Kinder, die mein Inneres durcheinanderbrachten. Zweihundertfünfzig unberechenbare Stimmen und noch mehr Arme und Beine. Zweihundertfünfzig Körper, denen es auszuweichen galt. Und dabei fiel es mir so schwer, anderen Personen körperlich auszuweichen. Ich prallte oft direkt mit ihnen zusammen oder blieb plötzlich stehen, weil ich den Abstand, der mich von anderen trennte, nicht einschätzen konnte. Ich rechnete und überlegte und bemühte mich, Zusammenstöße zu vermeiden. Warum konnten die anderen alle ausweichen? Ich wußte nicht, daß sie sich nicht jede Bewegung erst ausdenken mußten, sondern einfach automatisch zur Seite wichen.

Alle diese Kinder in der Schule schienen tausend Millionen leere Gesichter zu haben, die vorbeiflatterten, bevor es mir gelang, etwas einzufangen, an dem mein Blick Halt finden konnte. Sie schienen alle irgend etwas miteinander zu tun zu haben. Ich versuchte dahinterzukommen, worin diese Gemeinsamkeit bestand, aber mir fiel keine brauchbare Theorie ein. Eins wußte ich jedenfalls – mit mir hatten sie nichts zu tun! Der Unterricht in der Schule war auch enttäuschend, meine Mitschüler kamen mir alle leicht beschränkt vor. Die konnten ja fast gar nichts, weder lesen noch schreiben. Allerdings fand ich es ganz angenehm, wenn auch langweilig, die erste Klasse in der letzten Bank mit einem Spiel verbringen zu dürfen, das man mit sich alleine spielen konnte und bei dem grüne und rote Lämpchen aufleuchteten, wenn man Fragen beantwortete. Dieses Spiel durfte man spielen, wenn man den Unterrichtsstoff schon beherrschte. Von allen Schrecknissen der Schule war das Klassenzimmer wenigstens das harmloseste.

Im Laufe der Zeit lernte ich die meisten meiner Klassenkameraden mit Namen kennen. Auf dem Schulhof erkannte ich dieselben Kinder, deren Namen ich im Klassenzimmer wußte, jedoch nicht wieder. Dort gab es zu viele Gesichter, sie gingen ineinander über, lösten sich auf, erhielten verschwommene Konturen, so daß ich die einzelnen Personen nicht mehr auseinanderhalten konnte. Die Pausen waren am schlimmsten. Bälle, die plötzlich aus dem Nichts angesaust kamen. Tausend Stimmen. Rennende, hüpfende Kinder. Ein einziger, unberechenbarer Wirrwarr, und wenn ich die vielfältigen Eindrücke zu sortieren versuchte, tat mir alles weh. Also verzog ich mich möglichst nah ans Schulhaus, drückte mich dort an die Wand und verkroch mich in mich selbst hinein.

Auch hier witterten die Kinder natürlich mein Anderssein.

Es verblüffte sie, daß ich, die ich wie ein echtes Trampel aussah und mich auch wie eine doofe Nuß benahm, gleichzeitig manchmal eine gute Portion Selbstvertrauen und Mut an den Tag legen konnte und das, was andere dachten, einfach ignorierte. Ich war ein Trampel und gleichzeitig unerhört cool, dieser Widerspruch verhalf mir zu einer besonderen Stellung in der Schule.

Ich wurde schikaniert und gehörte damit zur Gruppe der Außenseiter, denn es gab außer mir natürlich noch mehr Außenseiter, aber in dieser Gruppe erntete ich wegen meiner totalen Integrität eine Art Bewunderung. Wenn jemand mich zehnmal gedemütigt hatte, konnte ich mich anschließend trotzdem so entfernen, als wäre ich niemals gedemütigt worden. Irgendwie wurde ich schikaniert, ohne tatsächlich schikaniert zu werden. In den Augen der anderen Außenseiter wirkte ich daher cool und stark. Es sah so aus, als könnte man mich herumstoßen, ohne daß ich tatsächlich herumgestoßen wurde. Das schien zwar kaum möglich zu sein, war aber dennoch so. In den Augen mancher Kinder sah ich Bewunderung, aber ich wußte nicht, was ich mit ihrer Bewunderung anfangen sollte.

Meine Kleidung unterschied sich auch von der Kleidung der anderen Kinder. Ich hatte einen ganz eigenen Geschmack und trug meistens bestimmte Lieblingskleider, die nichts mit der gleichgerichteten Mode der anderen Kinder zu tun hatten. Meine Kleider waren sichtbare Kleider – eine indische Tunika mit Spiegeln und Stickereien, eine arabische Djellaba. Ein knallgelbes A-förmiges kurzes Kleid mit langem Reißverschluß, das eher in die sechziger Jahre gehörte als in die siebziger. Unter diesem Kleid trug ich außerdem lange Hosen. Ich hatte keine Ahnung, daß es falsch war, so angezogen zu sein. Ich liebte meine Kleider sehr, und es war mir sehr wichtig, die Kleider tragen zu dürfen, die ich gern hatte. Ich war stolz auf meine Kleider. Wenn ich Kleider trug, die ich schön fand, fühlte ich mich wohl, und ich kam nicht auf die Idee, daß jemand anderer Meinung sein könnte oder daß dies dann von Bedeutung wäre. Diese Verhaltensweise – daß ich mich nicht um die Konventionen zu scheren schien – trug dazu bei, daß ich mutig wirkte. In Wirklichkeit hatte ich keine Ahnung davon, daß es Konventionen gab.

Mein Mangel an Neid war auch etwas, das die anderen Kinder beeindruckte und mich sehr klug und vernünftig erscheinen ließ. Manchmal sah ich, wie andere in gewissen Situationen grün vor Neid wurden, und dieses Gefühl war mir völlig fremd. Natürlich hatte ich auch Wünsche, aber ich kam nie auf die Idee, mich an die Stelle einer anderen Person versetzen zu wollen und mir etwas zu wünschen, was ein anderer hatte. Überhaupt unterschieden sich meine Wünsche von denen gleichaltriger Mädchen. Die drei Dinge, die ich mir in meiner Kindheit am sehnlichsten wünschte, waren ein Dudelsack, eine Schaufensterpuppe und ein Mikroskop. Ich wollte richtige Sachen haben, keine Spielsachen. Meistens bekam ich allerdings nicht das, was ich mir wünschte, weil die Erwachsenen nicht begriffen, wozu ich so etwas brauchte. Und wenn sie nicht begriffen, wozu ich etwas brauchte, dann brauchte ich es auch nicht, so lautete ihr Gesetz.

Eine Ausnahme bildete das Mikroskop, denn das bekam ich tatsächlich. Aber erst, nachdem mein Vater mir die Freude daran fast verdorben hatte, indem er mir immer wieder erklärte, daß ich es auch recht viel benutzen müsse. Das Mikroskop dürfe nicht irgendwo herumstehen. Wenn er schon so viel Geld ausgebe, wolle er auch sehen, daß ich es benutzte. So mußte ich mir das Mikroskop erst dadurch verdienen, daß ich mir die endlosen Ermahnungen meines Vaters anhörte und es dann auch noch oft genug benutzte, um ihn zufriedenzustellen. Als ich das Mikroskop dann nach vielen Jahren endlich bekam, war nicht mehr viel von meiner eigenen Freude daran übrig. Aber ein, zwei Jahre später kehrte die Lust am Unternehmen und Entdecken wieder. Ich holte das Mikroskop aus seiner roten Holzschachtel und machte mich auf die Suche nach Forschungsobjekten. Das meiste, was unter der Lupe des Mikroskops landete, war menschlichen Urspungs – Haut und Haare, Speichel und Nägel, alles, was ich finden konnte. Meine Untersuchungen spiegelten den starken Wunsch nach Verstehen wider, den Wunsch, die Menschen zu verstehen. Wenn ich die Dinge bis in ihre kleinsten Bestandteile untersuchte, würde mir etwas aufgehen, etwas, das mir vielleicht zum besseren Verständnis verhelfen könnte. Etwas, das mir half, mit allem fertig zu werden.

Auf dem Schulhof gab es viele Jungs, die größer waren als ich. In einer Pause kamen ein paar von ihnen zu mir und erklärten, daß sie mich verhauen würden.

«Du kriegst einmal täglich von uns Prügel», erklärten sie.

Eine komische Regel war das, aber ich fand mich damit ab. Schließlich war die Schule ja voller Dinge, die ich nicht verstand und mit denen man sich eben abfinden mußte. Die Jungs verfrachteten mich in eine Toilette im Keller, die einen direkten Zutritt vom Schulhof aus hatte. Dort verpaßten sie mir täglich einen Fausthieb in die Magengrube, meistens jedoch nur einen einzigen Hieb. Vielleicht machte es nicht so viel Spaß, mich zu schlagen, weil ich eine sehr hohe Schmerzgrenze hatte und nie zeigte, wenn es mir weh tat. Ich wußte nicht, daß man das zeigen mußte. Sie schlugen mich jeden Tag, bis irgend jemand es unserer Lehrerin verriet. Das fand ich nicht gut. Die Lehrerin hatte nichts mit mir zu tun, und ich empfand ihr Eingreifen als kränkend. Dadurch wurde es offenkundig, daß man mich hereingelegt hatte, und ich kam mir dumm vor. Schließlich hatte ich die Jungs ja selbst jedesmal geholt, wenn sie versehentlich vergessen hatten, mich zu schlagen. Ich war der Meinung gewesen, das müsse so sein. Jetzt würde die Lehrerin sich einmischen und mit mir reden. Das wollte ich nicht. Warum konnten die Leute mich nicht einfach in Ruhe lassen? Die Toilettenzugänge vom Schulhof aus wurden zugesperrt. So viel Aufhebens meinetwegen – das verstand ich nicht. Die großen Jungs verhauten mich weiterhin jeden Tag – jetzt eben hinterm Schulhaus. Einmal täglich – da wußte ich, woran ich war. Ich hatte es gern, wenn alles Tag für Tag gleich blieb.

Ich sprach nicht wie die anderen Kinder, und die verstanden auch nicht immer, was ich sagte. Ich gebrauchte oft etwas schwierigere Wörter, Ausdrücke wie «Wir haben unseren Urlaub auf Åland verbracht» oder «Das finde ich kompliziert» oder «Akzeptierst du das?» Dies war meine Art, mich auszudrücken, und ich begriff nicht, daß die anderen das nicht verstanden. In mir waren alle Wörter jederzeit abrufbar. Das Sprechen erforderte Mühe, aber die Wörter selbst glitten mir ohne weiteres ins Gehirn und legten sich dort zurecht. In meinem Innern war die Sprache ganz klar und deutlich, und es machte mir Spaß, in der jeweiligen Situation das treffende Wort zu verwenden.

Die Wörter in gesprochene Rede umzuwandeln war jedoch so kompliziert, daß ich selten dazu kam, etwas zu äußern, wenn mehr als zwei Personen am Gespräch teilnahmen. Schriftlich strömten die Wörter dagegen nur so aus mir heraus. Ich schrieb gern, in Rechtschreibung war ich sehr gut, weil ich die Wörter einfach nicht falsch schreiben konnte. Ich war fast wie ein Wörterbuch, brauchte ein Wort nur ein einziges Mal geschrieben zu sehen, um seine Schreibweise in mir zu lagern, und die konnte ich dann je nach Bedarf jederzeit hervorholen. Diese Fähigkeit wurde in der Schule allerdings nicht geschätzt. Als ich in sämtlichen Rechtschreibdiktaten null Fehler hatte, glaubte die Lehrerin, ich würde schummeln. Mit verständnisvoller, schmieriger Stimme versuchte sie darüber mit mir zu reden.

«Das mußt du doch verstehen … könnte es nicht sein, daß … Ich bin dir nicht böse. In der Schule macht man das so ….»

Viele lange, klebrige Worte. Worte, welche die Botschaft enthielten: Ich bin freundlich, obwohl ich böse bin.

Wie sollte ich das verstehen? Da war es mir schon lieber, ordentlich gescholten zu werden; mit dem offenen Zorn der Erwachsenen konnte ich umgehen.

In der Welt meiner Lehrerin war es nicht möglich, daß man so gut schreiben konnte wie ich. In der Welt meiner Lehrerin sah es so aus, daß ich aus Angst vor Fehlern im Buch nachguckte, wenn wir Rechtschreiben hatten. Dabei wäre ich nie auf den Gedanken gekommen zu schummeln. Ich folgte immer den aufgestellten Regeln, wenn sie nicht meinen innersten Bedürfnissen zuwiderliefen. Und ich brauchte auch gar nicht im Buch nachzugucken, ich konnte es ohnehin. Die Lehrerin erklärte mir, man dürfe Fehler machen, das sei erlaubt. Ich verstand nicht, was sie wollte, aber um ihr einen Gefallen zu tun und um in Ruhe gelassen zu werden, begann ich absichtlich Rechtschreibfehler zu machen. Ich benutzte mein Sprachgefühl, um abzuschätzen, welche Rechtschreibfehler am glaubwürdigsten wären – einen doppelten Konsonanten wegzulassen, zum Beispiel, «in» und «ihn» zu verwechseln oder statt tz nur z zu schreiben. Ich bemühte mich, möglichst überzeugende Fehler zu machen und variierte auch ihre Anzahl, so daß ich im Diktat immer zwischen einem und drei Fehlern hatte. Das erschien mir angemessen.

Seltsame Regeln waren das, die man in dieser Welt befolgen mußte. Man mußte das tun, was nicht richtig war, zum Beispiel «Seide» schreiben, obwohl es «Seite» hieß. Aber die Lehrerin war zufrieden, und ich war immer noch die Klassenbeste in Rechtschreiben und wurde in Ruhe gelassen.

Obwohl das Klassenzimmer für mich der ruhigste Ort in der Schule war, fiel es mir doch schwer, der Lehrerin zuzuhören, wenn sie sprach. Ich versank immer wieder in mich selbst und wurde deshalb immer wieder an einen anderen Platz gesetzt.

Hörte ich vielleicht schlecht? Sah ich schlecht? – Woher sollte ich das wissen? Ich mußte die Bank wechseln, kam nach hinten. Dann saß ich plötzlich in der vordersten Bank, landete in der Mitte und schließlich wieder ganz hinten. Ganz gleich, wo ich saß, besser wurde es nicht. Jeder Platz im Klassenzimmer war mit Problemen behaftet.

Für mich war es am besten, ganz hinten zu sitzen, auch wenn das für die Schularbeit nicht immer von Vorteil war. Dort wurde ich in Ruhe gelassen, und es tat gut, niemanden hinter mir zu haben. Eigentlich war das ganze Klassenzimmer völlig verkehrt für mich. Die Stimme der Lehrerin bildete in meinen Ohren den Hintergrund für die übrigen Laute – das Rascheln von Papier, das Scharren eines Stuhles, ein Husten. Die einzelnen Geräusche glitten ineinander über und vermischten sich. Ich konnte sie nicht ausschließen, um die Stimme der Lehrerin im Vordergrund wahrzunehmen. Wäre mir das, was sie sagte, interessant und wichtig erschienen, hätte ich die Eindrücke vielleicht bewußt sortieren können, um ihr zuzuhören. Aber die Lehrerin vermittelte nur selten die Art von Wissen, die ich suchte. Für mich war es notwendig, die Welt zu verstehen, und dabei konnte sie mir nicht helfen.

Es bedeutete harte Arbeit für mich, alle Geräusche zu sortieren. Eva scharrte mit dem Stuhl – dieses Geräusch schob ich erst mal zur Seite, weg von dem, was die Lehrerin sagte. Dann hustete Stefan – dieses Husten mußte ich in meinem Kopf in ein kleines Fach neben das Stuhlscharren legen, damit mir immer noch Platz für die Worte der Lehrerin blieb. Schließlich verschob Per sein Blatt Papier und Anders ließ seinen Bleistift fallen. Und plötzlich wußte ich nicht mehr, was die Lehrerin sagte. Schnell das Bleistiftgeräusch zur Seite gedrängt, um zurückzufinden. Und fortwährend blinkte die Lampe und tickte dazu – rein damit ins Fach! Vorbeifahrende Autos – schnell rein ins Fach!

Ich versuchte immerzu, in meinem Kopf eine Wand zwischen dem bewußten Hören und den übrigen Geräuschen hochzuhalten, damit sich das nicht vermischte. Jedes plötzliche Geräusch bewirkte, daß ich die Wand fast aus dem Griff verlor. Mit der einen «Hand» hielt ich die Wand zwischen den Geräuschen fest, mit der anderen versuchte ich, mein Ohr sauberzuhalten, damit keine neuen störenden Töne sich in den Weg legten und mich daran hinderten, das zu hören, was ich zu hören versuchte. Mit der dritten «Hand», die eigentlich kaum existierte, versuchte ich, die Informationen der jeweiligen Rede, der ich zuhörte, zu sortieren. Dies alles verlangte totale Konzentration, aber meine Anstrengung war nicht sichtbar. Die Tatsache, daß ich bei manchen Gelegenheiten tatsächlich zuhören konnte, schien die Theorie der Erwachsenen zu untermauern: Wenn ich überhaupt nichts hörte, beruhte das auf Faulheit und Lustlosigkeit. «Du kannst es, wenn du willst!»

Wollen? Ich konnte nicht noch mehr Willen in mir finden, als ich schon in Gebrauch hatte. Was meinten sie damit? Was wollten sie eigentlich von mir? Ich lebte an der Grenze dessen, was ich vermochte und ertrug, warum mußten sie mir immer noch mehr aufladen?

Im Schulgebäude fand ich mich einfach nicht zurecht. Alles sah für mich gleich aus, und ich hatte keine Ahnung, in welchem Stockwerk unser Klassenzimmer lag. Daher verirrte ich mich oft. Es war ein scheußliches Gefühl, zu spät zu kommen, die falsche Klassenzimmertür zu öffnen und lauter leere Gesichter zu erblicken, die mich anstarrten. Der Lehrer in der betreffenden Klasse pflegte mir mit freundlicher Stimme zu erklären, wo mein Klassenzimmer lag, eine lange umständliche Erklärung, die ich nicht verstand. Zwar kannte ich alle Begriffe wie oberhalb und gegenüber, aber ich mußte sie doch immer mit meinen visuellen Eindrücken in Verbindung bringen, um sie sinnvoll einsetzen zu können. So kam es, daß ich oft noch drei weitere Türen öffnen mußte, bis ich die richtige fand. Ich gewöhnte es mir an, morgens sehr früh in die Schule zu gehen, um nur ja nicht zu spät zu kommen.

In der zweiten Klasse gab es einen besonderen Auftrag: Zwei achtjährige Schüler mußten den Lunch für die Zahnärzte holen. Jedes Vierteljahr wurde durch Losentscheid bestimmt, welche Klasse und welche Schüler diesen Auftrag erhielten. Im Frühjahr standen mein Name und der eines anderen Mädchens auf dem Los. Wir mußten das Essen im Speisesaal holen, es zu dem größeren, etwas weiter entfernt gelegenen Schulgebäude bringen, wo die Zahnarztpraxis lag, und dort abliefern. Dafür erhielten wir fünfundzwanzig oder fünfzig Öre. Mit diesem Auftrag fand ich mich ab, weil ich meistens tat, was man mir sagte, und Geld zu haben, war immer gut, das wußte ich. Also trabten wir täglich dorthin, bis das andere Mädchen eines Tages krank wurde.

Die Lehrerin sagte, ich solle trotzdem rübergehen, das schaffe ich auch alleine. Aber ich fand mich ja nicht zurecht. Ich fand nicht einmal den Weg in den Speisesaal, wo ich das Essen abholen sollte, geschweige denn den Weg zum Zahnarzt. Wenn ich zum Essen in den Speisesaal ging, folgte ich immer den anderen Kindern. Ich versuchte der Lehrerin zu erklären, daß ich nicht allein zum Zahnarzt gehen könne, daß ich den Weg nicht fände. Doch sie entgegnete nur, ich solle mich nicht anstellen, selbstverständlich würde ich den Weg finden, den hätte ich ja schon hundertmal zurückgelegt. Ich versuchte noch einmal zu erklären, daß ich tatsächlich nicht hinfinden würde.

«Unsinn», sagte die Lehrerin.

Ich sah mich gezwungen, eine andere Strategie zu entwikkeln. Ich sagte nichts mehr, sondern wartete, bis die Mittagspause näherrückte. Als es soweit war, ging ich zur Lehrerin und teilte ihr mit, mir sei übel und ich hätte Bauchweh. Da durfte ich nach Hause. Ich mußte sagen, wie es nicht war, das war die Lösung.

Ich gebrauchte meinen Intellekt und meine Erfindungsgabe dazu, um den Erwachsenen eine Version zu liefern, die ihrem Weltbild entsprach. Im Laufe meiner Schulzeit kam es noch oft vor, daß mir auf ähnliche Weise übel wurde und ich Bauchweh bekam. Wenn mir ein seltenes Mal Mitgefühl gezeigt wurde, dann meistens für etwas, worunter ich eigentlich nicht litt.

8.

Meine Mutter fand, ich sei ruhiger geworden, seit ich in die Schule ging. Inzwischen waren meine Wutausbrüche seltener geworden, und ich benötigte auch nicht mehr so viele Rituale wie früher. Das kam vor allem daher, daß die Schule meine ganze Kraft forderte und mich völlig auslaugte. Der Schulalltag zapfte so viel Energie ab, daß ich mich nicht einmal mehr so sehr fürchten konnte wie früher. Ich wurde einfach immer gleichgültiger. Allmählich wurde ich natürlich auch etwas reifer und begriff manche Dinge, die mir früher ganz und gar unverständlich gewesen waren. Ich entdeckte zum Beispiel die Bedeutung von «dahinter» und «innen».

Das war eine ungeheuerliche, ja, atemberaubende Entdeckung, die sowohl Freude als auch Trauer enthielt. Ich war sieben, acht Jahre alt, es war im Frühling oder Frühsommer und ziemlich warm. Ich trug mein gestreiftes Kleid und saß draußen im Garten und kitzelte den Nachbarkater mit einem Strohhalm. Der Kater, der Higgins hieß, lag halb in der Hecke zum Nachbargrundstück, so daß ich mich zwischen Blättern und Zweigen hindurchstrecken mußte, um ihn zu erreichen. Ich saß da, dachte an nichts Besonderes und sah Higgins an, der jedesmal mit dem Ohr zuckte, wenn ich ihn kitzelte. Dann hob ich den Blick und sah die Hecke an, die unseren Garten vom Nachbargarten trennte, dann schaute ich auf die Gegend hinaus. Unser Haus lag ganz oben auf einem Hügel, und daher konnte ich weit sehen. Ich sah ein großes schönes Gebäude, das wie ein Schloß in der Ferne lag. Das sei das Altersheim, hatte ich jemanden sagen hören.

Ich sah die Häuser und Bäume, und plötzlich schlug die Einsicht einfach in mich ein.

Hinter allem gibt es etwas!

Auf einmal wußte ich auch, wie es sich mit dem Begriff «innen» verhielt, daß dies ebenfalls für alles galt.

Alles hat ein Innen!

Die Freude, dies zu verstehen, war groß. In mir wollte es vor Freude fast singen, doch die Einsicht, daß dieses Wissen allen anderen selbstverständlich war und daß ich bisher nichts begriffen hatte, war zugleich schmerzlich. Ich wollte meine Entdeckung mit jemandem teilen, besaß aber keine Worte, um es zu erklären. Niemand würde es verstehen, wenn ich von meiner wichtigen Einsicht erzählte, das wußte ich. Außerdem wurde mir schmerzlich bewußt, daß ich viel klarer denken konnte als ich mich auszudrücken in der Lage war. Daher fühlte ich mich in meinem großen Augenblick sehr einsam.

Auf dem Heimweg von der Schule wurde ich meistens schikaniert. Irgendwelche Kinder entrissen mir meine Schultasche und rannten damit davon, oder sie schrien mich an. Anfangs richtete sich das nicht nur gegen mich. Sämtliche Erstkläßler wurden von den älteren Kindern geärgert. Aber weil ich ganz anders reagierte als die übrigen, war es wohl besonders faszinierend, mich auch weiterhin zu drangsalieren. Wenn man mir meine Mütze wegnahm, ging ich einfach nach Hause. Was bedeutete mir schon die Mütze? Die gefiel mir sowieso nicht. Wenn mir die Schultasche weggerissen wurde, die ich ja brauchte, blieb ich stehen und wartete ab. Ich rannte nicht hinter ihnen her. Ich begann nicht zu weinen. Meine mangelnde Reaktion schien sie zum Weitermachen anzustacheln, aber ich wartete einfach, bis sie aufhörten.

Ich wußte nicht, wer diese Jungen waren, die mich auf dem Heimweg dermaßen plagten, ich erkannte die leeren Jungengesichter nicht, die ineinander zu zerfließen schienen. Weil ich nicht wußte, daß es mir schwerfiel, Personen wiederzuerkennen, glaubte ich, es seien jedesmal neue Jungen, und fragte mich, woher diese fremden Jungen wissen konnten, daß sie ausgerechnet über mich herfallen mußten. Sah ich irgendwie komisch aus? Hatte ich irgendein besonderes Kennzeichen? Etwas, das nur sie sehen konnten? Warum sonst nahmen sie nur mir die Tasche weg und nicht den anderen Kindern, die weiter vorne auf der Straße unterwegs waren?

Eines Nachmittags auf dem Heimweg pflanzte sich ein blonder Junge vor mir auf. Es war im frühen Winter, alles war leicht verschneit. Der Junge, von seinen Freunden umringt, hielt mich auf dem Platz vor dem alten Feuerwehrhaus fest.

«Ich werde dich jetzt einseifen», verkündete er.

Das äußerte er so, als wäre das unvermeidlich und schon beschlossene Sache. Dabei sah er mich an. Ich wußte nicht, was dieser Blick ausdrückte und auch nicht, was seine Körperhaltung bedeutete. Er hatte gesagt, daß er mich einseifen würde. Ich antwortete, was ich daraufhin empfand.

«Aha. »

Weder herausfordernd noch unterwürfig. Einfach als Feststellung.

Er warf mich mit dem Gesicht nach unten in den Schnee und setzte sich auf meinen Rücken, und ich ließ ihn gewähren. Auch mein Körper drückte durch seine Nachgiebigkeit dieses «aha» aus. Ich fand mich einfach damit ab, daß der Junge das tun würde, was er angekündigt hatte.

Der blonde Junge hatte Lederhandschuhe an. Er füllte seine behandschuhten Hände mit Schnee und rieb mein Gesicht immer wieder fest damit ein. Ich ließ es geschehen, wartete nur. Nach einer Weile stand er auf, und das Gewicht auf meinem Rücken verschwand. Ich stand ebenfalls auf. Ich fühlte mich weder platt noch vernichtet. Ich war nur traurig, weil ich all das Unerklärliche, was in der Welt geschah, nicht verstand. Aber ich kehrte meine Traurigkeit nicht nach außen. Als ich zu dem Jungen hochsah, veränderte sich sein Gesichtsausdruck. Den Ausdruck, den ich zuerst in seinem Gesicht gesehen hatte, bevor er mich einseifte, hatte ich nicht verstanden. Diesen Ausdruck erkannte ich jedoch wieder – in seinem Gesicht sah ich Angst. Aber ich konnte mir nicht erklären, woher diese Angst kam.

Die Freunde rannten davon. Er selbst starrte mich an und stotterte:

«Geh. Geh nach Hause. Los! Geh nach Hause! Du mußt nach Hause!»

Dann hob er meine Schultasche und meine Mütze auf und reichte sie mir.

«Hier. Geh nach Hause.»

Ich guckte an mir selbst hinunter und sah, daß meine Jacke und meine Hose schmutzig und naß waren, konnte aber nicht feststellen, was ihm so große Angst machte. Er schubste mich, damit ich mich endlich auf den Heimweg machte, dann lief er in die entgegengesetzte Richtung davon. Das machte mich verwirrt.

Erst als ich nach Hause kam, sah ich, daß mein Gesicht kreuz und quer mit blutenden Schrammen überzogen war. Der Schnee, mit dem er mich eingeseift hatte, war voller Steinchen gewesen, aber dank meiner hohen Schmerzschwelle hatte ich das nicht gefühlt. Jetzt überzog ein Netz aus lauter kleinen Wunden meine Wangen und mein Kinn. Auf der Nase war meine Haut fast völlig weggerieben. Ich blieb lange vor dem Spiegel im Flur stehen und betrachtete mein Gesicht. Das sah interessant aus, fand ich. Aber gleichzeitig war ich auch traurig. Nicht so sehr wegen der eigentlichen Mißhandlung oder der Wunden im Gesicht, nein, ich war traurig, weil ich nichts verstand, weil die Welt so unberechenbar, so unsicher und so zusammenhanglos war.

Meine Gefühle zu zeigen, wäre eine aktive Tat gewesen, als müßte ich sie mit der Hand aus mir herausholen und sie in etwas umwandeln, das ich mir außen umhängen konnte. Ich wußte nicht so recht, warum man das tun sollte. Meine Gefühle kamen nicht von alleine zum Vorschein, und ich hatte nur selten genügend Kraft übrig, um das jeweilige Gefühl zu packen und wie ein Rollo vor mir herunterzuziehen, damit auch die anderen es sehen konnten. Es war mir nicht klar, daß es wichtig war, ob andere Leute mir ansahen, was ich fühlte, oder nicht. Wenn ich geschlagen oder eingeseift wurde, heulte ich meistens nicht gleich los, das lag jedoch nicht immer daran, daß ich meinen Kummer nicht nach außen zeigte. Häufig wurde ich erst hinterher traurig, im Augenblick des Geschehens versuchte ich nur zu begreifen, was passierte und wieso.

Meine Empfindungen waren nicht nur auf dem Gebiet des Schmerzes ungewöhnlich. Ich konnte zum Beispiel nie duschen, weil ich keine Wassertropfen auf der Haut ertrug, sie taten mir weh. Die Wassertropfen schnitten mit scharfen kleinen Spitzen in meine Haut. Alles Waschen mußte in der Badewanne vor sich gehen, um und auf dem Körper mußte ich unbedingt gleich viel Wasser spüren, um es ertragen zu können. Für Hygiene hatte ich gar kein Gefühl, am liebsten hätte ich mich überhaupt nicht gewaschen. Mein Körperbewußtsein war so schwach ausgeprägt, daß ich kaum registrierte, ob ich mich schmutzig gemacht hatte oder wie meine Kleider saßen. Ich fühlte es einfach nicht. Trotzdem war ich einigermaßen sauber, dafür wurde gesorgt, und ich wusch mich auch, weil ich dazu gezwungen wurde. Obwohl ich das Waschen an sich nicht mochte, badete ich gern. Im Wasser fühlte ich mich wohl, das Wasser war mein Element. Dort fühlte ich mich mehr zu Hause und war nicht so tolpatschig wie sonst. Sie sagten, ich sei wie ein Seehund im Wasser. Ja, ein Seehund, das wäre ich lieber gewesen. Lieber als ein Mensch.

Als ich acht Jahre alt war, entwickelte ich eine Überempfindlichkeit gegen Kämme und Haarbürsten. Ich sträubte mich dagegen, mich zu kämmen. Plötzlich konnte ich den Schmerz nicht ertragen, der beim Kämmen entstand. Es war, als würde auf dem ganzen Kopf und im Nacken ein synthetisches Feuer brennen. Seltsamerweise taten mir die einzelnen Haare weh, das war ein Schmerz, den ich auch innen im Ohr empfand. Ich weigerte mich hartnäckig, und nichts, was meine Mutter versuchte, konnte daran etwas ändern. Ich widerstand jedweden Drohungen und Bestechungsversuchen.

Meine Haare wurden aber trotzdem gewaschen, obwohl sie hinterher nicht gekämmt werden durften. So trockneten sie eben als großes, wirres Knäuel, das ungekämmt blieb. Meine Haare schienen nur ein gewisses Stadium an Verfilztheit zu erreichen, als gäbe es eine natürliche Grenze dafür.

Niemand wurde mit meinem Widerstand fertig. Ich rannte davon, schrie, biß und kratzte, mobilisierte einfach alle meine Kräfte. Ganz gleich, wie weit die Erwachsenen gingen, um mich zu zwingen, ich war jederzeit bereit, noch weiter zu gehen. Die Angst war meine Antriebskraft, aber die Erwachsenen konnten einfach nicht verstehen, warum das Gör so dickköpfig war.

«Du lieber Himmel, ein bißchen Ziepen wirst du wohl ertragen können. Wer schön sein will, muß leiden.»

Aber ich konnte zu einem einzigen großen Nein werden. Andere Leute schienen immer ein kleines «Ja» oder ein «Vielleicht» irgendwo versteckt zu halten, wenn sie etwas nicht tun wollten. Ich dagegen absorbierte das Nein mit jeder Faser. Außer dem uneinnehmbaren Nein existierte nichts, da gab es auch nicht die geringste Spur von Zögern, die einen Durchbruch ermöglicht hätte.

Wenn ich mich so benahm, hatte meine Mutter das Gefühl, versagt zu haben, das merkte ich. Allerdings wußte ich nicht, wie und warum. Die Farbe ihres Versagensgefühls war schwefelgelb. Dieses Gelb, vermischt mit dem Gefühl, andere ständig zu enttäuschen, landete im Fach für schlechtes Gewissen in meinem Bauch. Meine Mutter vermittelte außerdem doppelte Botschaften, die alles noch schwerer verständlich machten. Sie wollte zu mir durchdringen, und weil ihr das nicht gelang, hatte sie das Gefühl, als Mutter zu versagen, aber mitunter funkelte auch ihr Ego hervor, schwarzlila und frustriert, weil ich sie nicht liebte. Dann versuchte sie mit Schmeicheleien oder mit Ohrfeigen voller Verzweiflung zu erzwingen, daß ich ihr meine Liebe zeigte. Aber in mir entstand kein Bedürfnis, sie zu lieben, obwohl ich allmählich diffus zu ahnen begann, daß ich das eigentlich tun müßte. Mein schlechtes Gewissen nahm zu.

In der zweiten Klasse lernte man Blockflöte spielen, und das wollte ich auch lernen. Ich wußte nicht, wie das ging – ein Instrument spielen, hatte Musik aber gern. Ziehharmonika, Dudelsack und die Filmmusik zum Film «Zorba» hörte ich am liebsten. Kerstin, die Klarinette spielte, hatte ebenfalls in der zweiten Klasse mit Flöte angefangen, und jetzt würde ich ihre Flöte übernehmen. Die kommunale Musikschule begann im Herbst, und der Unterricht würde in den Räumen der Schule stattfinden. Es gefiel mir, daß ich nachmittags in der Schule bleiben durfte, und ich fühlte mich sehr bedeutend, weil ich tagsüber auf die braune Blockflötentasche aufpassen mußte und sie mit mir herumtragen durfte.

Der Musiklehrer war ein kleiner dünner Mann mit Brille, etwas, das mich sehr verwunderte, weil es so nicht stimmen konnte. Um das System besser zu verstehen, nach dem die Welt funktionierte, hatte ich mir eine eigene Brillentheorie geschaffen. Diese Theorie lief darauf hinaus, daß alle Erwachsenen mit Brille entweder lang und dünn waren oder klein und dick. Aber nie klein und dünn. Das Aussehen meines Vaters und eines seiner Arbeitskollegen bildeten die Grundlage für diese Theorie. Eine Person, die klein und dünn war und eine Brille trug, hatte ich bisher noch nie gesehen. Das Aussehen der vielen leeren Gesichter auf der Straße oder in den Geschäften nahm ich nicht wahr, daher wurde es in meinem Theoriegebäude nicht berücksichtigt. Der Musiklehrer machte mir angst, weil er eine ganz neue Sorte Mensch darstellte, die nicht in meine Erfahrungswelt paßte. Man konnte nie wissen, ob solche neuen Sorten, die nicht mit den Theorien übereinstimmten, sich vielleicht als gefährlich erwiesen. Alles Unbekannte konnte gefährlich sein und verunsicherte mich dementsprechend.

Nun hatte ich also die Flötentasche mit der Flöte meiner Schwester und freute mich sehr darauf, hinter das Geheimnis der Musik zu kommen. Als erstes lernten wir, wie man die Flöte auspackte und mit einer speziellen Bürste reinigte. Der Musiklehrer verteilte kleine Heftchen, in die wir Schnörkel abzeichnen sollten. Ich befolgte alle Anweisungen und zeichnete so schön ich konnte. Ich verstand nicht einmal, daß ich nichts verstand. Mit den Schnörkeln mußte es sich doch genauso verhalten wie damals, als ich lesen lernte, mit den Buchstaben. Man brauchte die Schnörkel bloß anzugucken und in die Flöte zu blasen, dann würde es so klingen, wie es auf dem Papier stand. Als ich spielte, klang es keineswegs so, wie es auf dem linierten Papier stand, doch das wußte ich nicht. Ich tutete auf gut Glück drauf los. Der Musiklehrer sagte mir etwas, das ich nicht verstand. Er wirkte irgendwie unerklärlich verärgert. Dann fragte er, ob ich tatsächlich Flötespielen lernen wolle. Komische Frage, natürlich wollte ich das. Ich wollte sehr gern Flötespielen lernen. Eines Abends, als meine Mutter kam, um mich abzuholen, bat er sie zu bleiben, bis die anderen gegangen waren.

«Unmöglich … Kann sie nicht hierbehalten.»

Ich hörte ihn, verstand aber nicht genau, was er meinte. Und als meine Mutter mir erklärte, ich dürfe nicht mehr in den Flötenunterricht, hatte ich keine Ahnung, warum. Auch diese Tatsache landete in meinem inneren Versagensfach, das ich nie zuschloß, weil ich es sonst zu oft hätte öffnen müssen.

Kerstin bestand darauf, die Flöte gehöre ihr, weil ich ja nicht mehr in die Musikschule ginge, aber in meinen Augen war es immer noch meine Flöte. Ich konnte zwar nicht darauf spielen, aber dafür reinigte ich sie gern und oft mit der zugehörigen Bürste. Es faszinierte mich, daß die Bürste, die so dick aussah, durch die enge Öffnung paßte. Genau wie gebogene

Sachen für mich wichtig waren, brauchte ich manchmal Sachen, die genau ineinanderpaßten. Wenn ein Gegenstand exakt in einen anderen hineinpaßte, war das für mich beruhigend. Große Zwischenräume konnte ich nicht leiden. Ich wollte von allen Seiten gleich viel berührt werden, aus allen Richtungen. Daher hielt ich mich meistens unter, in und hinter Möbeln auf. Entweder sollte mich ein einziger großer leerer Raum umgeben oder aber möglichst gar kein Zwischenraum.

Am liebsten hatte ich es, wenn es um mich her richtig eng war. Besonders schön fand ich es, wenn ich meinen Vater abends dazu überreden konnte, meine Matratze im Bett um mich hochzuklappen und mit dem Oberleintuch so festzustecken, daß ich in einem engen Matratzenrohr lag. Aber zu Hause hatte nur selten jemand für meine Wünsche Zeit, denn meine Eltern mußten sich ja andauernd zanken.

Für mich gab es nur eine einzige Möglichkeit, abends einzuschlafen, ganz gleich, wie ich im Bett lag. Ich mußte den Kopf auf dem Kissen hin und her werfen, von Seite zu Seite, sehr schnell. Sonst konnte ich nicht einschlafen. Tagsüber konnte ich die Welt ja ausschließen, in mich selbst versinken und das Wachsein ausschalten, ohne einzuschlafen. Daher brauchte ich eine andere Methode, um die Grenze zu passieren, wo man nicht mehr wach war, aber auch noch nicht schlief und dann schließlich den Schlaf fand. Meine Methode funktionierte gut, auch wenn ich meinen Kopf manchmal ziemlich heftig und lange hin und her werfen mußte.

9.

Tante Berit war eine Frau aus der Nachbarschaft, die zwei Töchter hatte. Die eine, Camilla, war ein Jahr jünger als ich. Meine Eltern waren mit Tante Berit und ihrem Mann nicht gerade befreundet, sie kannten sich nur. Aber sie fanden es praktisch, sich gegenseitig beim Kinderhüten abzuwechseln. Als ich drei Jahre alt war, war Camilla eine Zeitlang tagsüber bei uns gewesen. Damals war ich mir nicht sicher gewesen, ob sie zu unserer Familie gehörte. War sie womöglich eine neue Schwester? Als sie an unserem Gartentor stand und nach ihrer Mama schrie, war sie mir irgendwie komisch vorgekommen. Das hatte ich nicht nachvollziehen können, ich selbst hatte noch nie nach meiner Mama geschrien. Warum auch?

Inzwischen wußte ich, daß sie nicht zu unserer Familie gehörte. Ich hielt sie für eine langweilige Heulsuse. Eine Heulsuse, die ich zu ertragen hatte, wenn ich nach der Schule zu ihr nach Hause mußte. An gewissen Tagen ging ich nämlich zum Essen zu Tante Berit, weil meine Mutter nicht zu Hause war. Camilla war zwar langweilig, doch das konnte ich ertragen, ihre Mutter dagegen wurde zu einem regelrechten Plagegeist. Tante Berit erinnerte stark an die Prusseline bei Pippi Langstrumpf, nur fehlte ihr jegliche Komik. Tante Berit wollte mir Anstand beibringen. Diesen Begriff drehte ich hin und her, ohne zu begreifen, was er bedeutete. Was wollte Tante Berit mir da beibringen? Als ich sie fragte, fauchte sie mich an, ich sollte gefälligst nicht so unverschämt sein. Ich konnte Tante Berit nicht ausstehen und hatte auch keinen Respekt vor ihr, wie sie ganz richtig bemerkte. Sie dagegen behauptete, sie hätte mich gern, zumindest sei ich ihr wichtig, und schien es als ihre Lebensaufgabe zu sehen, mich nach ihrer Norm zurechtzubiegen. Tante Berit war der Meinung, es sei eine Wohltat ihrerseits, mir etwas Erziehung zukommen zu lassen, und das solle ich doch bitte einsehen.

Einmal biß ich Tante Berit. Meine Familie war über Nacht verreist, daher war ich in Tante Berits Obhut gegeben worden. Tante Berit regte sich über irgend etwas auf, das ich angestellt hatte, und machte einen ihrer Erziehungsversuche. Sie packte mich und begann mich zu schütteln. Das war äußerst unangenehm. Ich fühlte mich gekränkt. Erwachsene im allgemeinen hatten nichts mit mir zu schaffen und Tante Berit schon gar nicht. Ich mußte mich irgendwie befreien, also senkte ich den Kopf auf die Hand, die mich festhielt und schüttelte, und biß fest zu.

Nie wieder würde ich Tante Berit gestatten, mich zu kränken. Niemals. Wieso glaubte sie, daß sie das Recht hatte, mich anzufassen? Ich war ich, und sie gehörte nicht in meine Welt. Dazu kannte ich sie nicht gut genug, und außerdem konnte ich sie nicht leiden. Sie durfte nicht in meine Welt eingreifen und mich anfassen, das war ausgeschlossen. Niemals mehr durfte sie mich berühren.

Tante Berit schrie auf und ließ mich los. Und kaum hatte sie mich losgelassen, da rannte ich los. Ich riß aus, ohne Schuhe und Jacke, einfach zur Haustür hinaus. In Strümpfen rannte ich durch ihren Garten und auf die Straße hinaus, und Tante Berit stürzte hinterher. Eigentlich war ich nicht sehr flink, aber das deutliche Gefühl, daß ich von hier fort mußte, daß ich in Ruhe gelassen werden mußte, verlieh mir Kraft. Ich wußte auch, durch welche Grundstücke ich abkürzen konnte, Tante Berit wäre es dagegen nie im Leben eingefallen, ein fremdes Grundstück zu betreten, daher war ich vor ihr zu Hause.

Sie wußte, daß ich völlig unüberlegt ausgerissen war und keinen Hausschlüssel hatte, und glaubte daher, mich erwischen zu können. Aber ich wußte etwas, wovon sie nichts ahnte – daß man im Kellerfenster eine Scheibe einschlagen, die Hand hindurchstecken und das Fenster öffnen konnte. Dann brauchte man bloß die Kellertreppe hinaufzulaufen, und schon war man zu Hause. Als ich Tante Berit atemlos durchs Gartentor kommen und den Kiesweg zum Haus heraufrennen sah, saß ich bereits drinnen, im Flurfenster neben der Haustür. Ich war froh, daß sie mir nichts anhaben konnte, als ich sie draußen vor dem Fenster sah. Niemals würde ich sie hereinlassen, nie und nimmer durfte sie in meine Nähe kommen.

Tante Berit stand draußen und schrie mich durchs Fenster hindurch wütend an, um sich gleich darauf wieder flehend zu entschuldigen. Ich blieb sitzen, wo ich war, und sah sie an, in meiner Welt hatten Entschuldigungen keinen greifbaren Inhalt. Man tat, was man tat. Ich hätte mir nie vorstellen können, etwas zu tun und zu sagen, das ich eigentlich nicht so meinte, um mich dann hinterher zu entschuldigen. Ich tat und sagte immer ganz genau das, was ich meinte. Tante Berit schrie noch lauter, wahrscheinlich glaubte sie, ich würde sie durchs Fenster nicht hören.

«Mach die Tür auf», schrie sie.

Das konnte ich aber nicht, weil ich keinen Schlüssel hatte. Ich sah sie nur durchs Fenster an, ohne zu antworten. Schließlich mußte sie aufgeben und nach Hause gehen. Ich war froh, daß sie ging, obwohl es sehr ungewohnt war, alleine im Haus zu sein. Das Telefon läutete mehrere Male. Zuerst antwortete ich nicht, und als ich schließlich doch hinging, war es natürlich Tante Berit. Inzwischen fürchtete ich mich vor ihr und konnte alles, was sie sagte, nur noch mit «nein» beantworten.

«Nein. Nein. Nein.»

Anfangs klang Tante Berit nicht wütend, doch dann sagte sie, ich sei unmöglich und ich könne mich auf etwas gefaßt machen, wenn meine Eltern von meinem Benehmen erführen. Dann legte sie auf. Bald darauf läutete das Telefon erneut. Diesmal waren es meine Eltern. Sie hatten mit Tante Berit gesprochen, erlaubten mir aber, allein zu Hause zu bleiben, wenn ich das vorzog. Welch eine Erleichterung. Sie hatten ihr nicht verraten, wie man ins Haus kam, und ich durfte für mich allein hierbleiben. Das war eines der seltenen Male, bei dem meine Eltern zu mir hielten und mein Tun guthießen.

Es war auch das erste und einzige Mal, daß ich ganz alleine eine Nacht im Haus verbrachte. Ausnahmsweise konnte ich jetzt ungehindert alle Lichter im ganzen Haus anmachen, bevor ich ins Bett ging. Die Dunkelheit machte mich blind, meine Augen gewöhnten sich nie daran, das war das Unheimliche daran. Bei Einbruch der Dunkelheit senkte sich ein immer dichter werdender Grauschleier herab, bis eine Art graues Flimmern entstand, ähnlich dem auf dem Fernsehschirm nach Sendeschluß, das mir jeglichen Richtungssinn raubte.

Diesmal wanderte ich nun durchs ganze Haus und schaltete überall das Licht an. Das durfte ich sonst natürlich nicht. Die Lichter anzulassen – das wäre Unfug und Energieverschwendung gewesen.

Tante Berit mochte mich nicht, das spürte ich. Warum ließ sie mich dann nicht in Frieden? Warum behauptete sie das genaue Gegenteil? «Ich will ja nur dein Bestes … weil du mir wichtig bist … weil ich dich gern habe», das waren ihre Worte. Aber mein Gefühl sagte mir, daß sie mich für ein abscheuliches, faules und unerzogenes Kind hielt.

Je mehr Valium der Arzt meiner Mutter verordnete, desto schwächer wurde ihr Gefühl für die gesellschaftliche Realität. Ich war inzwischen achteinhalb Jahre alt, und der siebte Geburtstag von Tante Berits Tochter Camilla stand bevor. Ich war eingeladen. Dies war einer der wenigen Geburtstage, zu denen ich je eingeladen worden war, und um mich hübsch zu machen, schminkte meine Mutter mir die Lippen mit Lippenstift. Ich wußte nicht, daß man sich hübsch machen mußte, wenn man zu einem Geburtstag ging, das war also ganz und gar die Idee meiner Mutter. Außerdem hatten mich weibliche Attribute wie Schminke, Kleider und hochhackige Schuhe noch nie verlockt. Und Schmuck ertrug ich ja sowieso nicht. Ab und zu konnte es vorkommen, daß Kerstin mich in Großmutters Seidenkleid steckte, wenn sie selbst das Brautkleid meiner Mutter anprobierte, doch darauf wäre ich nie von alleine gekommen. Ich verspürte weder den Wunsch noch den Willen, eine Prinzessin zu sein, ich wollte nur das tun, was Kerstin meiner Meinung nach auch wollte. Was das war, wußte ich nicht, ich sah nur die Farbe ihres Gefühls, ein helles Blau, und daß sie hübsch sein und Erwachsenenkleider mit vielen Spitzen anprobieren wollte. Das war mir unbegreiflich, ich wäre nie auf die Idee gekommen, daß ich auch einmal erwachsen und so jemand werden würde wie meine Eltern. Mit dem Lippenstift fand ich mich ab, weil meine Mutter trotz allem mehr von Geburtstagseinladungen zu verstehen schien als ich. Doch dann stellte es sich heraus, daß meine Mutter keineswegs wußte, wie man bei einem Kindergeburtstag auszusehen hatte.

Tante Berit mit Familie gehörte einer Freikirche an. Als ich zum Geburtstag kam, forderte Tante Berit mich auf, den Lippenstift abzuwaschen. Ich weigerte mich. Nicht weil ich den Lippenstift unbedingt behalten wollte, sondern eher, weil Tante Berit nicht über mich bestimmen sollte. Als die Torte aufgegessen war und die Spiele anfingen, zog ich mich zurück, in mich selbst hinein. Ich kannte die anderen Kinder nicht, es waren Camillas Freunde, die alle jünger waren als ich. In Camillas Zimmer begannen sie mit Doktorspielen, das heißt, sie untersuchten gegenseitig ihre Geschlechtsteile. Da mich das genausowenig interessierte wie alle anderen Gruppenspiele, hockte ich mich unter einen Tisch.

Die Tischdecke hing an allen vier Seiten herab und war so zusammengenäht, daß sie ein Häuschen bildete. Seitlich waren Fenster aus Plastik in den Stoff eingelassen. Hier gefiel es mir. Nach einiger Zeit kam Camillas jüngere Schwester ins Häuschen gekrochen und setzte sich zu mir. Sie war erst drei Jahre alt und zu klein, um Doktorspiele spannend zu finden. Sie beschäftigte sich mit den Puppen, die in dem Häuschen waren, und ich saß einfach da, ganz in mich selbst versunken.

Plötzlich hörte ich draußen im Zimmer Lärm und Geschrei, worauf ich und die kleine Schwester aus dem Häuschen hervorgekrochen kamen. Tante Berit stand aufgebracht, mit rot geflecktem Gesicht in der Türöffnung. So hatte ich sie noch nie gesehen. Sie trat auf mich zu, packte mich am Ohr und schleifte mich die Treppe hinunter. Ich war völlig geschockt und wußte nicht, wie mir geschah.

«Das sieht man dir ja gleich an, was du für eine bist. Mit diesem Zeug im Gesicht! Billig!»

Mit der einen Hand hielt sie mich am Nacken fest und mit der anderen rieb sie mir hart über den Mund, so daß mein ganzes Gesicht mit Lippenstift vollgeschmiert wurde. Sie sagte, ich sei ein schlimmes, böses Kind, das ihre Kinder zu solchen Spielen verleite, und das werde ich jetzt aber vor den Eltern der anderen Kinder zu verantworten haben. Ich verstand überhaupt nichts. Ich hatte noch nie erlebt, daß eine erwachsene Person sich so aufführte. Das war so unbegreiflich, daß ich mich in meinem Schockzustand einfach in alles fügte. Sie hielt meinen Nacken immer noch gepackt – diesmal würde ich ihr nicht entwischen, während sie die Eltern der anderen Kinder anrief. Als diese nun ankamen, um ihre Kinder abzuholen, wollte Tante Berit mich zwingen, mich der Reihe nach bei allen Eltern zu entschuldigen, doch das gelang ihr nicht. Zu diesem Zeitpunkt hatte ich meine Umgebung bereits völlig ausgesperrt und mich in mich selbst verzogen, als Reaktion auf die unbegreifliche Situation. Ich stand stumm in Tante Berits Flur und sah einfach durch die betretenen Eltern hindurch, während Tante Berit sich darüber ausließ, was für ein fürchterliches, verlorenes Geschöpf ich sei. Schließlich ließ sie mich los und drohte mir damit, wie sehr meine Eltern sich über mich aufregen würden, wenn sie ihnen meine Schandtaten erzählte. Aber seltsamerweise reagierten meine Eltern überhaupt nicht, und das machte das Ganze noch unbegreiflicher. Sie sagten nur aha, ach so, na dann gehen wir jetzt wohl nach Hause. Tante Berit machte ein komisches Gesicht, und ich wußte nicht, ob ich mich darüber freuen sollte oder nicht, daß Tante Berits Prophezeiung über meine Bestrafung nicht eintraf. Ich war nur traurig und verwirrt.

Zwei Äußerungen merkte ich mir, die mir als eine Art Schlüsselwörter zum Verständnis des Vorgefallenen vorkamen: Daß man mir ansah, was ich für eine sei, und das Wort «verloren». Verloren. Hatte mein Anderssein etwas damit zu tun, daß ich etwas verloren hatte oder daß jemand mich verloren hatte? Als ich klein war, vielleicht? Und was war es denn, was man mir ansah? Etwas, das ich selbst nicht im Spiegel erkennen konnte. Aber irgend etwas mußte es sein, denn das hatte sie ja gesagt. Das stimmte auch gut mit dem Verhalten dieser Jungen überein, die mir auf dem Heimweg von der Schule die Tasche wegnahmen. Sie schienen ja immer zu wissen, daß es ausgerechnet meine Tasche war, die sie wegnehmen mußten, und dafür mußte es doch eine Erklärung geben, zum Beispiel, daß man es mir ansah. Aber was?

Erst viel später, als ich erwachsen war und schon an mehrere Tante Berits geraten war, begriff ich etwas von dem, was sich damals zugetragen hatte. Der Grund, warum ich in die Gewalt solcher Personen geriet, lag darin, daß ich diese genüßliche Wut, diese Lust daran, sich auf Kosten anderer auszuleben, nicht wiedererkannte. Solche Gefühle hatte ich nie gehabt, und das, was ich in den Gesichtern dieser Menschen sah, konnte ich in keiner Weise deuten.

Andere Leute, auch jene, die ihre Gefühle nicht auf diese Art auslebten, schienen so etwas wiederzuerkennen und zu verstehen, sie schienen zu wissen, daß sie sich davor hüten mußten. Ich wußte das nicht. Ich kam nicht genügend unter die Leute, um auf die Idee zu kommen, daß ich jemandem etwas mißgönnen oder etwas Böses wünschen könnte. Ich nahm die Dinge nie so persönlich, wie die Leute in meiner Umgebung es zu tun schienen, und ich hatte kein Prestige zu verlieren. Ich fühlte mich nie provoziert, ich wußte nicht einmal, daß ein solches Gefühl überhaupt existierte, geschweige denn, daß ich es bei anderen hervorrufen konnte. Natürlich lebten auch in mir die Urgefühle Freude und Schmerz, aber ich holte sie nie aus mir hervor, um sie anderen Leuten aufzudrängen. Daher konnte ich die komplizierten Regungen nicht wiedererkennen, die andere Menschen zeigten.

Angesichts der berechnenden Bosheit der Menschen war ich wehrlos, weil ich sie nicht verstand. Zwar hatte ich meinen Vater erlebt, der oft sowohl böse als auch gewalttätig war und von dem eine tödliche Gefahr ausgehen konnte. Doch diese Erfahrung genügte nicht, um hinterhältige Bosheit zu verstehen, denn das Verhalten meines Vaters hatte etwas Dummes an sich. Natürlich versuchte er uns zu manipulieren und die Wirklichkeit nach seinen eigenen Bedürfnissen zu verändern, aber dennoch hatte er etwas Kaltes, Leeres und Dummes an sich. Mein Vater war nicht auf diese spitze, scharfe Art böse wie Tante Berit, er hatte nichts von ihrer überlegten, raffinierten Bosheit. Ich wußte nicht, wie ich mit solchen Menschen umgehen sollte, mit Menschen, die das Recht zu haben glaubten, andere nach ihrem eigenen Vorbild zurechtzustutzen, und die sich als Freunde ausgaben, während sie in Wirklichkeit Feinde waren. Menschen, die mir so durch und durch fremd waren, daß ich ihnen ganz ausgeliefert war. Pia und Tante Berit waren die ersten Personen dieser Art, denen ich begegnet war.

In den ersten drei Klassen fiel mir die Schule leicht. Das meiste konnte ich schon, daher schien ich auch dort gut zu sein, wo ich es eigentlich gar nicht so sehr war. Kerstin hatte vor mir dieselbe Schule besucht, und alle erwarteten, daß ich jetzt die tüchtige Schwester Nummer Zwei sein würde. Der Sportunterricht war die große Ausnahme, dort flößte mir alles Angst ein. Die Vorstellung, daß ich geschubst werden oder daß ein Ball auf mich zugeschossen kommen könnte, lähmte mich. Ich konnte mich weder auf meinen Körper noch auf meine Sinne verlassen, das war mir deutlich bewußt. Also war es nur logisch, angesichts der Turngeräte in Panik zu geraten. Doch das konnte niemand verstehen.

In einem gewissen Alter mußte man Purzelbäume machen können, das war so, und ich war die einzige, die das nicht konnte. Immer wenn ich mich mit gesenktem Kopf auf alle Viere stellte, verlor ich jegliches Gefühl für Raum und Richtung und meinen eigenen Körper. Ich griff auf meine übliche Methode zurück, wenn es galt, Schwierigkeiten zu bewältigen – ich weigerte mich. Es war jedoch viel schwieriger, in der Schule etwas zu verweigern als zu Hause. Hier gelang es mir nicht, vorauszusehen, wie meine Umgebung reagieren würde, weil die vielen leeren Gesichter mich daran hinderten, etwas im voraus zu planen.

Zu guter Letzt wurde beschlossen, daß ich meine Purzelbäume zu Hause üben sollte. Ich kauerte auf dem Doppelbett meiner Eltern am Fußende und versuchte, genügend Mut aufzubringen, um den Kopf nach unten zu senken und damit auch die Welt auf den Kopf zu stellen. Eins nach dem anderen. Immer wieder stand ich auf allen Vieren mit gesenktem Kopf auf dem unteren Ende des Bettes, mir wurde schrecklich schwindelig, aber ich wagte nicht, loszulassen. Es war mir unbegreiflich, daß dies der Mühe wert sein sollte. Ich hatte nicht das geringste Bedürfnis danach, Purzelbäume zu schlagen. Und als ich es schließlich doch wagte und losließ und mich überschlug, war es ganz fürchterlich. Ich wurde ummittelbar in den Raum hinausgeschleudert. Meine Wahrnehmungen konnten der Bewegung nicht folgen, es war nur unbeschreiblich schrecklich. Als hätte jemand das ganze Zimmer, in dem ich mich befand, auf den Kopf gestellt und durcheinander geschüttelt. Ich konnte mich nie mehr dazu überwinden, den Versuch zu wiederholen. Kein Mensch hätte mich dazu zwingen können. Jetzt hatte ich die notwendige Kraft für die absolute Verweigerung, eine Kraft, die aus der totalen Panik entsprang.

In Sport wurde ich ganz unmöglich. An der Sprossenwand

konnte ich nicht hochklettern, weil mir sofort schwindelig wurde. Die Regeln der Ballspiele wurden mir nie klar, und es gelang mir auch nicht, die Geschwindigkeit des Balles gut genug abzuschätzen, um ihn auffangen zu können. Warum mußte ich jahraus, jahrein an diesem Sportunterricht teilnehmen, der mich nur quälte? Das begriff ich einfach nicht. Mir war auch nicht klar, was die Schule als solche sein sollte, wozu sie überhaupt gut war. Sie schien mir speziell als persönliches Folterinstrument für mich geschaffen worden zu sein. Der Lärm und die Anwesenheit der anderen Kinder hinderten mich daran, mich zu konzentrieren und verstärkten alle meine Symptome um ein Vielfaches, und wenn jemand mich gefragt hätte, was denn eigentlich der Zweck der Schule sei, hätte ich nicht antworten können. Ich hatte keine Ahnung.

In der dritten Klasse bekamen wir Werkunterricht. Es war in den siebziger Jahren, da wehte ein neuer Wind, die Mädchen mußten mit Holz werken und die Jungen nähen. Ich landete in der Gruppe, die mit Holz arbeitete. Inzwischen hatte ich gelernt, daß freie Kreativität und selbstbestimmtes Gestalten in der Schule nicht geschätzt wurden, und war ziemlich müde und lustlos geworden. Ausführlichen mündlichen Anweisungen konnte ich nicht folgen, was den Werkunterricht zu einer Katastrophe werden ließ. Der Werklehrer erklärte und erklärte, ohne daß ich etwas verstand. Dreidimensionale hohle Gegenstände zu bauen paßte nicht zu meiner eher zweidimensionalen, aufs Detail fixierten Sehweise. Ich machte einfach gar nichts, hing in meiner Bank herum oder sah zum Fenster hinaus. Anfangs ließ sich der Werkunterricht so ganz gut überstehen, Hauptsache, man ließ mich in Ruhe. Es gefiel mir sogar, nichts zu tun. Doch dann sollten wir den Umgang mit den Maschinen lernen – mit der Drehbank und der Bandsäge.

Bisher hatten mich hauptsächlich murmelnde, scharrende und rufende Geräusche in der Schule irritiert, Geräusche, die ich in ihren einzelnen Bestandteilen aufnahm und nicht aussperren konnte und die sich wie ein Teppich über meine

Gedanken legten. Aber jetzt kamen die Maschinen in mein Leben und entzogen mir mit ihrem Lärm den Boden unter den Füßen. Ich hielt mir die Ohren zu, wenn das Getöse losging, aber fast immer zu spät. Das drang schmerzhaft in mich ein, immer wieder verlor ich die Kontrolle über mein Raumgefühl und über mich selbst.

Als der Lehrer mich zur Säge führen wollte, um mir zu zeigen, wie man damit umging, wich ich zurück und rannte auf den Schulhof hinaus – ein ganz gesunder Selbsterhaltungstrieb. Wer würde sich schon freiwillig neben eine Bandsäge stellen und die Hände in die Nähe des Sägeblattes halten, wenn er gleichzeitig die Kontrolle über den eigenen Körper verliert? Aber in den Augen der Umgebung existierte diese Logik nicht. Ich stellte mich wieder einmal an, ganz ohne Grund. Allerdings würde ich es nicht überleben, diesem Lärm einmal in der Woche ausgeliefert zu sein, das fühlte ich. Ich fühlte es so stark, daß es mir gelang, jeden Mittwoch, wenn wir Werken hatten, krank zu werden. Die Panik erzeugte das Fieber, das notwendig war, um daheimbleiben zu dürfen. Nach einiger Zeit wurde es allzu offensichtlich, daß ich nur mittwochs krank war, und da griff ich zu der weniger raffinierten Methode. Ich weigerte mich hinzugehen. Ich wurde zu einem unverrückbaren Fels aus Weigerung.

Dies führte zu Diskussionen zwischen meiner Mutter, der Schule und dem Werklehrer über meine vermeintliche Angst vor den Maschinen. Daß es das Geräusch an sich war, das mich so quälte, unabhängig davon, ob ich oder jemand anders an der Maschine stand, das konnte sich niemand vorstellen.

Ob ich denn nicht wieder hingehen könne, wenn ich nicht sägen müsse?

«Nein.»

«Und wenn …»

«Nein.»

«Du mußt zum Unterricht!»

«Nein.»

Meine Mutter, die den Grund zwar nicht ganz verstand, spürte zumindest, wie ernst es mir mit meinen Protesten war und brachte die Angelegenheit weiter oben in der Schulhierarchie zur Sprache. Und so wurde ich schließlich vom Werken befreit, tatsächlich für immer. Jetzt war ich wenigstens einer Plage ledig und durfte voller Erleichterung im hellen, stillen Handarbeitssaal sitzen, wo man sich konzentrieren konnte.

«Warum darf sie das?»

«Warum nur sie?»

«Das ist ungerecht!»

Ich hörte alle Kommentare, ignorierte sie jedoch. Natürlich war es ungerecht, bestimmt gab es auch andere, die aus irgendeinem Grund nicht ins Werken wollten.

Ich war froh, obwohl meine Unfähigkeit, mündlichen Anweisungen zu folgen, auch im Handarbeitsunterricht deutlich wurde – meine gestrickte Schlange bestand eher aus Löchern als aus Maschen. Aber mit Nadel und Faden konnte ich gut umgehen, pingelige Aufgaben waren etwas für meine scharfen Augen, und wenn es ringsum still war und ich genügend Zeit hatte, fiel es mir leicht, mit den Fingern Präzisionsarbeiten auszuführen.

Irgendwann in der dritten Klasse wurde die Einsicht, daß ich anders war, immer größer. Als ich die Begriffe «dahinter» und «innen» entdeckte, erwachte ich zugleich auch zu einem neuen Bewußtsein, das mir meine Beziehung zur Umwelt deutlicher zeigte. Warum war so vieles, das anderen ganz leichtzufallen schien, für mich so schwierig? War ich möglicherweise geistig behindert? Aber ohne es selbst zu wissen? Wollte man es mir nicht sagen, daß ich geistig behindert war? Was war mit mir nicht in Ordnung? Warum war ich kein richtiger Mensch?

Ich versank in einem Gefühl von Sinnlosigkeit, begann aus Kummer zu essen und wurde dick. Jetzt hatte ich wenigstens ein greifbares äußeres Attribut, für das ich gehänselt werden konnte. Die Dicke. Das tat weh, und ich wollte auch nicht dick sein, aber es war dann doch das geringere Übel, wegen einer Sache, die mir bewußt war, schikaniert zu werden.

In dieser Zeit ging mir auch auf, wie leichtgläubig ich früher gewesen war. Selbstmitleid empfand ich dabei nicht. Ich mußte wirklich unerhört einfältig und vernagelt gewesen sein, um mich von den anderen Kindern dermaßen hereinlegen und mir so viel von ihnen gefallen zu lassen. Jetzt begann ich zu ahnen, allerdings ohne den ganzen Umfang des Problems zu begreifen, daß ich die Absichten meiner Mitmenschen nicht ganz verstand. Mir fehlte die Gabe, ihren Gesichtern und Körpern anzusehen, ob sie unfreundlich oder freundlich gestimmt waren, Freund oder Feind. Auch ihre Taten waren häufig allzu verwirrend, als daß ich daraus etwas hätte schließen können. Daher wurde ich jetzt allen gegenüber mißtrauisch. Ich begann mich auch vor Blamagen zu fürchten und kam zu dem Schluß, daß es in jeder Situation besser war, nichts zu tun als das Falsche zu tun.

Als ich jünger war, hatte ich mich den Leuten gegenüber manchmal ziemlich undistanziert verhalten. Meistens hatte ich meine Ruhe haben wollen, aber wenn ich es in Ordnung fand, jemandem auf dem Schoß zu sitzen, war es ziemlich unwichtig gewesen, wessen Schoß das war. Mich einem Fremden auf den Schoß zu setzen war nicht schwieriger gewesen, als mich in einen Sessel zu setzen. Für mich waren diese leeren Gesichter ja fast wie Möbel. Damals war ich nicht so schüchtern und ängstlich gewesen wie Kerstin, sondern hatte, wenn ich nicht gerade in mir selbst abgekapselt war, eine Art respektloser Offenheit besessen. Die Respektlosigkeit war gesünder und lebendiger gewesen als die mißtrauische Zurückgezogenheit, die jetzt an ihre Stelle trat.

Früher war es mir schwergefallen, zu verallgemeinern und eine Erfahrung aus einem Bereich des Daseins auf einen anderen zu übertragen. Jetzt begann ich statt dessen übertrieben zu verallgemeinern. Weil «dahinten» und «innen» für alles galt und ich das früher nicht kapiert hatte, mußte darin wohl auch der Kernpunkt des Verstehens liegen. Es galt, alles, was man wußte, einzubeziehen. Die einzelnen Fächer waren nicht getrennt. Alles hing zusammen. Etwas, das hier geschah, konnte auch dort geschehen. Es war wichtig, von einer Situation zur anderen einen Faden mitzuziehen. Bald blieb das nicht nur eine Theorie. Es wurde zu einer Wahrheit, die für meine Versuche, die Welt zu verstehen, Folgen haben sollte.

Draußen in der Welt gab es Toiletten, und bei uns zu Hause hatten wir zwei, eine im ersten Stock und eine im Erdgeschoß. Das war ganz einfach – eine Toilette oben und eine unten. Doch dann stellte ich fest, daß es an manchen Orten zwei Toiletten nebeneinander gab, eine für Jungen und eine für Mädchen. Außerdem hatte ich begriffen, daß es auf der Welt zwei Arten von Orten gab. Es gab «bei jemand zu Hause» und «nicht bei jemand zu Hause». Dies war für mich eindeutig und glasklar, und daß andere Menschen die Welt in noch mehr Orte einteilten, konnte ich mir nicht vorstellen. Die Orte, wo es zwei Toiletten nebeneinander gab, eine für Jungen und eine für Mädchen, lagen dort, wo es «nicht bei jemand zu Hause» war. Überall dort, wo es «bei jemand zu Hause» war, lagen die Toiletten immer einzeln für sich.

Die Schule war «nicht bei jemand zu Hause», und auf derselben Ebene, wo unser Klassenzimmer lag, befanden sich auch zwei Toiletten, Wand an Wand. Also mußte die eine für Jungen sein und die andere für Mädchen. Aber an den Türen stand nichts, und nun grübelte ich daran herum, wie ich dahinter kommen sollte, welche für Mädchen war. Die anderen schienen nie zu zögern, wohin sie gehen sollten, daher mußten doch irgendwelche Zeichen an diesen Türen sein.

Ich musterte die Türen eingehend, um das zu entdecken, was alle anderen zu sehen schienen, ich aber nicht erkennen konnte. Flüchtig kam mir der Gedanke, daß die anderen von allein wußten, welche Toilette sie benutzen sollten und keine deutlichen Schildchen brauchten, so wie ich. Vielleicht besaßen sie die angeborene Fähigkeit, solche Dinge zu wissen?

Dieser Gedanke kam der Wahrheit an und für sich am nächsten, aber mir erschien er dennoch unglaubwürdig, und für meinen konkreten Sinn zu mystisch. Außerdem hätte ich dann vollends aufgegeben – wenn andere so etwas von sich aus wußten, brauchte ich mich gar nicht erst mit dem Versuch, es zu verstehen, abzugeben.

In der Etage unter unserem Klassenzimmer lag eine einzelne Toilette im Korridor. Meiner konkreten Logik nach mußte diese dann sowohl für Jungen als auch für Mädchen zugänglich sein. Aber in der Pause konnte ich sie nicht aufsuchen. Dann würden alle sich wundern, warum ich nicht auf die Toilette ging, die näher lag, also mußte ich die Toilette während des Unterrichts aufsuchen. Das machte ich nicht gern, weil man dafür erst um Erlaubnis fragen mußte, aber es war immerhin besser, als etwas Falsches zu riskieren. Ich rechnete mir genau aus, wie, wann und wo ich auf die Toilette gehen könnte. Mein ohnehin geringer Status erlaubte es mir nicht, mich vor meinen Klassenkameraden zu blamieren. Und es war mir wichtig, die vorhandenen deutlichen Regeln und Verordnungen zu befolgen. Ich wollte alles richtig machen.

In den ersten drei Schuljahren hatte es mir Schwierigkeiten bereitet, nach dem Toilettenbesuch wieder ins Klassenzimmer zurückzufinden. Daher hatte ich in den Pausen dorthin gehen müssen und es auf mich genommen, daß die anderen fragten, warum ich denn zu der Einzeltoilette neben dem Werkraum hinunterging. Das tat ich nur, weil sie direkt neben der Treppe im Erdgeschoß lag, den Weg dorthin und zurück fand ich ohne weiteres. Doch konnte ich das niemandem erklären, denn meine Umgebung hatte ja schon ein für allemal bestimmt, daß ich mich selbstverständlich überall zurechtfand.

Als ich in die vierte Klasse kam, fand ich mich etwas leichter zurecht. Die Klasse war in ein anderes Gebäude auf demselben Schulhof umgezogen, wo unser Klassenzimmer ganz hinten im obersten Stock lag. Dort oben gab es sonst keine Klassenzimmer, nur einen Werkraum und einen Musiksaal, und deren Türen sahen ganz anders aus. Jetzt konnte ich wenigstens problemlos zurückfinden.

In den Pausen versuchte ich festzustellen, welche der beiden Toiletten in unserem Korridor die anderen Kinder benutzten, um so auszurechnen, welche zu wem gehörte. Doch kaum kam die Klasse aus dem Klassenzimmer gewimmelt, da verschmolzen ihre Gesichter sofort miteinander, und ich konnte nicht mehr auseinanderhalten, wie wer hieß und wer was tat. Wenn ich sie nicht im Klassenzimmer an ihren Plätzen sah, schienen mir ihre einzelnen Gesichtszüge nicht im Gedächtnis haftenbleiben zu wollen. An die wesentlichen Züge ihres Äußeren erinnerte ich mich – wer dunkelhaarig war, wer eine Brille trug und ähnliches. Aber wenn sie nicht an bestimmten Plätzen stillstanden, verschmolzen alle dunkelhaarigen Personen zu einer einzigen. Daher suchte ich weiterhin nach irgendeinem sichtbaren Code, der mir zeigen sollte, welches die Madchentoilette war.

Ich hatte noch ein weiteres Problem, das gewisse Toilettenstrategien erforderte, doch daß es ein Problem war, wurde mir erst im Erwachsenenalter klar. Bis dahin hatte ich geglaubt, es sei bei allen Menschen so. Ich spürte nämlich nicht, wann ich die Toilette aufsuchen mußte, sondern mußte mir überlegen, wann ich gehen sollte. Daß andere Menschen ein Signalsystem besaßen, das sie in bestimmten Intervallen warnte, bevor es zu dringend wurde, wußte ich nicht. Ich hatte kein solches System. Ich spürte nichts, nichts und wieder nichts, bis es plötzlich akut wurde. Dann spürte ich es allerdings, doch dann brauchte ich umgehend eine Toilette. Daher mußte ich immer im voraus und sehr oft auf die Toilette gehen, damit es gar nicht erst so akut werden konnte.

10.

Es gab ein Spiel, das ging so: Kerstin und ihre Freundin begaben sich in unseren Keller, wo sie sich verkleideten. Dann kamen sie zu mir herauf und stellten sich als Katzenwurst und Esmeralda vor. Sie behaupteten, sie seien meine Schutzengel und würden alle Katzen lieben. Ich glaubte ihnen und akzeptierte alles, was sie sagten. Ich begriff nicht, daß es Kerstin und ihre Freundin waren, ja, nicht einmal, daß es ein Spiel war. In meiner Welt brauchte Esmeralda nicht Kerstin zu sein, bloß weil sie meiner Schwester ähnlich sah, außerdem hatte sie ja gesagt, daß sie Esmeralda hieß. Einerseits fürchtete ich mich ein wenig vor ihnen, andererseits fand ich es irgendwie spannend, Schutzengel zu haben. Sie sagten, ich könne auch ein Schutzengel werden, und das wollte ich. Ich wollte gern etwas anderes sein als ich war. Ich wollte gern etwas sein, ganz gleich was, von dem man wußte, was es war.

Vielleicht fanden Kerstin und ihre Freundin es sowohl amüsant als auch ein wenig beängstigend, daß ich ihnen tatsächlich glaubte, und vielleicht ahnten sie auch, daß ein anderes Kind meines Alters nicht alles so vorbehaltlos geschluckt hätte. Doch eines Tages ging mir auf, daß sie mir etwas vormachten, und als ich die Einsicht einigermaßen verdaut hatte, wie vernagelt ich gewesen sein mußte, um das nicht zu kapieren, begann mir das Spiel Spaß zu machen. Jetzt fürchtete ich mich nicht mehr, sondern wünschte mir, daß die beiden immerzu Katzenwurst und Esmeralda spielten. Ich konnte nicht genug kriegen und war sehr enttäuscht, daß sie jetzt, wo ich es endlich begriffen hatte, so selten mit mir Katzenwurst und Esmeralda spielen wollten. Und wenn es mir gelang, sie zu überreden, störte es mich auch nicht, daß es von ihrer Seite aus halbherzig und unengagiert geschah. Solche Unterschiede merkte ich nicht. Von mir aus durften sie es gern jedesmal genau gleich spielen, doch nachdem ich das Spiel verstanden hatte, erstarb es und verschwand.

Ich bemühte mich unentwegt, alles zu verstehen, was um mich herum geschah. Älter zu werden war für mich mit dem Wunsch verbunden, die Dinge besser zu verstehen. Das war der Hauptgrund, warum ich gern älter werden wollte, das und die Vision, daß ich endlich in Ruhe gelassen würde, wenn ich erst mal groß wäre. Doch fast jedesmal, wenn ich etwas verstanden hatte, stellte es sich heraus, daß noch mehr Schwierigkeiten, neue Schwierigkeiten auf mich warteten. Und je älter ich wurde, desto mehr wurde von mir verlangt, während ich selbst immer weniger kleinkindlichen Charme aufweisen konnte, um damit meine Mängel zu kompensieren. Eine zurückhaltende, mollige Vierjährige konnte von der Umwelt mehr Nachsicht erwarten als eine mißtrauische Zehnjährige mit Übergewicht.

In den ersten drei Klassen hatte meine Lehrerin mir erlaubt, während des Unterrichts auf einem Schmierzettel zu zeichnen. Das hatte mich daran gehindert, in mich selbst zu versinken. Mit Papier und Bleistift konnte ich mein Nervensystem wachhalten. Zwar hatte ich deswegen nicht besser aufgepaßt, sondern mich vielmehr auf das konzentriert, was ich zeichnete. Doch das war nicht so wichtig gewesen, weil ich ja ohnehin alles konnte, was unterrichtet wurde. Ich wußte nicht, daß solche Vergünstigungen plötzlich gestrichen werden konnten, aber jetzt in der Vierten bekamen wir eine neue Lehrerin, und damit nahm die Sonderbehandlung ein Ende!

Das müsse ich doch einsehen, daß man im Unterricht nicht einfach dasitzen und kritzeln dürfe!

Ab jetzt wurde das Gerede der Lehrerin für mich zu einem

zähen, monotonen Meer, in dem das Rascheln und Husten als Wellen hochschwappten und das mich langsam in mich selbst versinken ließ. Ich verlor mich nicht in Tagträumen, sondern verzog mich einfach in mich selbst und blieb dann dort. Diese innere Leere unterschied sich vielleicht nicht allzusehr von Meditation, allerdings mit dem großen Unterschied, daß ich diesen Zustand meistens nicht selbst beherrschen konnte. Das geschah einfach, der Hauptschalter stand auf Null, und dann war alles ausgeschaltet, abgekoppelt.

Da es mir inzwischen bewußt war, daß mich irgend etwas von den anderen unterschied, empfand ich dieses Abtauchen in mich selbst jetzt als viel quälender. Mir war klar, daß ich die Erwartungen nicht erfüllte, die an mich gestellt wurden, und daß ich die anderen enttäuschte, und ich versuchte wirklich dagegen anzukämpfen. Aber erst brachten sie mich in eine Lage, die für mein Nervensystem wie Äther war, und dann verlangten sie, daß ich munter, wach und aufmerksam sein sollte. Und gleichzeitig sollte ich still sitzen und ruhig sein, ich durfte weder meine Stimme noch meinen Körper bei dem Versuch zu Hilfe nehmen, im Klassenzimmer zu bleiben. Sie hätten mich genausogut bitten können, einen Handstand zu machen und dabei Apfelsinen zu schälen. Aber ich glaubte ihnen, als sie sagten, ich sei faul. Schließlich konnten die anderen ja still sitzen und aufmerksam zuhören. Dann mußte es wohl so sein, wie sie sagten. Und dabei kämpfte ich doch die ganze Zeit so sehr darum, so zu werden, wie sie es wünschten. Sie sagten «So mußt du sein», wollten mir aber nicht die Hilfsmittel zugestehen, die ich benötigte, um so zu werden. Also mühte ich mich nach Kräften ab, ohne zu ahnen, daß ich auf verlorenem Posten kämpfte.

Nachdem ich jetzt keine Schmierzettel mehr vollzeichnen durfte, begann ich auf die Bank zu kritzeln. Das war streng verboten, aber ich hatte mich so sehr an dieses Stück Papier gewöhnt, daß mir mein Tun kaum bewußt war. Es hielt mich im Zimmer zurück, damit ich hörte, ob die Lehrerin mich anredete. Wenn ich nicht durch irgendeine Form von Aktivität daran gehindert wurde, in mich selbst zu versinken, hörte ich nicht, wenn man mit mir sprach. Und dabei mußte man doch unbedingt antworten, wenn man angesprochen wurde, das wußte ich. Es schien nichts zu geben, was die Erwachsenen so sehr provozierte, wie wenn man keine Antwort gab. Also versuchte ich anwesend zu bleiben – ich kritzelte auf die Bank, wurde ermahnt, versuchte das Kritzeln zu unterlassen, versank in mich selbst, antwortete nicht, wenn ich angesprochen wurde, wurde gescholten, versuchte anwesend zu bleiben und kritzelte wieder auf die Bank.

Allmählich ließen auch meine Leistungen in der Schule zum Teil nach. In Schwedisch und Englisch war es zwar bedeutungslos, daß ich im Unterricht nicht aufpaßte. Ich konnte dennoch perfekt lesen und schreiben. Ich brauchte ein geschriebenes Wort nur ein einziges Mal gesehen zu haben, um es mir merken zu können. Mit der schwedischen Sprache ging ich sehr konservativ und korrekt um. Die Sprachreformen der siebziger Jahre mißfielen mir, daher benutzte ich beim Schreiben weiterhin die alten Formen. Die Variationen der Sprachrhythmen faszinierten mich, und es machte mir Spaß, Komma und Punkt zu verteilen. Vermutlich war ich die einzige Schülerin der vierten oder fünften Jahrgangsstufe, die in ihren Aufsätzen einen Strichpunkt verwendete. Punkt, Doppelpunkt und Komma waren für mich wie Musikinstrumente, man konnte auf ihnen spielen.

Zu Hause las ich viel, vor allem der Dichter Gustav Fröding gefiel mir. Gedichte waren wie Märchen, nur noch besser, weil sie einem strengen Rhythmus folgten, der meinem Ordnungssinn und meinem Wunsch nach Berechenbarkeit entgegenkam. Schmerz, Leid, Tod und Außenseitertum, das war es, worüber ich mehr erfahren wollte.

«Ich bin die kranke Linde,
die, noch jung, verdorrt.
Dürres Laub im Winde
wirft meine Krone fort.
Blätter, fallt, Winde, tragt!
Es raschelt im Laub auf der Erde.»

«Sie windet sich einsam in Ringen,
weiß, sie ist häßlich und bös.
Die Lerche entfaltet die Schwingen,
schwebt glücklich hinauf in die Höh.
Hör doch, oh höre sie singen.
Die Schlange, die ist nicht dabei.»

Diese Gedichte sprachen meine zehnjährige Seele an. Und die Farbe der Frödingschen Wehmut konnte ich deutlich vor mir sehen, vielleicht sogar besonders deutlich, weil ich nicht die ganze Tragweite der Worte verstand. Ich nahm die Gedichte nicht so sehr als Ganzes auf, sondern überlas einfach die Abschnitte, die ich nicht verstand und vertiefte mich dafür um so mehr in die Passagen, die mir etwas sagten. Dies war etwas, das meiner Wirklichkeit mehr entsprach als alles, was im Fernsehen gezeigt wurde oder was in den meisten Kinderbüchern stand. Aber meistens waren es die einzelnen Wörter, die ich suchte. Ich blätterte vor und zurück und begann erst zu lesen, wenn irgendein Wort mein Interesse geweckt hatte. Ich suchte neue, noch nicht geschmeckte Wörter. Mein Bedarf an neuen Wörtern, die entdeckt und erforscht werden konnten, war größer als mein Bedarf an Menschen. Die Wörter weckten meine Neugier und riefen eine Art Hunger bei mir hervor. Für neue Wörter hatte ich immer jede Menge Platz. Vendettas und Mixturen – diese Wörter konnte ich genießen.

Aus demselben Grund hatte ich Lennart Helsings Bücher geliebt, als ich jünger war – sie hatten meinen Wortschatz um Krokant, Kupferschläger und Tambourmajor bereichert. Und um Konstantinopolisch. Obwohl ich vor allem die Sprache suchte, die Worte und den Rhythmus der Formulierungen, fühlte ich mich doch erst dann richtig angesprochen, wenn sie von Verlassenheit und Leid handelten – dann konnte ich sie auch dechiffrieren. In der Erzählung «Singoalla» von Viktor Rydberg fand ich Äußerungen, die mir mehr gaben als die Kindersendungen im Fernsehen.

«Ich sage dir, dieses schwarzäugige Weib ist ein Wesen von einer anderen Art als du es bist, ein Kind der unergründlichen Natur – ein verworfenes Geschöpf, eine Heidin, halb Troll ...»

«Die Welt ist ein Friedhof ... und eines ist gewiß, mein Herz ist tot und begraben und kann keinen Schmerz mehr fühlen.»

Das Kind in «Singoalla», das Sorgenkind hieß, entsprach meinem Wunsch nach einer deutlichen, konkreten Welt. Jeder wußte, was ein Sorgenkind war, das sagte ja schon der Name. Daß das Buch auch eine Liebesgeschichte war, entging mir völlig. Ich las auch die Märchen von Andersen und den Brüdern Grimm. Aber nur die allerblutigsten Märchen, die am grausamsten endeten. Abgehackte Füße, erfrorene Kinder und die ganze unberechenbare Niedertracht des Daseins. Menschen, denen das Leben übel mitspielte. Ich suchte nach mir selbst, vielleicht würde ich plötzlich eine Seite in einem Buch umblättern und das Märchen finden, das von mir handelte? Manchmal schien ich kleine Hinweise zu erhalten, daß das möglich war. In «Singoalla» kamen Eremiten vor, ich erkundigte mich, was das bedeutete und fühlte mich ihnen verwandt. Sollte ich vielleicht ein Eremit werden, wenn ich groß war? Ich suchte eine Erklärung für das, was mit mir nicht stimmte, etwas, das meinem Leben Sinn verlieh. Die Hoffnung, eine Erklärung zu finden, war immer im Unterbewußtsein vorhanden.

Diese Hoffnung war es, die mich, wenn auch unbewußt,

veranlaßte, in medizinischen Büchern zu blättern. Sie brachte mich dazu, Bilder von Krebskranken anzuschauen – diese Krankheit mit dem seltsamen Namen – und auch Geschwulste und angeborene Mißbildungen. In der Schule weckte der Unterricht, der vom menschlichen Körper und seinen Funktionen handelte, mein Interesse. Sonst hinkte ich mittlerweile in den Fächern hinterher, deren Grundlage Wissen war, und das, obwohl es mir eigentlich nicht schwerfiel, mir Tatsachen einzuprägen. Aber das meiste, was in der Schule vermittelt wurde, war so uninteressant. Ich hätte Lebenstechniken lernen müssen und keine Fakten darüber, wie viele Mägen eine Kuh hat oder was die schwedischen Landwirte produzieren. Diese Art von Wissen sagte mir nichts, das hatte nichts mit meiner Welt zu tun. Ich mußte lernen, wie man sich in der Schule zurechtfand, welche Toilette ich benutzen sollte, wie man sich beim Spielen verhielt und wie mein Körper funktionierte. Wie sollte eine Person, die erst lernen mußte, wie man den Alltag überlebt, sich für die drei Weisen aus dem Morgenland interessieren? Dennoch war man allgemein der Ansicht, mir falle das Lernen leicht. Vielleicht, weil ich alles, was ich gut konnte, ganz besonders gut konnte.

Die Anforderungen wuchsen. Wenn ich in dem einen Fach tüchtig war, hatte ich es in dem anderen gefälligst auch zu sein. Und wenn nicht, dann war ich faul und verwöhnt und sollte mich doch bitte zusammennehmen. Das einzige, was ich gut und gern tat, war zeichnen. Da wurde nichts von mir erwartet. Ich zeichnete alles sehr genau, Einzelheiten und Perspektiven, das machte mir Spaß und beeindruckte zugleich auch die anderen Kinder. Doch im Schulsystem zählte Zeichnen nicht, eine Eins in Zeichnen zu haben war uninteressant.

Das Chaos in den Pausen plagte mich immer noch, aber inzwischen fiel es mir doch etwas leichter, unter Menschen zu sein. Mir war auch kaum etwas anderes übriggeblieben, als mich daran zu gewöhnen. Mit großer Mühe hatte ich mir einige meiner Absonderlichkeiten abgewöhnt, zum Beispiel meine Vorliebe für gewisse Kleider. Ich wollte möglichst wenig abweichen und versuchte, die auffälligsten Teile meines Charakters einzuebnen und zu bleichen. Inzwischen kämmte ich mich wieder, da meine Haare etwas von ihrer Empfindlichkeit verloren hatten, und ich besorgte mir auch die gleichen Jeans, die die anderen trugen.

In der Schule wurde ich etwas mehr akzeptiert, doch bedeutete das zugleich auch eine allmähliche Änderung meiner Selbsteinschätzung, eine Art Vergiftung meiner Selbstachtung. Früher hatte ich mich oft nicht wie ein richtiger Mensch gefühlt, hatte dabei jedoch wenigstens das Gefühl gehabt, einer anderen Spezies anzugehören. Jetzt fühlte ich mich immer noch nicht wie ein richtiger Mensch, sondern eher wie eine schlechte Nachahmung anderer Menschen, wie eine fehlerhafte Kopie.

Ich richtete Fragen an meine Umgebung, um herauszufinden, ob mir etwas Wesentliches fehlte. Die ganze Zeit trug ich diese verschwommene nagende Ahnung mit mir herum – daß etwas mit mir nicht in Ordnung war. Doch Fragen, die aus tiefstem Ernst heraus gestellt wurden, erhielten nur belustigte Antworten:

«Aber nein, Kindchen, mit dir ist doch alles in Ordnung.»

Wahrscheinlich hatten sie meine Frage nicht verstanden, ich mußte noch einmal fragen, die Frage anders formulieren. Also versuchte ich es noch einmal.

«Ist an mir irgendwas komisch?»

Lächelnde Stimmen von oben. Scherzhaft gurgelnde Stimmen.

«Komisch? An dir ist nichts komisch. Höchstens, daß du soviel fragst.»

Irgend etwas mußte mit den Personen, die über so todernste Dinge scherzen konnten, nicht in Ordnung sein. Oder war ich diejenige, die nicht in Ordnung war? Wenn ich ein seltenes Mal herauszufinden versuchte, was mit mir eigentlich los war, erhielt ich stets die Auskunft: Das Problem bestehe nicht darin, daß irgendwas an mir komisch sei. Das Problem sei, daß ich glaubte, etwas an mir wäre komisch. Eines Tages im Herbst, als ich in die vierte Klasse ging, wurde auf dem Schulhof eine kleine Bude errichtet. Sie blieb ein, zwei Wochen verriegelt, doch plötzlich war sie in der Mittagspause geöffnet. Mehrere Kinder scharten sich davor, und nach einiger Zeit ging ich auch hin, um festzustellen, was dort los war. Zu meinem Entsetzen sah ich Tante Berit in der Bude stehen. Auf unerklärliche Weise war sie von ihrer Welt hergeflogen, um hier in meiner Schulwelt zu landen. Als ob ich nicht schon genug von Tante Berit in meinem Leben hätte! Manche Nachmittage, an denen niemand bei mir zu Hause war, mußte ich immer noch bei ihr verbringen, und ich konnte sie immer noch nicht ausstehen.

Ich hätte es nie für möglich gehalten, daß Tante Berit in noch einem weiteren Bereich meines Daseins auftauchen würde, und wußte überhaupt nicht, wie ich mich verhalten sollte. In dieser Bude auf dem Schulhof, die sie betreute, durften die Schüler Spiele ausleihen. Die meisten Kinder schienen sich über diese Neuerung zu freuen, aber ich hielt einen möglichst großen Abstand dazu und zerbrach mir den Kopf darüber, wieso es möglich war, daß Tante Berit in meiner Schule gelandet war.

Auf die Dauer konnte man ihr jedoch nicht ausweichen, sie hatte nämlich auch die Aufsicht über den Aufenthaltsraum in der Schule übernommen. Eines Tages, als sie mich erwischt hatte und mich festhielt, um mit mir zu reden, fragte ich sie, warum sie eigentlich hier sei.

«Ich bin hier, um dich im Auge zu behalten.»

Vermutlich versuchte sie zu scherzen, doch das verstand ich nicht. Mein konkretes Denken führte dazu, daß ich glaubte, die Leute würden immer genau das meinen, was sie sagten, und daher glaubte ich ihr; ich glaubte, sie sei einzig und allein deshalb hierher in die Schule gekommen, um mir Anstand beizubringen. Einfach schrecklich. Ich fühlte mich verfolgt und kontrolliert. Tante Berits scharfes, bewachendes und meistens mißbilligendes Auge verfolgte mich überall in der Schule. Es war, als hätte sie mit dem «mich im Auge behalten» einen Fluch ausgesprochen.

Ich wußte sehr wohl, was das bedeutete, jemanden «im Auge zu behalten». Aber dennoch war ich mir nicht ganz sicher, ob der Ausdruck nicht auch eine weitere Bedeutung enthielt, eine konkretere Bedeutung. Ich sah das Bild «jemanden im Auge zu behalten» sehr deutlich, aber wessen Auge war eigentlich damit gemeint? Da ich immer noch keine Ahnung hatte, was andere über die Zukunft oder über Situationen, wo sie nicht anwesend waren, wissen konnten, dachte ich mir, daß dieser Ausdruck mit dem «im Auge behalten» vielleicht hieß, Tante Berits Augen sähen alles. Selbst wenn sie nicht anwesend war.

Ich verbrachte Stunden damit, konzentriert zu überlegen, was es damit auf sich haben mochte.

Tante Berits Augen waren jedenfalls oft deutlich anwesend. Wenn allgemeine Fluorspülung angesagt war, tauchte prompt Tante Berit auf und kontrollierte die roten Farbspuren auf meinen Zähnen, die verrieten, daß ich sie nachlässig geputzt hatte. Beim Wiegen und Messen stand Tante Berit neben der Schulkrankenschwester und kommentierte mein Übergewicht, und ihre Art «Pfui!» zu sagen, wenn ihr etwas mißfiel, was ich getan hatte, verfolgte mich durch die ganze Schule.

Überall auf der Straße war Mopedgeknatter zu hören, und das konnte ich nicht ertragen. Auf manche Geräusche reagierte ich immer noch sehr empfindlich. Allein und schutzlos im Freien unterwegs zu sein, das war schwierig. Als müsse ich alles zusammenhalten, obwohl ich ohne Haut war. Ich war hautlos, und alles Lebenswichtige drohte jederzeit aus mir herauszukullern, wenn ich auch nur eine Sekunde lang losließ.

Dienstags und donnerstags besuchte meine Mutter einen Kurs, und auf dem Weg zu Tante Berit, bei der ich diese beiden Nachmittage verbringen sollte, mußte ich jedesmal an einem weißen Haus vorbeigehen. In diesem weißen Haus, das gleich hinter einer Kreuzung lag, wohnte ein großes Mädchen, deren Freund ein Moped hatte. Das Mädchen hatte ein leeres Gesicht, aber ich ahnte verschwommen, daß ihr Gesicht eigentlich einen Inhalt haben müßte. Vielleicht war sie die ältere Schwester von irgendeinem Mitschüler? Allmählich war ich dahintergekommen, daß meine Art, die Menschen anzusehen, sich von der anderer Leute unterschied. Die anderen schienen in und zwischen den Gesichtern, die für mich nur aus Umrissen bestanden, Ketten aus lauter Inhalt zu sehen. Sie schienen Ketten aus Eltern, Geschwistern, Häusern und Straßen zu sehen, durch die alles untereinander verbunden war. Manchmal gelang es auch mir, einzelne Personen dank irgendeinem gemeinsamen Nenner miteinander in Beziehung zu bringen, allerdings war es mir nicht bewußt, daß es wichtiger war, dieselbe Mutter zu haben als denselben Lehrer.

Dieses Mädchen mit dem leeren Gesicht und ihr Freund mit dem Moped entdeckten, daß mein Körper fast hautlos war. Und sie wollten testen, ob sie die kleinen Hautfetzen, die mir als Schutz geblieben waren, auch noch abziehen konnten. Dazu entwickelten sie ein Ritual, das jedesmal stattfand, wenn ich auf dem Weg zu oder von Tante Berit an ihnen vorbeiging.

Der Junge und das Mädchen hingen meistens vor dem Haus des Mädchens herum. Er saß auf seinem Moped, und sie lehnte am Gartentor. Als sie eines Tages merkten, daß das Mopedgeräusch eigenartige Reaktionen bei mir hervorrief, begannen sie mich damit zu terrorisieren. Sie warteten, bis ich an ihnen vorbeikam, um dann plötzlich das Moped aufzudrehen. Dieser Lärm riß den Erdboden unter meinen Füßen auf. Ich konnte die Welt ringsum weder sehen noch fühlen. Oben und unten waren ein und dasselbe, und ich spürte nicht mehr, wo meine Füße waren. Um nicht umzukippen oder von innen her gesprengt zu werden, packte ich den Zaun neben mir, preßte mich an die Latten und hielt mich krampfhaft daran fest. In einer Welt, die unversehens vollkommen unberechenbar geworden war, mußte ich etwas anfassen, das still stand und das man festhalten konnte. Also hielt ich die rotgestrichenen Zaunlatten fest umklammert.

Das sah wahrscheinlich sehr spaßig aus, wie ein kleines Segelboot auf stürmischer See. Aber in meinem Kopf war kein Platz für irgendeine intellektuelle Anstrengung, die es mir erlaubt hätte, neben mich zu treten und festzustellen, daß ich mich irgendwie komisch verhielt. Ich war vollauf damit beschäftigt, die Situation in den Griff zu kriegen und meine Umgebung zu verstehen. Bald merkte ich, daß sich jedesmal dasselbe abspielte, wenn ich zu Tante Berit unterwegs war. Da ging ich dazu über, mich bereits in einiger Entfernung am Zaun festzuhalten, ich spannte meine Nerven an und versuchte mich auf das entsetzliche Geräusch vorzubereiten. Manchmal drehten sie den Motor gar nicht auf, sondern sagten nur plötzlich «brrumm, brrumm», was mich einen Luftsprung machen ließ und sie zum Lachen brachte. Bei anderer Gelegenheit drehten sie das Moped schon auf, wenn sie mich von weitem kommen sahen. Dann konnte ich nicht vorbeigehen. Das war einfach nicht möglich, das Geräusch bildete eine Wand, durch die ich nicht hindurchkonnte. Ich mußte so lange in einiger Entfernung stehenbleiben, bis ihnen der Spaß langweilig wurde.

Danach wurde ich von Tante Berit gescholten, weil ich zu spät kam. Sie hatte meinen Stundenplan und wußte genau, wie lange der Weg zu ihr dauern durfte. Sie wußte, daß ich faul und unverschämt war. Den Versuch, Erwachsenen die Wahrheit zu sagen, hatte ich aufgegeben. Das war sinnlos. Also stand ich einfach da, während sie mir mitteilte, was der Grund für meine Verspätung sei. Ich wartete nur darauf, bis sie geendet hätte, schaltete mich ab und ließ ihr Gezeter, genau wie das anderer Leute, durch mich hindurch und auf der anderen Seite wieder hinausfließen. Das machte sie noch wütender, aber mittlerweile getraute sie sich nicht mehr, mich anzufassen.

Zu Hause wurde die Ehe meiner Eltern immer brüchiger. Sie waren in einen Zustand gegenseitiger Demütigung geraten, aus dem sie nicht mehr herausfanden. Meine Mutter nahm immer mehr Tabletten, bis sie süchtig war, und sowohl sie als auch mein Vater waren häufig betrunken. Solange sich jeder irgendwo für sich aufhielt, blieb es ziemlich ruhig im Haus. Aber kaum kamen irgendwelche Feiertage oder sonstige Situationen, die familiäres Beisammensein erforderten, da wurden die ausgelegten Minen auch schon ausgelöst. Sie explodierten nach einem gewissen Muster.

Mein Vater schlug meine Mutter. Meine Mutter schlug zurück. Meine Mutter wurde geprügelt.

Manchmal sperrte mein Vater sie im Schlafzimmer ein. Dann wurde ich mit der Aufgabe betraut, die Feuerleiter hinaufzuklettern, um ihr durchs Balkonfenster im Obergeschoß den Schlüssel zu reichen. Sie selbst war zu wacklig auf den Beinen, um diesen Weg zu benutzen, und ich durfte die Schlafzimmertür auch nicht einfach von außen aufschließen, denn dann hätte sie nur noch mehr Prügel bezogen. Ich mußte meinem Vater den Schlüssel entwenden oder einen Extraschlüssel suchen – einige der Zimmer hatten die gleichen Schlüssel, und es dauerte einige Zeit, bis mein Vater dahinterkam, daß er sämtliche Schlüssel kassieren mußte, damit meine Mutter ihr Zimmer nicht verlassen konnte. Mit dem Schlüssel mußte ich dann hinausschleichen und in den zweiten Stock hinaufklettern – der auf dieser Hausseite praktisch der dritte war, da der Keller hier über der Erde lag. Ich kletterte auf der Feuerleiter am Haus hoch. Dann machte ich ein paar Schritte in der Dachrinne, hievte mich übers Balkongeländer und gab meiner Mutter den Schlüssel. Meistens schickte sie mich auf demselben Weg wieder hinunter. Sie wollte ihr Zimmer nämlich nicht sofort verlassen, wollte nur wissen, daß sie jederzeit hinauskonnte. Ich tat, was man mir sagte. Sie rief mir durch die Tür zu und erklärte mir, was ich zu tun hatte, und ich überlegte nicht lange, sondern führte es einfach aus.

Ich machte mir keine Gedanken darüber, ob ich ihre Befehle befolgen oder nicht befolgen sollte. Ich konnte nicht so wie Kerstin erwägen, ob meine Mutter mir so sehr leid tat, daß ich ihr helfen mußte, oder ob ich sagen sollte, sie solle sich selbst um ihre Angelegenheiten kümmern. Kerstin war voller Regeln, die bestimmten, ob meine Mutter etwas von ihr verlangen konnte oder nicht, und sie war voller Gefühle, die gegen diese Regeln stritten. Ich dagegen handelte einfach, und was ich auch tat, laut Kerstin hatte ich immer falsch gehandelt. Aber wenigstens überwand ich so mein Schwindelgefühl. Nachdem ich die Feuerleiter hinaufgeklettert war, konnte ich auch in der Turnhalle an der Sprossenwand hinaufklettern. Was ich lernte, mußte ich mir selbst beibringen. Zwang und Notwendigkeit, die Trunksucht meiner Mutter und die Brutalität meines Vaters waren meine Lehrmeister.

Ansonsten war es meistens meine Schwester, die, wenn sie sich nicht gerade demonstrativ weigerte, in die Streitigkeiten unserer Eltern verwickelt wurde. Ich war zwar anwesend, zugleich aber auch abwesend, und wollte nur in Ruhe gelassen werden. Aber wenn meine Eltern mich um etwas baten, das ich verstehen und ausführen konnte, folgte ich ihren Wünschen meistens, ohne zu überlegen, ob es richtig oder falsch war. Mir war nie klar, warum meine Schwester Stellung nahm oder was sie dazu bewegte, sich einzumischen. Kerstin irritierte es sehr, daß ich an dem Treiben unserer Eltern keinen allzu großen Anteil nahm, das fühlte ich immer deutlicher, je älter ich wurde. Kerstin war das wichtig, und sie achtete streng darauf, daß der Schein nach außen gewahrt wurde. Ich hatte dagegen überhaupt kein Gefühl dafür, was man nach außen zeigen durfte oder worüber man nicht reden sollte. Ich empfand kein Bedürfnis, die Misere meiner Eltern vor Einblicken zu schützen. Wenn sie nicht dafür sorgten, daß ich mich wusch, daß ich Strümpfe an den Füßen hatte und saubere Kleider trug, kümmerte ich selbst mich auch nicht darum. Dann ging ich eben barfuß in Gummistiefeln, dann waren meine Kleider eben voller Flecken und dann putzte ich mir nicht die Zähne. Und während Kerstin die Fassade der Familie polierte, lief ich ganz und gar ohne Glanz und Politur herum. Das ärgerte sie. Sie wurde hin- und hergerissen – einerseits wollte sie sich um mich kümmern und mich ordentlich und sauber gekleidet sehen, andererseits hätte sie mich am liebsten irgendwo eingesperrt, damit ich ihre sorgfältig geschrubbte Oberfläche nicht als Schandfleck störte.

Inzwischen hatte ich mir die richtigen Kleider zugelegt und trug dieselben Marken wie meine Mitschüler, aber was nutzte das schon, wenn ich mich immer vollkleckerte und meine Knöpfe verlor. Mein Hemd hing meistens halbwegs aus der Hose. Ich konnte einfach nicht «richtig» aussehen, weil ich kein natürliches Gefühl dafür besaß. Mir war es nie bewußt, daß ich unordentlich gekleidet war, bis mich jemand auf meine Flecken oder irgendeine andere Nachlässigkeit aufmerksam machte. Dann schämte ich mich.

Ich empfand sehr deutlich, daß etwas an mir falsch war, aber ich wußte nicht, wie ich das ändern sollte. Warum konnten sie mich nicht einfach in Frieden lassen?

Meine ganze Erscheinung schien bei den meisten Leuten automatisch etwas auszulösen – strenge mütterliche Instinkte zum Beispiel und den Wunsch, mich irgendwie zurechtzustutzen. Meine bloße Existenz schien sie zu provozieren. Es gab Leute, die rieben mir mit Spucke irgendwelche Flecken aus dem Gesicht, oder sie zupften an meinen Kleidern herum und versuchten meine Haare zu glätten. Wieso glaubten sie eigentlich, sie hätten das Recht, mich so zu betatschen? Aber ich lernte, einfach stillzuhalten und auszuharren, bis sie mit ihrem Betatschen fertig waren und mich in Ruhe ließen.

Es war mir unbegreiflich, warum sie sich so verhielten. Niemand und nichts hatte je in mir den Wunsch geweckt, einzugreifen und etwas zu ändern. Niemand und nichts hatte mir je so in die Augen gestochen, wie ich ihnen in die Augen zu stechen schien. Ich hatte weder die Lust noch das Bedürfnis danach, Dinge zu ändern oder mich in das Tun und Lassen meiner Umgebung einzumischen, daher war es so unbegreiflich, daß die Umgebung mich nicht in Ruhe ließ. Woher hätte ich ahnen können, daß die meisten Leute ganz andere innere Antriebskräfte hatten als ich und der Meinung waren, die Menschen gingen einander etwas an?

Die Betatscherei wurde von dem Lied untermalt, das mich durch meine ganze Kindheit hindurch begleitete:

Heb die Füße hoch. Paß auf! Sitz ordentlich auf dem Stuhl.
Du mußt dein Essen kauen,
iß ordentlich,
sitz ordentlich. Und paß auf, wo du hintrittst!
Du mußt lernen,
die Füße hochzuheben,
das Essen zu kauen,
aufzupassen.
Steh gerade. Hör zu. Versuch dich nicht zu drücken!
Nimm dich zusammen.
Jetzt bleibst du hier sitzen,
jetzt ißt du das hier auf,
jetzt tust du, was ich sage!
Sitz nicht da wie ein Kartoffelsack,
trampel nicht so beim Gehen,
heb die Füße hoch, hab ich gesagt!
Zum tausendsten Mal, du mußt ordentlich kauen.
Mach den Mund zu.
Sei still.
Und heb die Füße hoch.
Wie oft muß man dir das noch sagen?
Faß dir nicht ins Gesicht. Nimm die Finger aus dem Mund.
Steh gerade! Schlurf nicht so beim Gehen!
Antworte, wenn man mit dir spricht!
Hör auf zu grinsen.

Sieh mich an. Hör mir zu, wenn ich mit dir rede. Hörst du, was ich sage!
Sei nicht so faul. Sei nicht so frech.
Sei nicht …
Nimm dich endlich zusammen und laß das bleiben.
Streng dich ein bißchen an.
Du kannst es, wenn du nur willst.
Paß auf, wo du hintrittst! Und laß das ja nicht fallen.
Heb die Füße hoch, hab ich gesagt!

Mein innerer Kehrreim lautete: Kein richtiger Mensch – kein richtiger Mensch – kein richtiger Mensch.

Warum mußte ich unbedingt die Füße hochheben? Das begriff ich nicht. Ich hatte Plattfüße und trat mit dem ganzen Fuß auf, die Zehen leicht nach innen gedreht. Die kompliziertere Art zu gehen, das heißt, den Fuß nach oben abzuwinkeln und als erstes die Ferse aufzusetzen, hatte ich nie gelernt, und das war ja die Voraussetzung dafür, daß man die Füße heben konnte. Da ich beim Gehen mit den Füßen über den Boden schlurfte, verschliß ich meine Schuhe in kürzester Zeit. Aber wenn ich aufgefordert wurde, die Füße hochzuheben, hob ich den ganzen Fuß und damit auch das Bein an und marschierte mit hochgezogenen Knien wie im Paradeschritt. Das war unerhört anstrengend, und ich konnte mir kaum vorstellen, daß es wirklich das war, was sie von mir verlangten. Also ließ ich meine Füße weiterhin über den Boden schlurfen. Ich weigerte mich auch, meine abgetragenen Schuhe wegzuwerfen und lief zum Beispiel lange in zu kleinen Holzschuhen herum, deren Sohlen so stark abgelaufen waren, daß nur noch eine dünne, schiefe, rutschige Holzplatte unterm Schuh übrig war.

Ich hatte keine richtige Fußwölbung, daher waren alle neuen Schuhe unbequem, auch wenn sie angeblich noch so fußgerecht waren. Es gab mehrere Gründe, warum ich meine alten, abgetragenen und zu kleinen Schuhe behalten wollte. Einerseits, weil alle anderen für meine Füße Qual bedeuteten, andererseits aber auch, weil ich alles, was neu war, von vornherein nicht leiden konnte. Ich mochte nur Sachen, die vertraut und wohlbekannt waren und keine Überraschungen verursachen konnten. Um mein Schuhwerk wurden regelrechte Kämpfe ausgefochten, die ich zu gewinnen pflegte.

Daß ich alle Äußerungen ganz wörtlich nahm, schuf Probleme. Bevor sie in ihren Englischkurs ging, kam meine Mutter zum Beispiel in mein Zimmer und fragte: «Kannst du die Spülmaschine ausräumen?»

«Ja», antwortete ich.

Und als sie mich zwei Stunden später schalt, weil ich mein Versprechen nicht gehalten hätte, war ich sehr verblüfft.

«Was?»

Wieder einmal hatte ich etwas nicht verstanden. Sie hatte mich aufgefordert, es zu tun, und ich hatte die Frage nur ganz konkret beantwortet. «Kannst du?» «Ja, das kann ich.» Das war, als hätte sie gefragt: «Kannst du Englisch?» Aber in den Augen meiner Eltern war der einzige Grund für mein Verhalten, daß ich ungezogen, böswillig und faul war. Alles Schelten, alles Klagen, alles Nörgeln, alles «du hättest doch, du mußt, und wirst du das denn nie lernen» landete als Demütigung in meinem Innern.

Im Alter von drei Jahren begannen diese Demütigungen sich unter meiner Haut abzulagern, anfangs ungefähr in Knöchelhöhe. Dann kamen neue Schichten hinzu, Schicht auf Schicht, und jede Schicht bestand daraus, daß ich eigentlich jemand anders sein müßte. Die Schichten wuchsen kniehoch. Neue Schichten aus «ich bin kein richtiger Mensch» bis an die Schultern und den Hals ... Kein richtiger Mensch, nie und nimmer ein richtiger Mensch, das erfüllte mich von Kopf bis Fuß, am Ende bis in die Haarwurzeln hinauf.

Überraschungen konnte ich nicht leiden, und das galt für alle Bereiche des Daseins. Ich wollte nicht überrascht werden, unter keinen Umständen. Um überhaupt mit einer Situation klarzukommen, mußte ich darauf vorbereitet sein. An und für sich freute ich mich über Geschenke, ich fand es jedoch anstrengend, daß ich nicht wußte, was sie enthielten. Weil ich wußte, wie schrecklich es war, Schmuck anfassen zu müssen, wollte ich am liebsten auf den Inhalt vorbereitet sein. Mein absolutes Lieblingsgeschenk war daher eines, das ich jedes Jahr zu Weihnachten bekam und das ich leicht von außen wiedererkennen konnte. Schon von weitem erkannte ich dieses Paket unterm Weihnachtsbaum, die Form war unverwechselbar. Abgesehen davon, daß ich den Inhalt liebte, war es auch sehr beruhigend, Jahr für Jahr an Weihnachten das gleiche Paket vorzufinden. Das Paket enthielt eine große Dose Ananas, eine von meinen Marotten – ich hätte ausschließlich von Dosenananas leben können, wenn ich gedurft hätte – und jedes Jahr an Weihnachten bekam ich also eine ganze Dose, die nur mir allein gehörte.

Dieses Weihnachtsritual hatte so viel Beruhigendes an sich, daß ich sogar Witze darüber verkraftete, etwas, das ich sonst nur schwer begreifen und ertragen konnte. Einmal steckte statt der Ananasdose eine Rolle Toilettenpapier in dem Paket. Ich war sehr verblüfft, als ich es auspackte, verstand aber fast sofort, daß das nur ein Scherz war und daß die richtige Dose sich noch irgendwo befinden mußte. Dieses Gefühl, es tatsächlich lustig zu finden, daß man mit mir spaßte, war ein starkes, erstaunliches Erlebnis.

Das Weihnachtsfest mit seinem Anspruch auf familiäres Zusammensein löste jedes Jahr Streit aus, und viele Weihnachtsbäume krachten zu Boden. Aber was meine Eltern anstellten, berührte mich trotz allem nicht zu sehr. Die Ananasdose unterm Baum war für mich das Wichtigste. Nicht daß ich ihre Streitigkeiten nicht wahrgenommen hätte – ich sah alles.

1973 – Am Abend – Mama schmeißt den Baum um. Rumms!
1975 – Mama schmeißt den Baum schon vormittags um.
Rumms! 1976 – Papa schmeißt Mama in den Baum – Rumms!

Meine Eltern schienen einen unbegreiflichen Tanz um den Baum auszuführen, wobei die Finger meines Vaters ab und zu die Kehle meiner Mutter umklammert hielten oder seine Faust auf ihrem Auge landete. Aber meine Mutter wurde in diesem Tanz nicht nur geführt, obwohl sie sich gern den Anschein der schwachen, manipulierten Ehefrau gab. Sie konnte plötzlich auch eine Solonummer aufführen. Wenn man glaubte, sie sei schon längst zu Boden gegangen und endgültig ausgezählt, konnte sie sich unversehens mit hochgeschwungenem Tomahawk erheben und einen eigenen Kriegstanz aufführen. Sie wurde nicht nur geschlagen, sondern schlug auch gern zurück, allerdings bestand natürlich nie ein Zweifel daran, wer der Stärkere war.

Ich beobachtete das alles. Ich sah es, kam aber nicht so ganz dahinter, was es eigentlich bedeutete oder wie ich mich dazu verhalten sollte. Also verhielt ich mich überhaupt nicht, ich ließ sie gewähren. Kerstin redete erregt auf mich ein. Dabei bekam sie rotflammige Wangen, und ihr Kopf bewegte sich irgendwie anders auf dem Hals. Dieses Gefühl, das Kerstin so verwandelte, war mir fremd. Aber ich erkannte seine matte, hell weinrote Farbe in Kerstin wieder und wußte, daß diese Farbe in ein dunkles, glänzendes Weinrot hinübergleiten konnte, das ich besser verstand – Verzweiflung. Wenn Kerstin dieses helle Weinrot um sich verbreitete und so mit dem Kopf wippte, tat sie mir leid. Das kam mir irgendwie so unnötig vor.

Kerstin verkündete mir eines Tages, daß unsere Eltern sich wahrscheinlich scheiden lassen würden. Was das hieß, wußte ich nicht. Sie versuchte es zu erklären, aber ich konnte es nicht mit mir in Verbindung bringen. Ich hörte, was sie sagte, fand es aber nicht sehr schlimm, weil ich es nicht vor mir sah. Was das mit mir zu tun hatte, sah ich nicht. Sich scheiden lassen. An verschiedenen Orten wohnen. Das alles rann einfach durch mein Bewußtsein hindurch, ohne irgendwo hängenbleiben zu können.

11.

Ich war sehr einsam und litt immer mehr darunter. Ich litt nicht unter der Einsamkeit an sich, sondern darunter, daß ich mich mit den anderen verglich und genauso normal und richtig sein wollte wie sie. Das Alleinsein – mich mit mir selbst zu beschäftigen – fiel mir leicht, allein zu sein war viel einfacher als mit anderen zusammenzusein. Wenn ich zeichnete, las, Gedichte schrieb oder Gegenstände beobachtete und untersuchte, fehlte mir niemand. Ich kam nie auf die Idee, das mit jemandem teilen zu wollen. Dennoch war die Leere ein ewiger Begleiter, wie ein diffuser Mangel. Aber weil ich gleichzeitig so sehr an dieses Gefühl gewöhnt war, konnte ich mir nicht vorstellen, daß man sich auch anders fühlen könnte.

In der Schule nahm ich weiterhin eine Sonderstellung ein. Ich war in jeder Beziehung so, wie man nicht sein sollte. Ich war schweigsam und seltsam und steckte Hohn und Schläge ein. Gleichzeitig besaß ich eine so starke Integrität und Unerschrockenheit, daß ich den brutalsten und stärksten Rabauken der Schule zu schubsen wagte, jeden Lehrer biß, der mich anfaßte und Zigaretten in die Schule mitbrachte und dort zu rauchen versuchte, ohne mich darum zu scheren, ob mich jemand dabei sah. Das war jedoch weder mutig noch cool. Das lag einzig und allein daran, daß ich die Konsequenzen mancher Handlungen nicht erkannte und körperlicher Schmerz keine eigentliche Bedeutung für mich besaß.

Es gab Mitschüler aus der Klasse, die sich mir zu nähern versuchten. Eigentlich waren es vor allem Kinder aus anderen Klassen, die mich schikanierten, doch das war mir nicht ganz klar, weil ich die Personen ja so schlecht auseinanderhalten konnte. Und seit ich meine eigenen Mängel deutlicher sah, war ich allen gegenüber mißtrauisch geworden. Ich wußte nicht, was diese Mitschüler für Absichten hatten. Ihre Art, mit mir Kontakt aufzunehmen, verstand ich nicht. Um nur ja nicht reingelegt zu werden, hielt ich mich sicherheitshalber von allen fern.

Inzwischen erkannte ich meine Klassenkameraden auch außerhalb des Klassenzimmers manchmal wieder. Aber es kam immer noch häufig vor, daß ich nur das diffuse Gefühl hatte, diese Person müßtest du eigentlich wiedererkennen, ohne genau zu wissen, wer es war. Dies war zwar ein Fortschritt, da ich in den ersten Klassen nicht einmal eine Ahnung gehabt hatte, wen ich eigentlich wiedererkennen müßte, aber dennoch hatte ich mich damals sicherer gefühlt. Jetzt war ich verunsichert; ich ahnte, daß ich vielleicht noch mehr wissen müßte, und das verstärkte mein Mißtrauen.

Ich versuchte in der Schule einigermaßen mitzukommen, und weil ich in manchen Fächern erstaunlich gut war, wurden in den anderen Fächern ähnlich gute Leistungen von mir erwartet. Die konnte ich aber nicht erbringen. In Mathematik verlor ich vollkommen die Übersicht, als wir nicht mehr schön der Reihe nach ausschließlich die vier Grundrechenarten behandelten. Neue unbegreifliche Zeichen sollten alles mögliche repräsentieren: $< \geq \approx \neq \% -$, und die wollten mir einfach nicht im Kopf bleiben, obwohl ich mir größte Mühe gab. Es gelang mir nicht, die Klappe vor dem Fach zu öffnen, in das sie hineingehörten, die Symbole rutschten verirrt in meinem Gehirn herum. Sowie ich die Bedeutung eines neuen Symbols hineinzumanövrieren versuchte, fiel ein anderes dafür heraus, das war unvermeidlich. In meinem Kopf war kein Platz dafür.

Außerdem bestand die Mathematik jetzt aus zusammenhängenden Gedankenreihen, die ich nicht bewältigte. Ich konnte immer nur einen Gedanken nach dem anderen denken, weil ich in meinem Kopf keinen Platz fand, wo ich meine

Gedanken vorübergehend hätte ablegen können. Ich mußte den jeweiligen Gedanken festhalten, ihn wie mit einer inneren «Hand» aktiv halten, während ich meine Energie so umverteilte, daß ich gleichzeitig auch etwas anderes aufnehmen konnte. Dies verlangte eine unerhörte Konzentration. Wenn ich ungestört sein durfte, konnte ich auf jedem «Finger» einen Gedanken balancieren, während ich den nächsten untersuchte, doch dabei mußte ich mir gleichzeitig Anhaltspunkte erarbeiten, die mir erlaubten, wieder in der richtigen Reihenfolge zu ihnen zurückzufinden. In meiner Umgebung brauchte bloß jemand zu husten, damit mir ein Teil eines Gedankens herunterfiel. Und fiel mir erst ein Teil herunter, dann stürzte gleich alles ein, und ich mußte wieder von vorn anfangen. Aber da ich nicht wußte, daß die anderen eine andere Art des Denkens beherrschten, glaubte ich, meine Faulheit sei an meinem Unvermögen schuld. Wenn mein Sinn für Poesie von irgendeinem Symbol angesprochen wurde, kam es vor, daß ich es mir merken konnte. Die mathematischen Symbole waren für mich jedoch völlig ohne Poesie, die chemischen Bezeichnungen ebenfalls. Noten schienen meinen Sinn für Poesie auch nicht anzusprechen, ich verstand sie überhaupt nicht.

Weil ich kein Instrument spielen konnte, war ich im Musikunterricht schlecht. Ich sang zwar gern vor mich hin, wußte aber nichts über Töne und hörte auch keine Tonunterschiede. Vielleicht waren meine gesungenen, selbst ausgedachten Liedchen nur eine Möglichkeit, mein Nervensystem in Gang zu halten. Aber meine Mutter hoffte, daß das Singen ein mögliches Interesse sein könnte, und das wünschte sie sich ja für mich. Kerstin war bei den Pfadfindern, Kerstin tanzte, Kerstin hatte Freunde, und meine Mutter wollte mich aktivieren. Es gelang ihr, mir einzureden, daß ich gern im Schulchor mitsingen würde. Aber als ich mich endlich hatte überreden lassen, stellte es sich heraus, daß man für den Chor eine Aufnahmeprüfung machen mußte.

Ich stand mit anderen Kindern in einer Schlange vor dem

Musiksaal und wartete; jedes Kind sollte einzeln hineingehen und ein Lied vorsingen. Die Musiklehrerin, weiß gepudert mit schwarzen Haaren und rot geschminkten Wangen, saß am Klavier. Ich hatte bisher noch nie eine weiße Tante mit schwarzen Haaren gesehen und auch noch nie zur Klavierbegleitung gesungen. Als ich das Prüfungslied «Schneckchen, nimm dich ja in acht» gesungen hatte, erklärte die Musiklehrerin, das sei der falsche Ton. Von Tönen wußte ich nichts. Sie versuchte es mir auf dem Klavier zu zeigen, aber auch das half mir nicht weiter. Da sagte sie, es sei schon gut und schickte mich hinaus, um das nächste Kind, dessen Nachname mit H anfing, hereinzuschicken.

Ich glaubte, ich dürfe mitsingen, sie hatte ja gesagt, es sei schon gut. Hätte sie gesagt, daß ich schlecht gesungen hatte, wäre mir klar gewesen, daß ich nicht mitsingen durfte. So erfuhr ich es erst hinterher von meiner Mutter, daß ich nicht im Chor mitsingen durfte. Es machte mich traurig, daß alles so widersprüchlich und seltsam war und daß ich dazu überredet worden war, etwas zu wollen, was ich dann doch nicht durfte. Und warum hatte die Lehrerin gesagt, es sei schon gut?

Dieselbe Musiklehrerin brachte mich ein, zwei Jahre später endgültig zum Verstummen. Als die Mädchen aus meiner Klasse im jährlichen Lucia-Umzug mitsingen sollten, nahm sie mich zur Seite und meinte, es sei wohl besser, wenn ich nur stumm die Mundbewegungen mitmache, weil ich doch so falsch sänge. Da verstummte ich, ich hörte für immer auf zu singen und fragte mich, warum mir das bisher niemand gesagt hatte. Wollte man mir aus falsch verstandener Freundlichkeit vielleicht verheimlichen, daß etwas mit mir nicht in Ordnung war? War ich vielleicht geistig behindert, weil ich nicht von allein kapierte, daß ich den Mund halten sollte? Weil ich nicht einmal merkte, daß ich komische Töne von mir gab?

Dagegen merkte ich von selbst, daß ich manches andere nicht richtig verstand, wie zum Beispiel als meine Mutter und Kerstin mir beibringen wollten, unsere Waschmaschine zu bedienen. Sie erklärten, und ich sah zu. Sie erklärten es immer wieder. Aber als ich es anschließend selbst versuchen sollte, konnte ich es nicht. Die Knöpfe auf der Maschine sahen alle gleich aus, und ich konnte mir ihre Funktionen nicht merken. Meine Mutter und Kerstin waren der Ansicht, sie hätten es mir jetzt so oft gesagt, viel öfter als ich es nötig hätte. Viel öfter als überhaupt jemand es nötig haben könnte. Und weil sie die Wahrheit gepachtet hatten, entschieden sie, nur meine Faulheit sei schuld daran, daß ich keine Lust habe, den Umgang mit der Waschmaschine zu lernen, ich wolle mich natürlich nur von anderen bedienen lassen.

Sie ahnten nicht, wie lange ich alleine vor der Waschmaschine gestanden und versucht hatte, mich daran zu erinnern, wie und was man tun müsse. Ich wußte nicht mehr, was sie gesagt hatten, und wagte auch nicht, etwas auf gut Glück auszuprobieren, denn ich wußte ja nicht, was passieren würde, wenn ich auf den falschen Knopf drückte.

Vielleicht hätte ich es geschafft, wenn sie mir zuerst mündlich ungefähr erklärt hätten, wie eine Waschmaschine funktioniert und was in ihrem Innern passiert. Und wenn sie mir dann schriftliche Anweisungen gegeben hätten und mich auf die richtigen Knöpfe hätten drücken lassen, am besten mehrmals hintereinander, damit mein Erinnerungsvermögen in meine Fingerspitzen verlagert worden wäre.

So aber schaute ich in mich hinein, um eine Erklärung dafür zu finden, warum ich mit der Waschmaschine nicht umgehen konnte. In meinem Innern war es leer. An keinem einzigen Haken hing irgendeine Erklärung. Sogar die Haken selbst schienen abgeschraubt worden zu sein. Dann mußte es wohl stimmen, daß ich faul war, obwohl ich selbst das nicht begriff. Das Weltbild der anderen war eindeutig und sonnenklar. Nach einer gewissen Anzahl von Erklärungen ist man in der Lage, eine Aufgabe auszuführen, und wenn man die eine Sache beherrscht, heißt das, daß man damit automatisch auch eine andere kann. Wie das im einzelnen zusammenhing, hatten sie sich patentieren lassen. Angesichts dieser massiven Überlegenheit hätte ich wohl kaum auf den Gedanken kommen können, daß ihre Auffassung falsch war.

Ich wollte nicht mehr überrascht werden. Als ich zwölf Jahre alt war, faßte ich daher einen Beschluß. Der Beschluß lief darauf hinaus, daß ich alles freiwillig erproben würde, bis es nichts mehr gäbe, was ich noch nicht getan hätte und das mich überraschen könnte. Ich würde mich einfach allem aussetzen – allen nur erdenklichen Erfahrungen. Ich wollte alles mindestens einmal erlebt haben, um auf diese Weise vorbereitet zu sein. Rein intuitiv hatte ich verstanden, daß Erfahrungen für mein Nervensystem notwendig waren. Weil ich nicht in der Lage war, mein Wissen automatisch vom einen Bereich auf den anderen zu übertragen, mußte ich von jeder vorstellbaren Situation Erfahrungen haben, um darauf vorbereitet zu sein. Im Laufe der Zeit vergaß ich diesen Beschluß jedoch fast, obwohl ich mich unbewußt dementsprechend verhielt. Jahrelang verschaffte ich mir viele unangenehme und destruktive Erfahrungen. Der Beschluß verwirklichte sich mehr oder weniger selbst, ich brauchte mich bloß davon mittragen zu lassen. Und je mehr ich sah, desto mehr ödete mich das Leben an, also setzte ich mich noch destruktiveren Erfahrungen aus.

Im Sommer, bevor ich in die siebte Klasse kam, machten meine Eltern sich besonders intensiv ans Werk, das, was früher einer Familie zumindest ähnlich gesehen hatte, endgültig abzureißen. In unserer Familie war nie ganz deutlich gewesen, wer Kind war und wer erwachsen, diese ohnehin verschwommene Grenze wurde jetzt fast unsichtbar. Meine Eltern prügelten sich. Mein Vater schlug auch Kerstin, ohne daß meine Mutter einzuschreiten wagte. Sie ließ lieber ihre älteste Tochter Prügel ertragen, als selbst die Schläge einzustecken. Es plagte mich, mit ansehen zu müssen, daß Kerstin so viele Ohrfeigen bekam. Er hätte lieber mich schlagen sollen, das wäre besser gewesen, weil ich nicht so schmerzempfindlich war wie sie. Aber mich schlug mein Vater fast nie – denn das erzielte bei mir ja keine nennenswerte Wirkung. Kerstin dagegen wurde verzweifelt und verstört und spürte den körperlichen Schmerz.

Ich litt zwar auch unter dem familiären Chaos, empfand es aber dennoch als angenehm, daß ich in Ruhe gelassen wurde. Allerdings mochte ich nicht mehr zu Hause sein, dort war alles nur noch anstrengend. Ich blieb abends immer länger draußen. In unserer bürgerlichen Wohngegend waren sonst keine Kinder so spät unterwegs. Ich bewegte mich draußen in der Einsamkeit. Die Welt verhielt sich dann ruhiger als sonst und sah auch genauso verlassen aus, wie sie mir immer vorkam. Das war irgendwie stimmiger. Ich schaukelte auf leeren Spielplätzen, zog allein durch die Straßen und beobachtete die Verlassenheit. Daß der inneren Leere auch die äußere entsprach, das fand ich gut.

Unten beim Bahnhof der Vorortbahn trieben sich Gruppen von Jugendlichen herum, die Bier tranken. Aber ich wäre nie auf die Idee gekommen, ihre Nähe zu suchen, ich wollte nur meine Ruhe haben. Es war anstrengend, nicht zu Hause sein zu können, keinen Zufluchtsort zu haben, wo ich alleine sein konnte. Im Freien fühlte ich mich nicht geborgen. Manchmal war es kalt, und ich war auch nicht immer richtig angezogen. Es kam vor, daß ich angesprochen und gefragt wurde, was ich denn hier draußen eigentlich mache, und das war mir jedesmal lästig. Ich wußte nicht, was ich sagen sollte, gab also keine Antwort.

Meine Mutter verlor immer wieder das Gefühl dafür, wie alt ich war. Im einen Moment machte sie mir Geschenke, für die ich viel zu groß war, um mir im nächsten eine detaillierte Sexualaufklärung zu geben, für die ich viel zu klein war. Aber meistens schlief sie oder lag irgendwo halb bewußtlos herum. Ab und zu wachte sie auf, um mit meinem Vater herumzuschreien, ihn zu verfluchen und zu schlagen.

Manchmal waren sie gemeinsam zu irgendeinem Fest eingeladen, und wenn sie dann nach Hause kamen, waren beide so betrunken, daß sie die Treppe zum Schlafzimmer nicht mehr hinaufkamen. Oder meine Mutter wurde fluchend, schreiend und halb psychotisch im Taxi nach Hause geschickt, während mein Vater sich weiterhin auf dem jeweiligen Fest amüsierte.

Kerstin versuchte mich für Rettungseinsätze zu mobilisieren. Aber ich verzog mich, entweder in mich selbst hinein oder hinaus auf die Straße. Dort lief ich umher und dachte über alles mögliche nach, was ich nicht verstand. Warum sprachen die Leute manche Wörter ganz anders aus, als sie geschrieben wurden? Ich wollte das in den Wörtern verborgene System herausfinden, das mir verraten würde, wie ich mit ihnen umzugehen hatte.

Ich dachte zum Beispiel über den Ausdruck «Wiederholung auf allgemeinen Wunsch» nach, der ab und zu in den Comicheftchen zu lesen war. Woher wollten die wissen, daß alle eine Wiederholung wünschten? Gab es geheime Umfragen? Oder war es üblich, daß Kinder an die Zeitschriften schrieben und ihre Meinung mitteilten? Daß jemand sich das nur ausgedacht haben könnte – auf diese Idee wäre ich nie gekommen.

So zog ich durch die Gegend und dachte über Sachen nach, die ich gelesen, aber möglicherweise nicht richtig verstanden hatte. Ich fand es zum Beispiel sehr schwierig, wenn die Comics in unterschiedlich großen Bildern über die Seite verteilt waren, denn dann wußte ich nie genau, in welcher Reihenfolge ich sie lesen sollte. Ich wünschte mir eine unverrückbare Folge der einzelnen Bilder, damit ich mir das, was mir in der Geschichte nicht ganz klar war, besser zusammenreimen konnte. Vielleicht verhielt es sich so: Wenn unterschiedlich große Bilder keine Pfeile enthielten, welche die Reihenfolge anzeigten, konnte man sie einfach in beliebiger Reihenfolge lesen. Das erschien mir logisch, immerhin gab es manchmal auch Pfeile, die deutlich machten, welche Bilder aufeinander folgten. Allerdings mußte es sehr schwierig sein, sich eine Handlung auszudenken, die viele unterschiedliche Möglichkeiten enthielt ... Ich kam nie ganz dahinter, wie das eigentlich funktionierte, sondern glaubte immer, es müsse eine einzige allgemeingültige Regel geben, die alles lenkte. Und diese Regel galt es herauszubekommen.

Im Sommer zwischen der sechsten und der siebten Klasse bekam ich meine erste Regel. Das war im Jahr 1976, im letzten Sommer, den wir auf Åland verbrachten. Diesmal war nicht nur ich verschlossen – meine Mutter schlief rund um die Uhr, mein Vater war mit seinem eigenen Zorn beschäftigt, und Kerstin schrieb Tagebuch. Ich hatte endlich meine Ruhe. Doch dann eines Tages, ich war gerade auf dem Klohäuschen, kam plötzlich das Blut, und dagegen mußte ich etwas unternehmen. Das war mir lästig, nicht wegen der Menstruation an sich, sondern weil ich jetzt mit meiner Familie Kontakt aufnehmen mußte. Ich wollte kein Kind mehr sein, wollte nichts mehr mit ihnen zu tun haben.

Ich erzählte Kerstin davon und hoffte, daß es damit erledigt sei. Doch da erwachte meine Mutter aus ihrer Bewußtlosigkeit und fand es plötzlich süß, daß ihre jüngste Tochter groß, eine Frau geworden war. Ich hatte es überhaupt nicht erwähnen wollen, aber Kerstin hatte mich ermahnt, ich müsse es meiner Mutter sagen. Wir befanden uns weit draußen auf dem Land und konnten nicht selbst einen Laden aufsuchen. Meine Mutter gab mir eine Packung Tampax plus mit Einführhülse.

Ich hockte im Klohäuschen, starrte die riesigen, länglichen Dinger an und hatte keine Ahnung, was ich damit anfangen sollte. Ich wußte ja nicht, wie absurd es war, daß meine Mutter, eine Frau mit starker Monatsblutung, die zwei Kinder geboren hatte, mir die gleiche Art Tampons anbot, wie sie selbst benutzte. Ich brachte es einfach nicht über mich, eines dieser Dinger einzuführen, sondern warf die Packung weg und legte mir statt dessen Toilettenpapier in die Unterhose.

Auch weiterhin benutzte ich Toilettenpapier, wenn ich meine Tage bekam. Vorläufig waren die Abstände zwischen den Blutungen ziemlich groß und die Blutungen selbst auch recht schwach. Ich erwähnte es meiner Mutter oder Kerstin gegenüber nicht mehr. Es war Kerstin, die viel später entdeckte, daß ich Toilettenpapier anstelle von Binden benutzte, und die dafür sorgte, daß meine Mutter mir Geld für passende Binden gab.

Jetzt kam ich also in die siebte Klasse, in die Oberstufe der schwedischen Grundschule. Nachdem ich endlich gelernt hatte, mich in meiner alten Schule zurechtzufinden und die Menschen, die mich dort umgaben, wiederzuerkennen, wurde ich in eine neue Schule geschleudert, in eine Gesamtschule, wo es unendlich viele leere Gesichter gab, viel mehr als je zuvor. Ich hätte mir nie träumen lassen, daß es überhaupt so viele geben konnte, insgesamt vielleicht achthundert Schüler. Außerdem unendlich viele Flure, Klassenzimmer und Schulgebäude, überall reihenweise Schränke, die alle gleich aussahen.

Um mich her ein Gewimmel von leeren Gesichtern. Anfangs versuchte ich, irgendwie damit klarzukommen. Ich gab mir die allergrößte Mühe, aber da ich all meine Kräfte dafür benötigte, um mit meiner Umgebung fertig zu werden, blieb kaum etwas für die eigentliche Schularbeit übrig. Wie sollte ich in mein Klassenzimmer finden? Wo lag der Speisesaal? Welches Buch mußte ich in die nächste Stunde mitbringen? Welches war mein Schrank? Wer war das, der da an mir vorbeiging und hallo sagte? Kannte ich ihn? Woher sollte ich wissen, welches Unterrichtsfach mit diesen unbegreiflichen Symbolen gemeint war?

Ich versuchte die Probleme kreativ zu lösen. Wenn ich zum Beispiel bei einem Test krank war, durfte ich ihn alleine nachholen. Und alleine in einem Kämmerchen hatte ich viel bessere Voraussetzungen für einen erfolgreichen Test als wenn ich im Klassenzimmer saß und von den vielen kleinen Geräuschen und Bewegungen gestört wurde. Doch das klappte nur so lange, bis es den Lehrern auffiel, daß ich vor sämtlichen Tests regelmäßig erkrankte. Sie glaubten, ich würde schummeln. Aber ich schummelte nicht, das hätte sich nicht mit meiner Auffassung von Regeln vertragen, außerdem war mir nicht so recht bewußt, daß Zeugnisnoten wichtig waren. Aber das hatte nun zur Folge, daß ich meine Tests nicht mehr in stiller Abgeschiedenheit nachholen durfte, sondern in andere Klassen plaziert wurde. Das verschlimmerte die Situation für mich. Jetzt mußte ich zusätzlich noch den Weg in neue Klassenzimmer finden, die voller leerer Gesichter waren. Da lohnte es sich nicht mehr, den Tests fernzubleiben.

Um in die verschiedenen neuen Klassenzimmer zu finden, mußte ich hinter meinen Mitschülern herlaufen. Daher fehlte mir die Zeit, in den kürzeren Pausen auf die Toilette zu gehen, denn dann hätte ich die anderen Kinder aus den Augen verloren. Jedesmal, wenn ich niemandem hinterherlaufen konnte, verirrte ich mich, und das war mir peinlich. Ich mochte niemanden nach dem Weg fragen, weil ich äußerst ungern mit leeren Gesichtern sprach, aber ab und zu blieb mir nichts anderes übrig. Ich versuchte mir einzureden, die anderen würden glauben, ich sei fremd in der Schule und müsse mich daher nach dem Weg erkundigen. Das klappte jedoch nicht besonders gut, ich ahnte nämlich allmählich, daß mein Gesicht anderen Leuten nicht so leer vorkam, wie mir ihre Gesichter zu sein schienen. Und da mußten sie sich natürlich darüber wundern, daß ich mich in meiner eigenen Schule nicht auskannte.

Oft half es nicht einmal, daß ich mich erkundigte. Dann erhielt ich vielleicht die Antwort: Dieser und jener Flur nach links, Tür Nummer soundso viel. Das half mir nicht weiter. Links und rechts konnte ich nicht auseinanderhalten, und Flure und Türen sahen für mich alle gleich aus, sie gingen ineinander über. Dann machte irgendeine kleine Zahl neben der Tür auch keinen Unterschied mehr aus.

Das alles wurde von dem ununterbrochenen Gemurmel erschwert, das Hunderte von Schülern in diesem alten Steingebäude mit hohen Räumen erzeugten. Für mich war Gemurmel etwas Quälendes, etwas, das mein Gehirn zu verschlingen, sich zwischen meine Gedanken zu drängen und sie aufzulösen und mit Staub zu bedecken schien. Meine Gedanken wurden ausgefranst, und wenn das Gemurmel zu lange anhielt, war ich völlig wehrlos, da der Versuch, es auszuschließen, mich viel zu sehr anstrengte. Also blieb mir nichts anderes übrig als nachzugeben und mein ganzes System abzuschalten – in mich hineinzugehen.

Mir war immer noch nicht klar, wie das mit den Toiletten funktionierte und wie sie sich unterschieden. Aber in dieser neuen Schule gab es immerhin einzelne Toiletten oder auch drei nebeneinander. Meine Vorstellung von Herren- und Damentoilette galt nur, wenn zwei nebeneinanderlagen, daher konnte ich diese Toiletten beruhigt aufsuchen, ohne lange vorher zu überlegen. Außerdem war die neue Schule mit ihren vielen Schülern so laut und chaotisch, daß niemand bemerkte, ob man eine Toilette aufsuchte, die in einem anderen Teil der Schule lag.

Gegen Ende der siebten Klasse strengte ich mich kaum noch an, in keinem Fach, und verschwand immer öfter in mich selbst hinein. In vieler Hinsicht wurde ich wieder so, wie ich als Dreijährige gewesen war, bevor meine Wutausbrüche losgingen. Als hätte ich eine innere Sicherung besessen, die den Strom bei Überanstrengung ganz einfach abschaltete.

Daß ich mich so sehr abschirmte, wurde von meiner Umgebung als Provokation aufgefaßt, die Menschen schienen meine totale Gleichgültigkeit als persönliche Kränkung zu empfinden, die direkt auf sie gemünzt war. Mir selbst war es unbegreiflich, warum ich diese Wirkung auf meine Umgebung hatte – je weniger ich reagierte, desto heftiger reagierte sie. Meiner eigenen Logik nach hätten sie mich in Ruhe lassen müssen, da ich sie doch auch in Ruhe ließ. Meine sehr unterschiedlichen Leistungen in der Schule schienen ebenfalls als Provokation aufgefaßt zu werden. Ohne mich anzustrengen bekam ich in Schwedisch, Englisch, Französisch und Zeichnen lauter Einsen. Oft kam es vor, daß ich meinen Schwedischlehrer korrigierte, weil mir sämtliche orthographischen Alternativen eines Wortes bekannt waren und ich mich stets an die ursprüngliche Schreibweise hielt, die ich als die einzig korrekte empfand.

Für manche Arten von Texten hatte ich ein photographisches Gedächtnis, das mir beim Sprachenlernen sehr zugute kam. Texte, die entweder in alphabetischer Reihenfolge standen oder in numerierte Absätze gegliedert waren, konnte ich leicht behalten. Ich hatte die ganze englische Grammatik gelesen und konnte jede beliebige Seite daraus mit dem gesuchten Paragraphen in meinem Kopf aufschlagen. Eigentlich erinnerte ich mich nicht wirklich daran, was dort stand, ich hatte vielmehr eine Kopie der Buchseiten in meinem Kopf, von der das gesuchte Wissen abgelesen werden mußte.

Diese Gabe war mir beim späteren Studium natürlich auch von Nutzen. Aber leider war das, was hängenblieb – Wörter aus Wörterbüchern in alphabetischer Reihenfolge, die einzelnen Paragraphen des Beamtenrechts, die Inhaltsangaben einzelner Lebensmittel –, häufig etwas, das man nicht unbedingt im Kopf haben mußte, sondern ebensogut nachschlagen konnte, wenn man es wissen wollte. Im reformierten Schulwesen der siebziger Jahre, wo alles vereinfacht, pädagogisch und für die breite Allgemeinheit zugänglich sein sollte, war ich ein abweichender Sonderling.

Unser Schwedischlehrer unterrichtete auch in Geschichte und Erdkunde und war außerdem unser Klassenlehrer. Es schien ihn zu reizen, daß ich im Schwedischunterricht korrekte Aufsätze schrieb, alle Tests fehlerfrei bestand und Anteilnahme und Engagement zeigte, um dann, in der folgenden Stunde, in Erdkunde, völlig abwesend zu sein, keine Fragen zu beantworten und Tests voller Fehler abzuliefern. In seinen Augen mußte die Schuld daran bei mir liegen. Wie oft zwang er mich, nach dem Unterricht noch zu bleiben, weil er ernsthaft mit mir reden wollte.

«Gunilla bleibt noch, ihr anderen könnt gehen.»

«Heute könnt ihr fünf Minuten früher gehen. Gunilla – du bleibst.»

«Ihr könnt nach Hause, alle, bis auf Gunilla. Ich möchte noch mit ihr reden.»

Ich blieb, war aber dennoch nicht anwesend. Es war, als redete er mit einem leeren Körper. Er setzte alles in Bewegung – schrie mich an, ermahnte mich, bat mich und schubste mich. Nichts erreichte mich. Ich wußte, was um mich herum geschah, doch das ging mich nichts an. An und für sich hörte ich auch, was er sagte, doch das blieb irgendwie außen an den Ohren hängen, ohne eigentliche Bedeutung. Daß ich so unberührt blieb, erschien ihm als unerhörte Frechheit. Aber ich selbst fühlte mich überhaupt nicht frech, ich hatte nur den Wunsch, in Ruhe gelassen zu werden, den einen großen Wunsch, in Ruhe gelassen zu werden.

In der achten Klasse entwickelte ich allmählich eine andere Einstellung zur Schule. Jetzt wurde ich tatsächlich cool und frech. Daß ich diese freche, kalte Strategie wählte, lag sowohl an meiner häuslichen Misere – niemand scherte sich um mich, warum sollte ich mich dann um irgend etwas scheren – als auch daran, daß die Schule bereits entschieden hatte, das sei eben meine Art. Sieh zu, daß du klarkommst und frag nicht nach anderen, das wurde meine Devise. Lieber den Dingen zuvorkommen als sich von ihnen überrumpeln lassen. Wenn wir in den Fächern, die ich nicht beherrschte: Mathe, Chemie und Physik – Tests schrieben, nahm ich den Testbogen gleichgültig entgegen, schrieb meinen Namen darauf und reichte ihn zurück, ohne ihn auch nur angeschaut zu haben. Eigentlich war das ganz logisch – warum hätte ich mich dazu herablassen sollen, ein Blatt Papier, das etwas von mir verlangte, was ich unmöglich erfüllen konnte, fünfundvierzig Minuten lang anzustarren? Mein Verhalten brachte die Lehrer fast um den Verstand, vor allem weil ich weiterhin in manchen Fächern die besten Noten hatte. Aber mit der Zeit erzielte ich mit meiner Unerreichbarkeit den gewünschten Effekt – die meisten Lehrer gaben auf und ließen mich in Ruhe.

12.

Mein Vater war inzwischen ausgezogen, das letzte Wort gesprochen. Meine Eltern wollten sich scheiden lassen, doch was das bedeutete, begriff ich erst, als mir klar wurde, daß wir umziehen würden. Meine Schwester hatte meine Mutter mit sich herumgeschleppt, um Wohnungen anzuschauen, und jetzt hatten sie sich für eine entschieden. Ich hatte gehört, daß sie sich darüber unterhalten hatten, doch das hatte mich nicht berührt. Da mir nicht klar gewesen war, daß wir umziehen würden, hatte ich mich auch nicht für ihr Vorhaben interessiert. Plötzlich wurde mir klar, was bevorstand. Ich wollte nicht umziehen, unter keinen Umständen, das Haus und der Garten waren meine festen Bezugspunkte im Dasein. Das Haus stand mir näher als die Menschen. Aber ich wurde nicht gefragt.

Meine Mutter trank immer mehr und immer häufiger. Wenn sie getrunken und auch noch Tabletten genommen hatte, geriet sie in mehr oder weniger vorpsychotische Zustände. Sie halluzinierte, faselte und benutzte derbe Ausdrücke aus der Sexualsprache.

Mein Vater lebte bereits mit einer anderen Frau zusammen. Er hatte uns gegen eine neue Familie, einen neuen Besitz, eingetauscht. Jetzt brauchte er noch ein Haus, in das er seine neue Frau hineinsetzen konnte. Seine Eltern waren vor kurzem ziemlich rasch hintereinander gestorben, und ihr Haus stand leer. Das Haus lag in einer attraktiven Wohngegend, mit steigendem Wert. Dieses Haus wollte er haben, aber dazu mußte er die anderen Erben ausbezahlen. Alle, die einen Erbanspruch besaßen, meine Mutter eingeschlossen, mußten sich jetzt treffen, um den Verkauf zu vereinbaren. Dieses Treffen fand bei uns zu Hause statt, weil meine Mutter nicht transportfähig war.

Als die Verwandten kamen, hatte meine Mutter sich in ihrem Zimmer eingeschlossen, wo sie mit einer Flasche Wodka auf dem Bett lag. Die Verwandten saßen im Wohnzimmer, tranken Tee und warteten und warteten. Mein Vater sagte, ich solle hinaufgehen und meine Mutter holen – dies war einer der Befehle, die ich ausführte, die Kerstin jedoch verweigert hätte. Sie hätte sich geweigert, meine Mutter zu holen, weil sie der Ansicht war, unsere Eltern sollten sich um ihre Angelegenheiten selbst kümmern und uns Kinder nicht in ihre Probleme hineinziehen. Daher ärgerte sie sich oft nachträglich über mich, wenn ich eine Art Vermittlerrolle übernahm. Aber diesen Aspekt der Angelegenheit sah ich nicht, ich war nicht in der Lage, die Situation zu analysieren und mich einmal so zu verhalten und das nächste Mal anders. Ich tat einfach, was man mir sagte. Ich wurde gebeten oder aufgefordert, eine einfache, leicht verständliche Sache zu machen und das tat ich dann auch.

Also ging ich hinauf, klopfte an die Tür und sagte meiner Mutter, sie solle herunterkommen, weil die anderen auf sie warteten. Als Antwort erhielt ich ein paar genuschelte Flüche.

«Die sollen sich zum Teufel scheren!»

«Du mußt jetzt kommen, Mama», sagte ich.

«Sag mir gefälligst nicht, was ich zu tun habe, verdammt noch mal!»

«Aber sie warten doch …»

«Verpiß dich!»

«Aber Papa hat gesagt, daß …»

«Der kann sich auch verpissen!»

«Aber du sollst …» «Hau ab! Verpiß dich!»

Ich ging wieder zu den Verwandten hinunter. Sie tranken immer noch Tee und warteten. Klirrten mit den Tassen. Klirr, klirr über dem Schweigen. Niemand sagte etwas. Plötzlich kam meine Mutter kichernd und singend die Treppe herunter. Sie trat in das Zimmer, wo ich, Kerstin, mein Vater und meine Verwandten saßen. Meine Mutter war splitternackt, leichenblaß und voller blauer Flecken. Sie hatte die Augen verdreht, man sah nur noch das Weiße, sie hatte keine Augen in den Augen, da war nur Weiß. Ihre Augenlider flatterten, während sie sich am Bücherregal festhielt. Fast wäre sie auf dem Boden ausgerutscht, als hätte sie Schmierseife unter den Füßen. Sie murmelte etwas Unhörbares und sank dann zu einem nackten, bleichen Haufen auf dem Boden zusammen.

Ich fand das ekelhaft und abstoßend und wußte nicht, was eigentlich los war, starrte meine Mutter bloß an. Kerstin bekam rotgefleckte Wangen, sie schleifte meine Mutter ins Schlafzimmer hinauf und schloß sich dann in ihr eigenes Zimmer ein. Meiner Mutter gegenüber empfand ich kaum etwas, aber die Verzweiflung meiner Schwester berührte mich. Ich wollte nicht, daß sie so traurig war. Ich hatte keine Ahnung, was ich dagegen tun sollte, ich wußte nicht, worum es eigentlich ging, aber ich wollte nicht, daß sie traurig war.

Bald darauf gingen mein Vater und die übrigen Verwandten betreten nach Hause und überließen uns, einer Dreizehn- und einer Sechzehnjährigen, die Aufgabe, uns um die süchtige und seelisch gebrochene Person zu kümmern, die unsere Mutter darstellen sollte.

«Du bist ja so stark», sagte eine der Tanten und strich mir über den Kopf, bevor sie ging.

Ich hatte keine Ahnung, was sie damit meinte. Das alles war mir nur lästig, ich wünschte mir eine stille, ruhige, abgeschiedene Welt. Daß Kerstin immer so enttäuscht von mir war, machte mich allerdings sehr traurig. Ich verhielt mich immer falsch, machte entweder zu viel oder zu wenig. Bestimmt hätte sie gern eine bessere Schwester gehabt als mich, das fühlte ich.

Kerstin versuchte, in mir Anteilnahme für die Ereignisse zu wecken, aber in meinem Innern existierte keine Anteilnahme.

Allmählich wurde mir klar, daß ich mich wohl ziemlich unnatürlich verhielt, weil ich über den Alkoholismus unserer Mutter nicht verzweifelt und empört war. Sie war mir gleichgültig, und deshalb mußte etwas mit mir nicht stimmen. Vielleicht war es ja meine Schuld, daß sie so geworden war? Das hatte sie doch immer behauptet, sie hatte gesagt, ich würde sie in den Wahnsinn treiben. Und jetzt war sie wahnsinnig. Denn genau das war sie – wahnsinnig, verrückt, und ich hatte sie so weit gebracht.

Eines Abends kurz vor unserem Umzug hatte die Nachbarin meine Mutter zum Abendessen eingeladen. Ich saß zu Hause vor dem Fernseher und glaubte, sie sei schon gegangen, doch da läutete das Telefon. Es war die Nachbarin, die wissen wollte, wo meine Mutter blieb. Ich sagte, sie sei schon gegangen, aber die Nachbarin forderte mich auf, nachzuschauen, sie werde solange am Telefon warten. Ich legte den Hörer hin und wollte die Flurtür öffnen, um nach oben zu gehen und nach meiner Mutter zu schauen. Ich brachte die Tür jedoch nur einen kleinen Spalt weit auf, dann stieß sie an etwas Hartes. Bonk, bonk, bonk klang es, als ich das sperrige Harte mit der Tür wegzudrücken versuchte. Es ließ sich nicht bewegen, und ich brachte die Tür auch nicht weit genug auf, um feststellen zu können, was es war. Nach einer Weile ließ ich die Tür los und begab mich durch die Küche und das Eßzimmer in den Flur. Dort lag meine Mutter auf dem Fußboden, es war ihr Kopf gewesen, den ich mit der Tür angestoßen hatte. Bonk.

Eigentlich sah sie gar nicht aus wie meine Mutter, also war ich mir nicht ganz sicher, ob sie es war. Blank und weiß, wie aus Stein, lag sie da. Säuberlich auf dem Rücken ausgestreckt, die Arme über der Brust gekreuzt, wie bei den Mumien. Sie hatte einen bösartigen Gesichtsausdruck. Ich stupste sie, sie bewegte sich nicht. Sie sah tot aus, eindeutig tot. Ich kehrte zum Telefon zurück und teilte der Nachbarin mit, daß meine Mutter im Flur auf dem Boden liege. Die Nachbarin wollte wissen, wie es um sie bestellt sei, worauf ich antwortete, das wisse ich nicht. Kurz darauf kam die Nachbarin zu uns herüber, rief den Krankenwagen an und ging dann wieder. Ich saß im Treppenhaus, sah zum Fenster hinaus und wartete auf den Krankenwagen. Alles kam mir unwirklich vor. Meine Mutter lag regungslos unterhalb der Treppe auf dem Boden. Ich wollte sie nicht mehr anfassen, sie sah so ekelhaft aus. Schließlich kam der Krankenwagen mit zwei Männern.

«Was hat sie genommen?» fragten sie.

Das wußte ich nicht. Sie leuchteten ihr in die Augen und sprachen auf sie ein, worauf sie etwas murmelte.

«Magen auspumpen», sagten sie und nahmen sie mit.

Bevor sie gingen, fragten sie, ob irgendein Erwachsener bald zu mir nach Hause käme. Sie wollten, daß ich ja sagte, das hörte ich. Also sagte ich das.

«Ja.»

Dann erklärten sie, meine Mutter werde bald wieder nach Hause kommen, nachdem ihr der Magen ausgepumpt worden sei. Ich wußte nicht, was das war, «den Magen auspumpen», und auch nicht, wann «bald» eintreffen würde. Aber es war mir nicht besonders wichtig, daß sie zurückkam. Mir war es nur recht, daß die Männer dieses abstoßende, scheußliche Etwas mitnahmen. Ich wußte nicht, wie ich all das auch nur ansatzweise verstehen sollte. Also setzte ich mich wieder vor den Fernseher und wartete darauf, daß meine Schwester irgendwann heimkam.

Der eigentliche Umzug fand ein paar Wochen später statt. Meine Mutter hatte sich mit ihrem billigen Wodka im Schlafzimmer eingeschlossen. Vor ein paar Monaten, kurz nachdem mein Vater ausgezogen war, hatte sie begonnen, sich dort einzuschließen. Eines Tages kam sie stinkend und schmutzig aus ihrem Zimmer getorkelt, sammelte sämtliche Schlüssel des Hauses ein und verlangte, daß wir ihr alle ablieferten. Sie wollte sich ungestört ihrem Trinken widmen.

Als Kerstin mich dazu überreden wollte, den Schnaps auszuleeren und andere ängstliche Versuche zu unternehmen, die meine Mutter am Trinken hindern sollten, wußte ich nicht, warum sie das von mir verlangte. Ich wollte nicht in die Nähe dieser Person kommen, und ich verstand nicht, warum ich mir Sorgen um sie machen sollte, ich wollte nur eins, in Ruhe gelassen werden.

Kerstin organisierte den ganzen Umzug. Ich begriff nicht so recht, was sie eigentlich trieb, und verdrückte mich so gut es ging. Der Inhalt eines großen Einfamilienhauses mußte ausgeräumt, verpackt und in einer Vierzimmerwohnung verstaut werden – viel Arbeit für meine sechzehnjährige Schwester, die ganz auf sich allein gestellt war. Sie versuchte mich zum Mithelfen zu bewegen, und ich versuchte mich davor zu drücken. Umziehen – was das bedeutete, wußte ich nicht, ich war noch nie umgezogen. Ich konnte mir nicht vorstellen, anderswo zu wohnen, und daher ging ich dem ganzen unbegreiflichen Geschehen körperlich und seelisch aus dem Weg.

Ich schirmte mich immer mehr ab, das gelang mir inzwischen auf einem höheren Niveau als früher. Als ich jünger war, hatte ich mich meistens nur vorübergehend in diesem Zustand befunden und hatte nach außen hin auch dann passiv gewirkt, wenn ich irgendwie beschäftigt war. Jetzt konnte ich rund um die Uhr in einem abgeschirmten Zustand leben. Ich stand auf, ging in die Schule, aß, sah fern, immer gleichbleibend abgeschirmt. Meistens hörte ich nicht, wenn ich angesprochen wurde. Ich starrte durch die Menschen hindurch und kam mir selbst fast durchsichtig vor, als könnten die Leute, die etwas von mir wollten, durch mich hindurchpassieren, ohne die geringste Spur in mir zu hinterlassen, als bestünde ich aus einer ganz anderen Substanz. Auch intellektuell gelangte ich nicht zu der Einsicht, daß andere Menschen mich etwas angingen.

Daß meine Umwelt durch mein ungerührtes Äußeres provoziert wurde, begriff ich nicht. Sowohl meine Schwester als auch meine Lehrer verpaßten mir Ohrfeigen, schüttelten und schubsten mich, aber ich empfand keinen Schmerz mehr. Meine Schmerzunempfindlichkeit war mittlerweile fast total.

Früher war ich nur gewissen Schmerzen gegenüber unempfindlich gewesen, jetzt aber tat gar nichts mehr weh. Dennoch konnte ich noch fühlen, das Gefühl an sich war nicht abgeschaltet, denn wenn ich wußte, daß ich mich irgendwo verletzt hatte, spürte ich, wie etwas – ein Nichtschmerz – sich von der verletzten Stelle aus in den Körper hinaus verästelte. Nur daß es eben nicht schmerzte.

Andererseits fiel es mir immer noch sehr schwer, leichte Berührungen zu ertragen, die nur die oberste Hautschicht streiften. Alles andere fühlte ich fast gar nicht. Das war auch der Grund, warum ich gern zum Schulzahnarzt ging, dessen Praxis in meiner jetzigen Schule lag. Es war dieselbe Zahnarztpraxis, zu der ich früher nicht hingefunden hatte. Nun saß ich einfach da und ließ ihn machen. Beim Zahnarzt fühlte ich mich wohl, niemand verlangte etwas von mir, ich brauchte weder zu reden noch sonst etwas zu tun. Gleichzeitig fühlte ich mich hier auf eine Art umsorgt, die meine Integritätsschwelle nicht überschritt.

Aufgrund meiner unbeholfenen Motorik fiel ich oft hin und verletzte mich oder verrenkte oder verstauchte mir die Füße. Also war es nicht weiter verwunderlich, daß ich im Alter von dreizehn Jahren hinfiel und mir einen Zahn ausschlug. Vielleicht hatte das Geborgenheitsgefühl, das ich beim Zahnarzt empfand, etwas damit zu tun. Jetzt durfte ich oft zum Zahnarzt gehen und sogar in ein spezielles Institut für Kinderzahnmedizin in der Innenstadt fahren. Das machte das Ganze noch besser, durch die Fahrzeit versäumte ich nämlich mehrere Unterrichtsstunden. Nicht in die Schule zu müssen, war eine Erleichterung. Jede Stunde, die ich nicht dort verbringen mußte, war ein Gewinn. Dennoch schwänzte ich nie, denn meinem Gefühl nach waren Regeln ja dazu da, um befolgt zu werden, daher kam ich gar nicht erst auf diese Idee. Vielleicht hätten meine Lehrer mich weniger verwirrend gefunden, wenn ich tatsächlich geschwänzt hätte. Es schien sie unerhört zu irritieren, daß ich weitaus cooler und unberührter wirken konnte, als die schlimmsten Rabauken es je geschafft hätten, daß ich meine Testbögen leer abgab, keine Hausaufgaben machte und beliebig lange einfach schwieg, daß ich aber trotzdem körperlich immer im Unterricht anwesend war, alle Regeln befolgte und nie Eindruck zu schinden versuchte. Außerdem konnte ich in einigen wenigen Fächern sehr gute Noten vorweisen, und wenn ich ein seltenes Mal den Mund aufmachte, äußerte ich mich in gepflegter, korrekter Sprache. Mir war klar, daß ich irgendwie befremdend und seltsam wirken mußte. Aber warum alle mich als persönliche Niederlage zu betrachten schienen, das verstand ich nicht.

Ich versuchte dafür zu sorgen, daß meine Zahnarztbesuche so oft wie möglich auf die Mathematikstunden fielen. Inzwischen begriff ich nämlich überhaupt nichts mehr von der Mathematik, ich beherrschte die vier Grundrechenarten, das war alles. Noch so viele Erklärungen fruchteten nichts. Alles, was ich momentan begriff, war kurz darauf aus meinem Kopf verschwunden. Ich begriff es nie von innen her, lernte nur, oberflächlich gewisse Dinge auszuführen – erst zu addieren und danach zu subtrahieren – ohne den blassesten Schimmer zu haben, warum ich das tat.

Der Mathematiklehrer war ein großer, kräftiger Mann mit tiefer Stimme, der seine Schüler gern erschreckte. Wenn er sie nicht gerade mit barscher Stimme anfuhr, stand er meistens ganz vorn im Klassenzimmer und versuchte die Kordel, die von der zusammengerollten Leinwand oben an der Decke herabhing, mit der Zunge einzufangen. Ab und zu drehte er sich um und zeichnete oder schrieb etwas an die Tafel. Ich verstand nichts von dem, was er da schrieb, aber trotzdem kam es mitunter vor, daß ich ein paar Aufgaben richtig gelöst hatte. Dann war ich mit ganz eigener Logik auf verdrehte Weise zu dem richtigen Ergebnis gekommen und hätte niemals schriftlich erklären können, wie ich das angestellt hatte. Daher erhielt ich auch keine Punkte dafür. Ganz gleich, wie richtig die Antwort sein mochte – wenn man nicht erklären konnte, wie und warum, zählte sie nicht. Etwas einfach nur so zu wissen, war wertlos. Daher gab ich mit der Zeit jeden Versuch auf, etwas auszurechnen, das erschien mir zu sinnlos. Ab da gab ich meine Mathematiktestbögen leer ab.

Zuerst schrieb ich sorgfältig Namen und Klasse auf die gestrichelten Linien und legte dann den Testbogen vor dem Lehrer aufs Pult und ging hinaus. Manchmal bestand der Lehrer jedoch darauf, daß man eine gewisse Zeit sitzen blieb, bevor man gehen durfte, dann sah ich eben zum Fenster hinaus, bis die Zeit um war und ich den Testbogen abliefern konnte. Ich wußte tatsächlich nicht, daß ich mich dadurch provozierend verhielt, ich konnte mir nicht vorstellen, daß mein Tun andere so stark berührte. Natürlich war mir klar, daß alle Schüler den Test schreiben sollten, aber nachdem ich es ohnehin nicht konnte … Immerhin war es mein Leben und mein Zeugnis.

Der Mathematiklehrer versuchte seine übliche Methode bei mir anzuwenden und ließ den Zeigestock direkt vor mir auf die Bank herabsausen. SMASCH! Er klatschte damit wie mit einer Peitsche. Damit erreichte er meistens, daß die Schüler zusammenzuckten und erschraken. Aber ich war nicht wie seine anderen Schüler. Mich erschreckte er nicht. Der Stock kam herabgesaust und klatschte in das aufgeschlagene Buch vor mir, und ich zuckte nicht mit der Wimper. Ich befand mich in meinem Innern, und mein Nervensystem war nicht stark genug eingeschaltet, um auf sein Verhalten zu reagieren. Ich stellte es einfach fest. Aha. Und weil ich gesehen hatte, wie er dasselbe Spiel auch mit den anderen trieb, überraschte es mich nicht.

Dennoch hatte ich eine ganz besondere, halb traurige, halb komische Beziehung zu meinem Mathematiklehrer – ich fühlte mich von ihm respektiert. Auf ganz besondere Art respektiert, als wäre er der einzige, der mein Bedürfnis nach Integrität verstand. Als einziger versuchte er nicht mit klebrigen Worten über das, was ich tun müßte oder sollte, in mich einzudringen. Er probierte seine Methode an mir aus, und als die nicht funktionierte, hörte er damit auf und ließ mich in Ruhe. Er akzeptierte, daß er in mir seinen Meister gefunden hatte.

Nachdem wir umgezogen waren, durfte ich mit dem Bus in die Schule fahren. Obwohl ich mich in der neuen Wohnung überhaupt nicht wohl fühlte, wurde mein Außenseitertum durch die Busfahrt deutlich sichtbar, und das fand ich gut. Jetzt lebte ich nicht mehr in dem elitären, großbürgerlichen Vorort, wo die Schule lag, sondern mußte aus einer Mietshausgegend mit dem Bus angefahren kommen. Inzwischen hatte ich mich auch ganz bewußt dazu entschlossen, mich von der Menge zu unterscheiden. Ich wollte zwar immer noch vor allem ein richtiger Mensch werden, aber wie die anderen in der Schule wollte ich nicht sein. Ich kam in Palästinenserschal, Folkloreboots, abgewetzten Cordjeans und Dufflecoat daher, als alle anderen Spitzenblusen und Slippers trugen. Oder ich suchte mir Herrenkleider aus, schön weit und ausgebeult, in denen ich mich wohl fühlte. Damit wollte ich nicht unbedingt auffallen, aber natürlich wirkte es demonstrativ, und mir war es recht, daß mein Nichtdazugehören auch nach außen hin sichtbar wurde.

Wenn die Modeplakate Sonnenuntergänge am Strand, Strohhüte und luftige schulterfreie Kleider zeigten, zog ich alte, abgetragene Herrenjacken an, die ich vor dem Umzug im Keller gefunden hatte. Das war verkehrt. Entweder man gehörte zu den Modebewußten und sah aus wie alle anderen, oder man scherte sich überhaupt nicht um Kleider und trug einfach irgendwelche normalen Hosen und Pullis. Wie ich durfte man nicht sein. Aber meine Haltung hatte zumindest den Effekt, daß meine Mitschüler mich zu respektieren begannen. Ich wurde eine coole, unerreichbare Person, der sich kaum jemand zu nähern wagte. Das Getuschel über mein Tun und Lassen nahm ein Ende. Die Tatsache, daß ich immer außerhalb blieb und mich nicht von dem üblichen angepaßten

Verhalten meiner Altersgenossen gängeln ließ, imponierte ihnen. Selbst bei der Clique, die bestimmte, wie man zu sein hatte, stieß ich auf Respekt. Mir war nicht klar, daß ich ihnen ein wenig Angst machte, ich spürte nur, daß sie mich auf eine Art und Weise in Ruhe ließen, die meiner Selbstachtung guttat. Jetzt, wo niemand mehr mich zu schikanieren wagte, ließ sich die Schule viel besser ertragen als früher.

Natürlich war ich nicht politisch engagiert, in Gruppen dieser Art zog es mich nicht, und vom Weltgeschehen hatte ich nicht viel Ahnung. Aber rein intellektuell war mir klar, für welche Werte ich mich entscheiden wollte, und diese Werte waren gewiß nicht rechtsgerichtet. Andere Jugendliche, die einfach die Wertvorstellungen ihrer Eltern übernahmen, kamen mir sehr naiv vor, und ich hatte keinerlei Verständnis für die Mechanismen, die dazu führten. Da ich weder meinen Eltern noch sonst jemandem besonders nahestand, hatte ich immer meine ganz persönlichen eigenen Ansichten vertreten und mich nie den Auffassungen anderer Leute angepaßt. Ich konnte mir nicht vorstellen, daß man sich gleichsam mit anderen und deren Ansichten vermischte und dadurch seine Identität aufbaute, daß man dasselbe dachte wie die anderen. Mein eigenes Identitätsgefühl war immer sehr deutlich gewesen und nie von einer anderen Person abhängig.

Da ich die Ungerechtigkeit der Welt jetzt von mehreren intellektuellen Gesichtspunkten aus betrachtete und diese dann analysierte, um anschließend zu entscheiden, welche Ethik und welche Wertvorstellungen mir entsprachen, hatten meine Gegner kaum eine Chance, wenn ich mich auf irgendwelche Diskussionen einließ.

Ich selbst ergriff nie die Initiative zu Diskussionen, aber war ich erst mal in eine hineingeraten, empfand ich die anderen Diskussionsteilnehmer selten als würdige Gegner. Ich trennte stets die Sache von der Person, was den anderen meistens nicht gelang, und daher kamen sie mir kindisch vor. Ich sagte stets deutlich und genau, was ich dachte. Aber meistens ließ ich die anderen Menschen einfach durch mich hindurchgehen, ohne mich um sie zu scheren.

Manchmal war es einfacher, mit Erwachsenen zu sprechen, doch die waren nur spärlich in meinem Leben vertreten. Ab und zu tauchte jemand auf, doch das waren immer nur unglückliche, beschädigte Personen, Erwachsene, die mir ihre Sorgen anvertrauten, die meine verbale Reife und mein schweigendes Zuhörenkönnen dazu verleitete, in mir fast eine Gleichaltrige zu sehen. Vielleicht spürten sie, daß ich nie etwas, das mir anvertraut worden war, weitererzählte, und berichteten mir deshalb so viele schreckliche Erfahrungen aus ihrem Leben und benutzten mich als seelischen Mülleimer. Ich hatte kein Bedürfnis nach Tratsch oder danach, mich anderen Menschen anzuvertrauen. Ich besaß kein Konkurrenzgefühl und keinerlei Wettbewerbsinstinkt, und daher waren Geheimnisse bei mir gut aufgehoben. Manchmal wurde ich als Zuhörer ausgenutzt, doch das war mir nicht klar. Ich hörte gern zu – das war einfacher als reden und auch eine gute Möglichkeit, etwas über die Menschen zu lernen. Warum taten sie das, was sie taten? Und was war das eigentlich, was sie taten? Ich hörte zu und überlegte. Und ich spürte, daß ich der Person, der ich zuhörte, einen stummen Dienst erwies.

Meiner Mutter wollte ich allerdings nicht zuhören, aber dennoch war ihre Stimme immer da, ob ich es wollte oder nicht – sie werde sich das Leben nehmen, und dann würden wir schon sehen, und sie wolle nicht mehr leben, weil alle sie so schlecht behandelten und überhaupt sei sie die Allerärmste.

Wenn ich von der Schule nach Hause kam, blieb ich manchmal vor der Wohnungstür stehen und überlegte, ob sie es jetzt wohl getan hätte und tot in der Wohnung läge. Bestimmt war ich eine besonders schreckliche Person, weil ich ehrlich gesagt nicht besonders traurig wäre, wenn ich sie tot vorfände. Eine Leiche wäre allerdings scheußlich. Meine Mutter war ohnehin schon so schwammig und gedunsen, ihre Leiche würde ekelhaft aussehen.

Falls sie tot wäre, würde ich sie nicht anfassen. Wenn ihre Augen offen wären, würde ich sie nicht schließen, so wie es die Leute in den Filmen immer taten. Ich hoffte, daß ich dann allein mit ihr wäre, damit niemand mich sah. Damit niemand sah, daß ich nicht traurig war. Wahrscheinlich würde ich die Polizei anrufen. Den Krankenwagen brauchte ich nicht kommen zu lassen, weil sie ja mausetot wäre. Aber meine Schwester dürfte nicht nach Hause kommen, während ich auf die Polizei wartete. Die würde sich nur über mich aufregen, weil ich nicht traurig war. Warum konnte ich meine Mutter nicht gern haben, so wie Kerstin? Irgendwas mußte mit mir nicht in Ordnung sein.

Ich schloß die Tür auf und dachte, jetzt ist es vielleicht passiert. Vielleicht ist sie jetzt tot. Aber sie war nie tot. Sie wurde nur zusehends weniger menschlich. Ein paarmal brannte es in der Wohnung, als ich nach Hause kam, aber es gelang mir jedesmal, das Feuer rechtzeitig zu löschen. Einmal hatte sie Pizzakartons auf den Herd gelegt und alle Platten eingeschaltet. Ich wußte nicht, ob sie das absichtlich getan hatte oder ob sie einfach nicht wußte, was sie tat. Auf jeden Fall leerte ich einen Eimer Wasser über die brennenden Kartons und versuchte dann den Geruch nach verbrannter Pappe auszulüften, der die ganze Wohnung durchzog. Ich war müde und traurig, wollte nicht mehr mitmachen. Der Tod schreckte mich nicht, weder mein eigener noch der eines anderen; es war, als hätte ich schon immer ein Stückchen Tod in mir getragen und als wäre mein Wissen darüber, wie es war, abgeschaltet und abgeschirmt zu sein, gleichbedeutend mit dem Wissen vom Tod – als hätte ich eine Art Voraufführung erlebt.

Meine Mutter war ein lebendiger Auswurf, der auf Schritt und Tritt hinter mir herkroch, und ich wollte mich von ihr befreien. Ich wollte sie von mir abschütteln, wollte für mich sein, allein, in Ruhe gelassen. Es machte mich traurig, daß ich diese seltsame Welt nicht verstand und nicht wußte, was ich hier verloren hatte. Ab und zu dachte ich an Selbstmord, das waren jedoch eher intellektuelle, abgeschirmte Überlegungen. Ich dachte: Ich will nicht mehr leben – aber das dazugehörige Gefühl fand ich nicht. An der Stelle, wo dieses Gefühl oder die Lebenslust hingehört hätten, war nur ein Loch vorhanden, ein Nichts. Das Gefühl, sterben zu wollen, wäre notwendig gewesen, um mich zur Tat zu treiben. Dieser Antrieb existierte nicht, genausowenig wie Lebenswille. Ich war müde und leer.

Mein Vater war mittlerweile ganz und gar verschwunden. In der ersten Zeit nach der Scheidung war er noch ein paarmal aufgetaucht, um irgendwelche Sachen zu holen. Ausschließlich Kerstins und meinetwegen zu kommen – das wäre ihm nie eingefallen. Für ihn waren Menschen immer austauschbar, und er tauschte sich diejenigen ein, die ihm momentan den größten Gewinn zu versprechen schienen.

«Kinder hat man bloß, bis sie achtzehn sind. Ich kann mich jetzt nicht um sie kümmern, muß mein eigenes Dasein auf Vordermann bringen», sagte er seiner neuen Frau.

Erst kurz vor der Hochzeit erfuhr sie überhaupt, daß er Kinder hatte. Er hatte ihr gesagt, er lasse sich gerade scheiden, und weil er keine Kinder erwähnt hatte, war sie davon ausgegangen, daß keine vorhanden waren. Das erfuhr ich erst, nachdem er sich auch von ihr getrennt hatte. Damals, einige Jahre später, tauschte er auch sie und ihre Kinder gegen Frau und Kind mit besseren Gewinnchancen aus. Nachdem er lange Zeit fast in Bigamie gelebt und in einer anderen Stadt ein neues Leben aufgebaut hatte, kam er eines Tages nach Hause und teilte seiner Frau Nummer zwei mit, daß er sich scheiden lassen wolle.

«Besser, ich verlasse dich, bevor du auf die Idee kommst, mich zu verlassen. Ich muß an mich selbst denken.»

Durch seine Eiseskälte schockiert rief sie bei uns zu Hause an. Zufällig war ich am Telefon. Sie schüttete ihr Herz aus, und ich hörte zu. Ich brauchte kaum etwas zu sagen. Wenn man mit mir sprach, klang ich wie eine erwachsene Person, und ich blieb sitzen, wo man mich hingesetzt hatte – anderer Leute Probleme waren bei mir gut aufgehoben. Ich hatte jede Menge Geduld, die nie nachließ. Die Frau meines Vaters bat mich, zu ihr zu kommen, und das tat ich. Ich fühlte mich nützlich – wenigstens ein Mensch, der mich brauchte!

Sie gehörte zu jenen Erwachsenen, die sich durch meine frühreife Art täuschen ließen und mich ausnutzten, anstatt sich bei Gleichaltrigen Trost zu suchen. Später erlebte ich immer wieder, daß Erwachsene, vor allem, wenn sie etwas getrunken hatten, mir von Vergewaltigungen erzählten, von Mißhandlungen, Kriegserlebnissen und anderen Dingen, die sie noch nie jemandem anvertraut hatten. Ich schien eine beruhigende Wirkung auf sie zu haben, vielleicht, weil ich mich nie aufregte und mich durch nichts in Erstaunen versetzen ließ.

Als ich fünfzehn Jahre alt war, hatte ich das Gefühl, bereits alles gehört und gesehen zu haben.

13.

Ich brauchte irgendeine Art von Gemeinschaft, und sei es nur, um einen Ort zu haben, wo ich mich ungestört aufhalten konnte. Zu Hause wollte ich nicht sein. Zu Hause inszenierte meine Mutter eine Art rückläufiger Evolution, hinab bis ins Stadium der Reptilien. Und dabei wollte ich nicht zuschauen.

Ich brauchte eine Bleibe. Bei den Haschrauchern fand ich schließlich die Gemeinschaft, die ich suchte. Nachdem der Joint oder die Pfeife einmal die Runde gemacht hatten, durfte ich schweigend in mich selbst versunken dabeisitzen, ohne mehr als einzelne Kommentare zu ernten.

«Die ist ja ganz schön zugekifft.»

«Mensch, bist wohl schon hinüber, was?»

Dann ließ man mich in Ruhe. Ich brauchte nicht zu antworten.

Ich rauchte Hasch und Marihuana, um mir das Recht zu erwerben, in der Anwesenheit anderer Menschen ungestört sein zu dürfen. Eine weitere Überlegung steckte auch dahinter – eine Frage. Gab es vielleicht auch für mich, genau wie für den Wechselbalg aus dem Märchen und das häßliche Entlein, einen Ort, wo ich zu Hause war? War es meine Bestimmung, Kiffer zu werden? Waren die Kiffer von meiner Art? Das waren sie nicht, wie sich herausstellen sollte, aber es war entschieden einfacher, hier so zu tun, als gehörte man dazu. Ich benutzte Hasch auch als Ausrede für einen Teil meiner Schwierigkeiten. Allerdings wurden meine Probleme eher größer als geringer, wenn ich high war. Wenn ich Hasch geraucht hatte, fiel es mir noch schwerer, Geschwindigkeiten und Abstände abzuschätzen. Aber dann konnte ich mir wenigstens sagen: Wenn ich eine Viertelstunde länger brauche, um die Straße zu überqueren, liegt das ja nur daran, daß ich so bekifft bin. Dadurch wurde es einfacher für mich, und ich konnte die Einsicht verdrängen, daß es mir auch sonst schwerfiel, die Straße zu überqueren. Überall, wo Verkehr war, nahm ich immer die größten Umwege auf mich, um Fußgängerüberwege mit Ampeln zu finden. Es war mir unmöglich, die Geschwindigkeit der Autos einzuschätzen, und ich wußte nie, wann ich die Straße überqueren konnte. Diese Tatsache verdrängte ich jetzt und verwandelte mich statt dessen in eine andere, in eine Person, die ich verstehen konnte, die mir nicht unerklärlich war. Ich kiffte und veränderte mich daher – so einfach war das.

Wenn ich mich in den Augen der Umwelt seltsam benahm, genügte es mir schon, daß ich das auf mein Kiffen schieben konnte, die anderen brauchten das gar nicht zu wissen. Daß ich mir selbst diese Erklärung geben konnte, genügte, um es leichter zu ertragen. Daher begann ich immer häufiger, auch alleine für mich Hasch zu rauchen, ich setzte mich zum Beispiel mit meiner Pfeife irgendwo ins Gebüsch und lief dann den ganzen Tag herum und war unbemerkt high.

Die anderen in der Clique genossen es, high zu sein, doch das konnte ich nicht so recht nachvollziehen. Sie hockten beieinander, kicherten, hörten Musik und futterten Süßigkeiten, benutzten die Musik, um ihr Kiffen noch mehr zu genießen. Ich dagegen wollte nur ungestört sein und wurde nie eine von ihnen, obwohl ich dieselben Feten besuchte und abends mit ihnen an der U-Bahnstation herumlungerte. Die meisten kamen aus ganz anderen Lebensverhältnissen als ich. Ihre Väter hatten sich erhängt, ihre Brüder hatten sich die Kugel gegeben, ihre älteren Schwestern saßen im Knast. Sie waren mißhandelt worden und in Erziehungsheimen gewesen, hatten Bewährungshelfer. Ihre Mütter waren zum Teil Alkoholikerinnen, drogensüchtig, arbeitslos, Prostituierte oder Frührentnerinnen. Sie lebten bei Pflegeeltern und rissen immer wieder von dort aus. Sie waren entweder völlig verlassen oder wurden von der Polizei und den sozialen Behörden gesucht.

Ich empfand es als befreiend, daß hier keine Fassaden geputzt wurden und daß die Leute sagten, was wirklich los war. Der Alkoholismus meiner Mutter paßte eigentlich in dieses Milieu. Aber dennoch kam ich letzten Endes aus einer wohlhabenden bürgerlichen Wohngegend, und das unterschied mich von ihnen. Und obwohl es mir leichtfiel, ihre Sprache zu lernen, genauso leicht, wie ich die Fremdsprachen in der Schule gelernt hatte, besaß ich im Unterschied zu ihnen doch auch eine andere Sprache.

Es fiel mir schwer, gesellig zu sein, ich machte einfach schweigend mit. Auch hier schien meine Schweigsamkeit in Kombination mit meiner Todesverachtung die anderen zu beeindrucken. Ich wirkte schüchtern und äußerst zurückhaltend, sah aus wie ein Mädchen aus gutem Hause. Aber gleichzeitig verhielt ich mich widersprüchlich – ich sah keinen Anlaß, mich um mich selbst Sorgen zu machen, und der Tod machte mir keine Angst. Ich stopfte mich voll mit Drogen und vertrug ebensoviel Alkohol wie die Jungs. Außerdem bereitete es mir weniger Schwierigkeiten, mich in die Gesellschaft der Jungs einzufügen. Die hatten nicht diese mädchenhafte, aufdringliche Arm-in-Arm-kichernde Vertraulichkeit, die ich nicht verstand. Aber obwohl die Jugendlichen in dieser Clique vor allem kaputt und drogensüchtig waren, hatten sie doch engere Beziehungen zueinander, als ich zu irgendeinem Menschen besaß. Ich befand mich stets in einer Art Ausnahmezustand.

Ich hatte zwei Wünsche im Leben – einmal wollte ich mich selbst verstehen und dann wollte ich ein richtiger Mensch werden. Weil das erstere unmöglich zu sein schien, versuchte ich es mit dem zweiten. Ein richtiger Mensch war normal, und genau das strebte ich an. Zur Normalität gehörten Beziehungen, und ich stellte fest, daß Sex kein Problem war. Auf sexueller Ebene konnte ich mich mit jedem einlassen, dazu war nämlich keine besondere Nähe erforderlich. Der Sex ermöglichte es mir, Beziehungen zu haben, ohne wirkliche Beziehungen zu haben – das war eine Möglichkeit, meinem Leben den Anschein größerer Normalität zu geben. Daß dieses Verhalten außerdem möglicherweise destruktiv war – diesen Preis bezahlte ich gern, um mich wenigstens ein klein wenig richtig zu fühlen. In einer Clique, die vor allem aus Jungen bestand, war es leicht, Sex auf diese Art einzusetzen. Meistens war außer mir nur noch ein Mädchen mit von der Partie. Das andere Mädchen in der Clique hatte die Rolle der «Anständigen» übernommen. Sie war das hübsche, blonde Mädchen, das alle wollten, aber keiner bekommen konnte. Sie war die Unschuld, obwohl sie genausoviel trank und kiffte wie die anderen. Sie war selbstzerstörerisch, aber mit Eleganz. Die Rolle der Promiskuität war somit frei, die unschöne Destruktivität, die ich verkörpern durfte. So erhielt ich trotz meiner Schweigsamkeit eine Identität.

Als Amphetamin – Speed – als neue Droge in die Clique kam, distanzierten sich viele davon. Bier und Dope genügten, meinten sie, von solchem Zeug sollte man lieber die Finger lassen. Aber ich testete es sofort und vorbehaltlos. Was würde das in hundert Jahren schon für eine Rolle spielen? Ich hatte nichts zu verlieren.

Manchmal wurde ich von älteren Jungs ermahnt, das lieber bleibenzulassen. Oft sorgten sich die Älteren um die Jüngeren, und keiner schien dem anderen irgendwelchen Stoff andrehen zu wollen. Doch diese Fürsorglichkeit ging spurlos an mir vorbei. Ich sniffte Speed durch die Nase oder trank es in Wasser aufgelöst. Daß man es spritzen konnte, wußte ich damals noch nicht. Aber Speed war dann doch nicht meine Droge. Im Unterschied zu anderen Drogen mußte ich große Mengen davon zu mir nehmen, um high zu werden, und das wurde auf die Dauer recht teuer. Speed war außerdem eine Droge, die sich eher für gesellige Personen eignete als für introvertierte, und das war nichts für mich. Weil Speed keine besondere Anziehungskraft auf mich ausübte, nahm ich es immer seltener.

Die Eltern meiner Mutter starben, und meine Mutter erbte ein großes Vermögen. Jetzt gab es keine finanziellen Schranken mehr für ihren Tabletten- und Alkoholkonsum. Für mich war Geld ein sehr abstrakter, schwer zu fassender Begriff. Mir war nicht klar, daß meine Mutter nun reich war und sehr viel Geld für ihre Sucht ausgeben konnte. Ich wußte auch nicht, daß die Sozialbehörden in unser Leben eingegriffen hätten, wenn meine Mutter dieses Geld nicht geerbt hätte. Sie arbeitete ja nicht mehr, also wäre kein Geld für die Miete hereingekommen.

Inzwischen gab es keine Fassade mehr, die Kerstin hätte putzen können. Unter den Ruinen existierte nicht einmal mehr der Anschein einer Familie, bei uns zu Hause wurde kein Essen mehr gekocht. Jeder mußte so gut es ging für seine eigene Ernährung sorgen. Als ich fünfzehn war, holte ich mir mein Abendessen von der Imbißbude an der U-Bahn, das nötige Geld mußte ich mir aus der Handtasche meiner Mutter klauen.

Ab und zu kam es vor, daß meine Mutter sich einen Tag lang einen Ruck gab und angezogen war, wenn ich nach Hause kam. Dann hatte sie plötzlich eingekauft und etwas gekocht und erwartete, daß ich das auch essen würde. Daß sie die letzten zwei Wochen andauernd gekotzt oder halbbewußtlos herumgelegen hatte, erwähnte sie mit keiner Silbe. Vielleicht erinnerte sie sich nicht daran. Sie stieß mich noch mehr ab, wenn sie sich als Mutter aufführte, als wenn sie halbtot in ihrem Zimmer lag. Mein Ekel vor ihr so groß, daß ich nichts von dem herunterbrachte, was sie angefaßt hatte. Als ich mich weigerte, das Essen, das sie gekocht hatte, zu mir zu nehmen, machte sie ein gekränktes Gesicht, mit dem sie wohl ausdrükken wollte: Das hat man nun davon, wenn man sich Mühe gibt und einem undankbaren Fratz ein Essen kocht. Sie hatte sich vielleicht eine ganze Woche lang nicht blicken lassen, also war ihre Reaktion völlig absurd. Eine Woche lang hatte sie mit ihren Bierflaschen und ihrem Wodka in dem nach Urin stinkenden abgeschlossenen Zimmer hinter der Küche gelegen. Doch das schien sie nicht zu bekümmern.

Die Erbschaft meiner Mutter bestand nicht nur aus Geld, ihre Eltern hatten ihr auch Möbel und Kunstwerke hinterlassen. Ich war mit meiner Mutter allein zu Hause, als es an der Tür klingelte. Da sie wie immer betrunken und in ihrem Zimmer eingeschlossen war, machte ich auf. Vor der Tür standen zwei Männer von einer Umzugsfirma. Sie brachten sämtliche Möbel aus der großelterlichen Wohnung, und ich hatte nicht gewußt, daß sie kommen würden.

Die Umzugsmänner schleppten alle Kartons herein und füllten die ganze Wohnung mit den Möbeln. Als sie fragten, wo sie die Sachen hinstellen sollten, wußte ich keine Antwort, also versuchten sie, alles irgendwie aufeinanderzustapeln. Bevor sie gingen, wollten sie ihre Bezahlung haben, aber ich hatte kein Geld.

«Ich muß erst meine Mutter wecken», sagte ich, ging zu ihrem Zimmer und hämmerte an die Tür.

«Scher dich zum Teufel», hörte ich sie drinnen fauchen. Sonst keine Reaktion. Ich versuchte es noch einmal.

«Mama, wach auf!»

«Du kannst mich mal!» schrie sie.

Die Umzugsmänner, die im Nebenzimmer standen, sagten, sie würden essen gehen und in einer Stunde zurückkommen, dann wollten sie ihr Geld. Nach einer Stunde war es mir immer noch nicht gelungen, meine Mutter dazu zu bringen, mir Geld zu geben, und ich hatte keine Ahnung, ob ich die Männer um eine Rechnung oder etwas Ähnliches hätte bitten können. Sie hatten gesagt, daß sie Geld wollten, folglich mußte ich es ihnen geben. Als sie zurückkamen, unternahm ich einen letzten verzweifelten Versuch. Ich hämmerte an die Schlafzimmertür.

«Du mußt mir jetzt gleich Geld geben!»

Jetzt hörte ich, daß sich hinter der Tür etwas bewegte.

«Also gut, dann komm ich eben und geb ihnen ihr beschissenes Geld.»

Ich ging ins Wohnzimmer zu den wartenden Umzugsmännern und sagte, daß meine Mutter gleich kommen würde. Im selben Moment kam meine Mutter nackt aus ihrem Zimmer, sie stank nach abgestandenem Suff und war unbeschreiblich abstoßend. In der einen Hand hielt sie ein großes Bündel mit Geldscheinen, als hätte sie es soeben vom Fußboden zusammengerafft.

«Knete willst du haben, was? Sonst willst du ja nichts, du beschissene Schmarotzerin», fuhr sie mich undeutlich nuschelnd an.

Daß zwei fremde Männer im Flur standen, kümmerte sie kein bißchen.

«Da hast du, verdammtes Luder!» schrie sie und schleuderte mir das Geldbündel entgegen.

Tausendkronenscheine regneten auf mich herab. Das konnte doch nicht wahr sein – das hier geschah doch nicht in Wirklichkeit? Ich verstand das nicht, es war vollkommen unwirklich, daß ich hier stand und mir ein Tausender im Haar hing und zwei Hunderter an der rauhen Oberfläche meines Pullis hängengeblieben waren. Es war unwirklich, daß meine Mutter nackt und schmutzig war und daß die Umzugsmänner den Blick abwandten. Ich wußte nicht, was ich sagen oder tun sollte, alles war nur schrecklich und unbegreiflich. Ich hob das Geld vom Boden auf und gab den Umzugsmännern, was sie verlangten. Unter keinen Umständen wollte ich ihr schleimiges Mitleid haben. Sie hatten nichts mit dieser Sache zu tun, hatten nichts mit mir zu tun. Sie schienen erleichtert zu sein, daß sie sich aus dem Staub machen konnten.

Ich begriff nicht, wie zutiefst verächtlich die Geste meiner Mutter war. Für die symbolische Demütigung, die darin liegt, daß man jemandem Geld an den Kopf wirft oder eine Person als Luder beschimpft, hatte ich kein Gespür. Das gehörte zu den unbegreiflichen Dingen, denen meine Eltern sich gewidmet hatten. Es war schmerzlich und unangenehm, das in der Anwesenheit der Umzugsmänner hinnehmen zu müssen, und es machte mich auch traurig, aber ich verstand es nicht. Vielleicht trug dieses Unverständnis kombiniert mit meiner Fähigkeit, mich in mich selbst zu versenken, dazu bei, daß ich überhaupt überlebte.

Es gab viele Dinge, die ich nicht konnte, einfache, alltägliche Fertigkeiten, die mir fehlten. Je älter ich wurde, desto besser lernte ich es, solchen Dingen im Zickzackkurs auszuweichen. Ich brauchte viel Energie, um alles im voraus zu planen und den nächsten Zug des Gegners zu kalkulieren, für den Fall, daß eine Situation auf mich zukam, mit der ich nicht fertig wurde.

Ich war fortwährend müde, wußte aber nicht warum. Ich war in einem Labyrinth gefangen, wo ein gewundener Gang in den nächsten mündete, ohne daß ich jemals den Ausgang fand. Weil ich vollauf damit beschäftigt war, meine Schwierigkeiten zu parieren, kam ich gar nicht dazu, sie überhaupt ins Auge zu fassen. Der Versuch, mich irgendwie in die Höhe zu recken, um einen Überblick zu gewinnen, um all das zu verstehen, was ich nicht verstand, hätte weitaus mehr Energie erfordert, als ich besaß. Also versuchte ich mich so gut es ging durch die Gegenwart zu hangeln.

Oft blieben meine Gespräche mit anderen Leuten plötzlich stecken, ohne daß ich wußte warum. Fragte jemand zum Beispiel, wie es mir ging, antwortete ich: «Gut», ohne zu ahnen, daß ich anschließend ebenfalls eine Frage hätte stellen müssen. Mir war nicht klar, daß mehr als ein kurzes «Gut» von mir erwartet wurde. Für das übliche Hin und Her eines Gesprächs hatte ich kein Gefühl. Am einfachsten wäre es gewesen, wenn ich gleich hätte sagen dürfen, was ich zu sagen hatte, und der andere anschließend gesprochen hätte. Dieses Vor- und Zurückspringen, diese Bemühung darum, eine Bemerkung an der richtigen Stelle unterzubringen, das war schwierig und ermüdend. Also erschien ich nach außen hin oft gleichgültiger und desinteressierter, als ich eigentlich war. Wenn jemand eine indirekte Frage an mich richtete, entstand daher manchmal nur Schweigen.

«Ich bräuchte mal deine Telefonnummer.»

Eine solche Behauptung beantwortete ich höchstens mit einem «Aha», wenn ich nicht ganz einfach schwieg.

Schließlich war das nur eine Behauptung, und mir war nicht klar, daß ich dem Betreffenden meine Telefonnummer geben sollte.

«Kann ich deine Telefonnummer haben?» fragte die betreffende Person vielleicht nach kurzem Schweigen. «Ja», sagte ich. Das war in meinen Augen eine ganz logische Antwort, eine Antwort auf die Frage. Doch danach entstand erneutes Schweigen. Erst wenn jemand die richtige Frage stellte, die direkte Frage «Was hast du für eine Telefonnummer?» antwortete ich mit der Nummer. Ich hatte tatsächlich keine Ahnung, daß man etwas anderes meinen konnte, als das, was man sagte, und daß «Ich bräuchte mal deine Telefonnummer» gleichbedeutend war mit «Was hast du für eine Telefonnummer?» Aber obwohl mir der Zusammenhang nicht klar war, spürte ich doch diesen eigenartigen Effekt – daß das Gespräch irgendwie abgehackt wurde und unerklärliche Pausen entstanden.

Höflichkeitsphrasen, die man nur von sich gab, weil es sich so gehörte, Sätze ohne Inhalt, verstand ich nur mit großer Mühe. Das trug dazu bei, daß meine Umwelt mich für unerzogen hielt. Und nachdem ich die Phrase «Vielen Dank fürs Essen» gelernt hatte und auch wußte, wann ich sie einzusetzen hatte, fand ich dennoch nur selten den richtigen Zeitpunkt. Manchmal sagte ich es noch während des Essens, um es ja nicht zu versäumen, dann wieder sagte ich es überhaupt nicht, weil ich nicht wußte, wann genau ich es sagen mußte. Was meinte man eigentlich mit Essen, wenn man sich fürs Essen bedankte? Das war mir lange Zeit nicht klar. War alles Eßbare Essen? Sollte man sich fürs Essen bedanken, wenn jemand einem einen Apfel anbot? Was war Essen eigentlich? Manche Sachen waren Essen, das wußte ich – Wurst und Fleisch waren Essen. Aber war Suppe auch Essen? Suppe war schließlich flüssig – wenn Suppe Essen war, dann war Tee vielleicht auch Essen? Allerdings schwammen in der Suppe meistens irgendwelche Stückchen herum, im Tee war das nicht der Fall. Aber was war dann mit Brei? Wie sollte ich mich fürs Essen bedanken können, wenn ich nicht genau wußte, was Essen war?

Die Definition des Essens war nicht mein einziges Problem bei den Mahlzeiten. Meine Tischmanieren ließen zu wünschen übrig, und ich konnte keine gekochten Kartoffeln schälen. Weil ich nicht wußte, wie man das anstellte, aß ich in der Schule die Kartoffeln mit der Schale. Die Kartoffeln, die im Speisesaal auf den Tisch kamen, hatten immer eine unappetitliche, grobe und schwarzgefleckte Schale, die außer mir niemand aß. Aber wenn jemand eine Bemerkung darüber machte, daß ich die Kartoffelschalen aß, entgegnete ich nur, die Schalen seien gesund.

Meistens saß ich beim Essen irgendwo allein am Tisch, weil ich in der Schule keine Freunde hatte. Eines Tages kam ein Mädchen aus meiner Klasse und setzte sich an meinen Tisch. An diesem Tag aßen wir später, außer uns waren kaum noch Schüler im Speisesaal. Ich kannte das Mädchen nicht, hatte kaum je mit ihr gesprochen, obwohl sie in meine Klasse ging.

«Du kannst die Kartoffeln wohl nicht schälen, oder?» fragte sie. Sie stellte nur ganz sachlich fest, daß ich das nicht konnte, ohne es irgendwie zu bewerten. Ich brauchte keine Antwort darauf zu geben. Es machte nichts, daß sie das gesagt hatte, ich fühlte mich nicht gekränkt.

«Ich werd es dir zeigen», sagte sie, nahm meine Hände und brachte mir schrittweise bei, wie ich es anstellen mußte.

Für mich war das ein wichtiges Erlebnis – auch wenn dieses Mädchen selbst es bestimmt sofort wieder vergaß. Zum erstenmal hatte jemand intuitiv verstanden, daß ich etwas nicht konnte und wie man es mir beibringen mußte. Eigentlich fiel es mir nicht schwer, etwas zu lernen. Der Hauptgrund, warum ich es bisher nicht geschafft hatte, Kartoffeln zu schälen, war, daß es mir nicht genügte, wenn jemand es mir mit Worten erklärte. Auch das Beobachten, wie andere es machten, genügte nicht. Ich mußte es mit meinen eigenen Händen lernen, schrittweise, nach und nach. Natürlich hatte ich eine Menge anderer Probleme, und die Sache mit dem Kartoffelschälen war eines der kleineren. Aber jetzt blieb mir zumindest die Qual erspart, die unappetitliche Schale essen zu müssen. Das freundliche, pädagogische Interesse meiner Mitschülerin überraschte mich, tat aber gut.

Es fiel mir immer noch schwer, Veränderungen und Überraschungen zu ertragen, aber mein rituelles Verhalten hatte ich aufgegeben, ich mußte nicht mehr gewisse Wege gehen und gewisse Sachen anfassen. Als einziges haftete mir noch ein zwanghaftes Räuspern an. Dessen war ich mir jedoch bewußt – im Unterschied zu den unbewußten Geräuschen, die ich als Kind von mir gegeben hatte – und ich litt darunter, daß ich nicht damit aufhören konnte. Andererseits bezweckte ich etwas mit diesem Geräusch. Mitunter kam es nämlich vor, daß ich nicht sprechen konnte, daß ich keinen Ton herausbrachte, obwohl ich mir Mühe gab, und wenn das der Fall war, konnte ich durch dieses kurze Räuspern kontrollieren, daß ich immer noch eine Stimme besaß.

Ich wußte nicht, warum meine Kontakte zur Außenwelt manchmal abgeschaltet waren und warum ich nicht jedesmal antwortete, wenn ich angesprochen wurde. Ich stellte nur fest, daß es so war. Und wenn es mir nicht gelang, die Verbindungen im Nervensystem herzustellen, die bewirkten, daß meine Stimme das erhaltene Kommando «Sprache» ausführte, hatte ich das Gefühl, als wäre meine Stimme verschwunden. Voller Sorge stellte ich mir vor, daß ich eines Tages gar keine Stimme mehr haben würde und nie mehr würde sprechen können, und daher wiederholte ich immer wieder dieses kurze Räuspern – vor allem, um mich zu vergewissern, daß meine Stimme noch vorhanden war. Vielleicht half es mir auch, mein Nervensystem aktiv zu halten, damit ich nicht in mich selbst hineinglitt.

Bei den Elternsprechstunden und Elternabenden der Schule vertrat ich mich selbst, das erschien mir logisch und richtig. Meine Eltern hatten nichts mit mir zu tun, und bei diesen Gelegenheiten vermißte ich sie nicht. Aber ein wenig sonderbar war es doch, so zwischen den Eltern der anderen zu sitzen und darauf zu warten, zum jeweiligen Lehrer hineingerufen zu werden. Eventuelle Kommentare darüber ignorierte ich. Ich brauchte keine Lügen aufzutischen, warum meine Eltern nicht anwesend seien, die Leute legten mir nur allzugern Worte in den Mund. Sie fragten etwas und antworteten selbst mit plausiblen Erklärungen.

Es gelang mir, Menschen und ihre Kommentare wie Wind durch mich hindurchblasen zu lassen, ohne daß auch nur ein einziges Haar auf meinem Kopf von dem Windzug bewegt wurde. Oder ich ließ sie wie eine Welle durch mich hindurchspülen, ohne auch nur vom geringsten Wassertropfen naßgespritzt zu werden. Als hätte ich im selben Augenblick, da ihre Worte mich trafen, für kurze Zeit meine Konsistenz geändert. Allerdings konnte ich das nicht immer vorherbestimmen, daher war das keine Technik, die mich vor schmerzlichen Gefühlen schützen konnte. Es war eher eine Möglichkeit, mein empfindliches System davor zu schützen, von Unbegreiflichem überlastet zu werden; Gefühle, seien es meine eigenen oder die anderer, ließen sich dadurch nicht immer abblocken.

Der Sportunterricht, der immer besonders belastend gewesen war, wurde in den oberen Klassen noch demütigender, weil unsere Lehrerin voll der besten pädagogischen Ambitionen war. Von dem, was von mir erwartet wurde, konnte ich eigentlich überhaupt nichts. Und vieles wagte ich gar nicht erst zu versuchen. Da ich weder wußte, wie mein Körper zusammengefügt war, noch wie er sich im Raum verhielt, war es mir einfach zu gefährlich. Aber die Sportlehrerin war jung und glaubte, eine gute Methode für schlechte Schüler entwickelt zu haben. In jeder Sportstunde suchte sie zwei Schüler aus, die den schwächeren Schülern helfen sollten, und wenn jemand absolut nicht mit der gestellten Aufgabe fertig wurde, mußten die beiden Helfer sich ausschließlich mit diesem Schüler beschäftigen. Dieser jemand war immer ich, und die Beschäftigung konnte darin bestehen, daß man in einer Ecke der Turnhalle einen großen Ball hin- und herrollte. Meistens befand ich mich mit dem Ball in dieser Ecke. Wenn nicht, dann mußten sämtliche Geräte gesenkt und geändert werden und man mußte mich festhalten, wenn ich an der Reihe war. Zwar gab es auch andere Schüler in der Klasse, die ab und zu an einer Aufgabe scheiterten, aber ich war die einzige, die nie etwas unter den gleichen Bedingungen wie die anderen zustande brachte.

Ich hatte das Gefühl, ein totaler Versager zu sein. Es war, als wäre ich körperlich behindert, ohne daß jemand es zugeben wollte. Und die Tatsache, daß andere Schüler mir helfen mußten, erlebte ich als besonders demütigend. Der Turnunterricht war immer eine Qual gewesen, daran hatte ich mich gewöhnt, aber daß andere jetzt gezwungen wurden, mir zu helfen, war für mich die äußerste Demütigung. Es fiel mir viel schwerer, das gutgemeinte Verhalten meiner Umwelt gefühlsmäßig zu verarbeiten als ihren Abscheu oder Zorn. Dieses gutgemeinte Verhalten war vor allem deshalb so quälend, weil es immer irgendwie unangebracht war. Niemand sah jemals meine wirklichen Probleme.

Nachdem ich alles Erdenkliche versucht hatte, griff ich zu meinem letzten Mittel – ich weigerte mich. Ich nahm nicht mehr am Turnunterricht teil, schwänzte aber trotzdem nicht. Ich setzte mich in der Turnhalle auf eine Bank, ohne mich umzuziehen, und sah den anderen zu. Die Sportlehrerin regte sich sehr über mich auf. Sie hätte besonders viel für mich getan, sie sei eine gute Lehrerin, nicht eine von der alten, harten Sorte. Sie wolle in der Turnhalle für Gleichberechtigung sorgen, es komme nicht darauf an, besser als die anderen zu sein, sondern daß man mitmache, ein jeder nach seiner Fähigkeit. Aber ich hatte keine Erklärung für meine Unbeholfenheit, ich konnte kein Warum vorbringen. Ich war einfach schwerfällig und linkisch, obwohl ich das gar nicht sein wollte, und die Methoden der Lehrerin waren mir keine Hilfe.

Ich wurde zu ihrer persönlichen Niederlage – wenn es schon nicht meine eigene Schuld war, daß ich Hilfe brauchte, so war es ganz gewiß meine eigene Schuld, daß die Hilfe, die ich erhielt, mir nicht half. So war das. Jetzt mußte sie mich dazu bringen, am Sportunterricht teilzunehmen, und zwar nicht um meinetwillen, sondern um ihr Ansehen als Lehrerin zu wahren. Doch das bewirkte nichts – wenn ich einmal beschlossen hatte, mich zu weigern, dann weigerte ich mich, eisern. Ich bemühte mich, allen Gesprächen auszuweichen, allen «jetzt mußt du aber …» und all ihren Drohungen, daß ich kein Abschlußzeugnis erhalten würde. Ich machte mich schlüpfrig, um vorbeigleiten zu können und entwickelte das Entgleiten zu einer Kunstart. Es gelang mir oft, den Erwachsenen einen Schritt voraus zu sein: Kaum holten sie Luft, um mir zu sagen, ich solle noch bleiben, oder sie müßten mit mir reden, da hatte ich schon die Art des Luftholens erschnuppert und war eine Sekunde, bevor sie es aussprechen konnten, vorbeigeglitten. Obwohl ich auf anderen Gebieten kein gutes Gefühl für Timing hatte, lernte ich es hier. Es gelang mir, einen Seufzer, einen Atemzug, einen Schritt in meine Richtung zu deuten. Ich interpretierte die Art der Erwachsenen, sich einen Ruck zu geben, sich die Haare glatt zu streichen, die Augenbrauen leicht zu runzeln oder sich zu räuspern, kurz bevor sie etwas Lästiges in Angriff nehmen wollten – nämlich mich. Als hätte ich ihre Gedanken gelesen, entmaterialisierte ich mich im selben Augenblick, als sie mir die Hand auf die Schulter legen wollten.

Der Handarbeitsunterricht war ein Zufluchtsort der Stille gewesen. Jetzt ab der siebten Klasse war auch das vorüber, jetzt mußte man Kleider mit der Nähmaschine nähen. Ich durfte nicht länger in einer Ecke sitzen und an irgendwelchen kleinen Sachen herumfummeln. Wieder einmal fiel es mir schwer, die vielen Anleitungen zu verstehen und sie mir zu merken.

Schnittmuster kopieren, abzeichnen, auszeichnen ... Naht zugeben, Falten hier und Falten dort. Stoff zuschneiden und nähen. Nach innen pressen und nach außen pressen, Vlieseline. Vlieseline ... das war ein interessantes Wort, ein schönes Wort. Den Stoff schneiden, den Stoff dämpfen, eine Falte legen.

Ich konnte die einzelnen Arbeitsgänge nicht im Kopf behalten, und wenn ich die Lehrerin mit meinen Fragen behelligte, hatte ich nicht ordentlich zugehört, das wußte sie. Anfangs verlor ich oft plötzlich mittendrin die Übersicht und wußte nicht mehr, was ich eigentlich tat. Und das Summen der Nähmaschinen drang direkt in mich ein und erzeugte ein einziges Durcheinander in meinem Kopf – wrrr, wrrrr, t'kat, t'kat'kat' kat'ka, wrrr, wrrr. Dieses Geräusch zog mir zwar nicht den Boden unter den Füßen weg, wie so viele andere Geräusche, ich konnte es nur nicht aussperren. Es war lauter als meine Gedanken und machte mich sehr müde. Mir kam es vor wie ein Kampf zwischen mir und dem Geräusch: Ich versuchte, die Arme auszustrecken und das Summen mit den Handflächen von mir wegzustemmen. Es drang unablässig in mich ein – wrrr, t'ka, t'ka, t'ka – es vibrierte und drängte sich gegen meine ausgestreckten Hände. Und kaum ermüdeten meine Arme und ließen ein wenig nach, da erfüllte das Summen mich von Kopf bis Fuß. Ich mußte das Geräusch immerzu aktiv von mir fernhalten, gleichzeitig mußte ich jedoch eine Grenze errichten, eine innere Sperre zwischen dem Teil meines Gehirns, der das Summen von mir weghielt und jenem Teil, der sich darauf konzentrierte, das Stück Stoff, das ich in der Hand hielt, zuzuschneiden. Diese Grenze mußte ich aufmerksam bewachen, denn kaum sickerte etwas vom einen Revier ins andere hinüber, verlor ich mich im Chaos.

Nach dieser vielfältigen inneren simultanen Aktivität hatte ich nicht mehr viel Energie übrig. Wenn dann eine weitere Nähmaschine startete – ein neues Geräusch, das ich von mir fernhalten mußte, sah ich mich gezwungen, dieses Geräusch so lange aktiv und separat einzusperren, bis ich es zum Surren der ersten Nähmaschine addiert und ein einziges Geräusch daraus gemacht hatte. Dann erst konnte ich ein und dieselbe Kraft dazu einsetzen, beide Geräusche auszusperren. Aber meine Energie reichte nicht, ich hatte keine Kraft mehr und nicht genügend «innere Hände», um dagegenzuhalten. Mein innerer Sicherungskasten war überlastet, und der Hauptschalter wurde ausgeschaltet. Meine Sinne funktionierten zwar immer noch weiter, ich sah, hörte und fühlte. Aber ich nahm es nicht mehr auf. Das Gehörte blieb rasselnd in meinem Ohr liegen, drang aber nicht zu mir herein, und ich holte es auch nicht von dort ab. Das Gesehene blieb scharf und deutlich auf meiner Netzhaut haften. Da das Auge mein schärfstes und zuverlässigstes Sinnesorgan war, das am leichtesten zu beeinflussen war, entschied ich mich manchmal, ein wenig vom Gesehenen hereinzulassen, den Rest ließ ich jedoch hinterm Auge zurück. Auch wenn der Stecker zum System herausgezogen war, drang durch das Auge immer noch am ehesten etwas herein. Mein Gefühl befand sich jedoch nur außen am Körper, und hätte es mich irgendwo gejuckt, wäre es mir zwar bewußt gewesen, aber ich hätte mich nicht an die betreffende Stelle begeben, um das Jucken abzuholen, denn es berührte mich nicht.

Obwohl ich ursprünglich gern genäht hatte, waren die Handarbeitsstunden zu etwas geworden, das durchlitten werden mußte. Ich saß abgeschirmt und allein da, und vor mir lag eine Aufgabe, die ich eigentlich anpacken müßte. Oder ich wanderte planlos durch den Raum und sah den anderen zu – als Versuch, mein System in Gang zu halten.

14.

Als die neunte Klasse zu Ende ging, fühlte ich mich erleichtert. Ich wußte nicht, was vor mir lag und interessierte mich auch nicht allzusehr dafür. Obwohl ich froh war, daß die Schule überstanden war, hatte ich mich am Gymnasium beworben. Ich wollte eigentlich studieren, und erstaunlicherweise hatte ich immer noch Lust, etwas zu lernen. Wie ich weitere drei Jahre Schule bewältigen sollte, war mir jedoch ein Rätsel. Aber was auch vor mir lag – schlimmer als die neunjährige Qual, die ich hinter mich gebracht hatte, konnte es wohl kaum werden?

Zur Schulabschlußfeier strömten viele Eltern herbei, und im benachbarten Schulhof des Gymnasiums feierte Kerstin ihr bestandenes Abitur. Mein Vater und seine Schwestern waren gekommen, um ihr ein wohlverdientes goldenes Armband zu überreichen. Kerstin war sehr tüchtig und fleißig gewesen. Weder mein Vater noch meine Tanten kamen auf die Idee, die zweihundert Meter zurückzulegen, um an meiner Abschlußfeier teilzunehmen. Ich hatte nichts Lobenswertes oder auch nur Bemerkenswertes zustande gebracht. Ich war nicht musikalisch, ich wurde nicht konfirmiert, ich hatte kein Abitur gemacht und war außerdem weder höflich, schüchtern noch wohlerzogen. Ich war kein richtiger Mensch.

Also nahm ich mein Zeugnis in Empfang und stopfte es in die Tasche. Als ich auf den Schulhof hinauskam, standen überall Gruppen von Schülern und Eltern. Ich ging an ihnen vorbei, hinüber zum Park, wo unsere Klasse sich nach der Feier treffen wollte. Ich war als erste dort, verzog mich hinters

Gebüsch und zog mir einen Joint rein. Als die anderen kamen, setzte ich mich zu ihnen. Aus dem unerschöpflichen Vorrat im Kleiderschrank meiner Mutter hatte ich Wodka mitgebracht. Die anderen tranken zum Teil Bier, und alle machten die Umschläge mit ihren Zeugnissen auf. Eigentlich war ich nicht gern betrunken, aber es war immerhin eine Möglichkeit, mit den anderen zusammenzusein, ohne unerklärlich fremd und seltsam zu wirken, eine selbstgewählte Möglichkeit, anders zu sein – ich war anders, weil ich am meisten trank und die schärfsten Sachen mitbrachte.

Meinen Zeugnisumschlag öffnete ich erst viel später, weil ich nicht besonders neugierig auf den Inhalt war. Es war ein recht ungewöhnliches Abschlußzeugnis mit drei Einsen, einer Zwei, der Rest Fünfer und Sechser, und in Sport der Strich, der besagte «keine Note».

Nachdem Kerstin jetzt ihr Abitur hatte, sorgte sie dafür, daß sie so schnell wie möglich so weit wie möglich von zu Hause wegkam. Sie zog nach Italien.

Ich lebte nun alleine mit meiner Mutter, und das wurde immer schwieriger. Solange meine Schwester dagewesen war, schien meine Mutter wenigstens ein paar letzte innere Schranken gehabt zu haben, doch die ließ sie jetzt fallen. Außerdem fürchtete meine Mutter sich vor mir.

Tief verborgen unter dem Alkohol und den Tabletten hatte sie vor mir Angst, und es erschreckte sie, daß das einzige wirklich starke Gefühl, das sie in mir erzeugt hatte, nichts als eine gigantische Gleichgültigkeit war. Mir selbst war das nicht bewußt. Ich stand allein, nackt und schutzlos vor ihr, als sie mich mit ihrer Verachtung überschüttete. Die Mechanismen von Haß und Verachtung waren mir unbekannt. Ich glaubte, wenn man eine Person nicht leiden könne, sei diese einem einfach gleichgültig. Aber meine Mutter bespie mich mit Bosheiten.

«Du bist häßlich, fett und abstoßend», warf sie mir an den Kopf. «So eine wie dich will kein Mann haben.»

Sie stieß mich herum und ohrfeigte mich mit ihren schmierigen Händen. Ich versuchte sie aus meinem Zimmer auszusperren, um meine Ruhe zu haben. Es war, als befände sich ein großes, widerliches Tier in der Wohnung, das ich mit aller Kraft wegzuschieben versuchte.

«Du bist ja so was von häßlich! Kriegst nie einen Mann! Du billige, fette Schlampe! Glaubst wohl, daß du schlau bist, was? Dabei bist du bloß eine widerliche Rotznase! Scher dich zum Teufel, kein Mensch fragt nach dir!» schrie sie.

Ich versuchte sie zu ignorieren, aber als ich nicht antwortete, machte sie weiter. «Du bist eine totale Niete. Dick, häßlich – eine Niete!»

Wenn ich nicht mehr wußte, was ich tun sollte, zog ich meine Jacke an und ging hinaus, wollte nur fort. Aber während ich mich anzog, schrie sie weiter.

«Geh du nur, los, geh raus! Wirst schon sehen, ob jemand so eine wie dich will, eine fette, verkorkste Sechzehnjährige! Du kannst mich mal! Glaub ja nicht, daß ich dir mit irgendwas helfe! Scher dich zum Teufel, du Scheißtrampel, von mir aus kannst du auf der Straße wohnen!»

Als ich die Wohnungstür hinter mir schloß, schrie sie:

«Glaubst du etwa, du kriegst einen Mann, so wie du aussiehst? Fett, sommersprossig und scheußlich.»

Mit diesen Worten überschüttete sie mich, und es nahm kein Ende. Tag für Tag bekam ich zu hören, wie widerlich und abstoßend ich sei, aber die ganze Tragweite der Verachtung, die meine Mutter mir entgegenbrachte, war mir nicht klar. Das Gefühl, das aus diesen Worten sprach, verstand ich nicht, doch die konkrete Botschaft war deutlich genug. Und weil sie mich damit überhäufte, wenn sie bei Bewußtsein war, zog ich sie in bewußtlosem, erloschenem Zustand vor.

Ich wollte nichts lieber, als von zu Hause wegziehen und ungestört sein. Groß werden, wegziehen und meine Ruhe haben. Daß andere Sechzehnjährige eine andere Art von Leben mit anderen Träumen haben konnten – das ahnte ich nur vage.

Ich wollte ungestört sein und ich wollte ein richtiger Mensch werden. Meistens zeigte ich meiner Mutter die Gleichgültigkeit, die ich ihr gegenüber empfand – ich zuckte die Schultern und ging. Manchmal begegnete ich ihr jedoch ganz konkret, meiner eigenen Logik entsprechend. Wenn sie davon sprach, daß sie nicht mehr leben wolle, daß sie sich umbringen wolle, hielt ich ihr die Balkontür auf.

«Gut, dann spring doch», forderte ich sie ruhig auf.

Und falls sie gesprungen wäre, hätte ich vor allem Erleichterung empfunden. Etwas Ekel und Abscheu vor dem vielen Blut vielleicht, aber vor allem Erleichterung. Ich haßte sie nicht, dafür weckte sie nicht genügend Gefühle in mir, ich fand nur, daß es die einfachste Lösung wäre, wenn sie stürbe. Sie wollte sterben, sie sagte, daß sie sterben wollte. Und ich wollte in Ruhe gelassen werden, ich wollte sie los sein, ich wollte alleine sein. Dieses würdelose, abstoßende Leben, das sie führte, konnte doch nichts wert sein. Daher wäre es besser, wenn sie tatsächlich stürbe, wenn sie sich das Leben nähme, so wie sie immer drohte. Dann würde endlich Ruhe einkehren. Doch sie tat es nicht. Sie sprang nie vom Balkon, sie schluckte nie alle ihre Tabletten auf einmal, sie warf sich nie vor die U-Bahn. Sie sagte nur, daß sie es tun werde. Warum meinte sie nicht das, was sie sagte? Das begriff ich nicht.

Mein Wunsch wegzuziehen wurde immer größer. Als ich die Aufforderung erhielt, mich im Gymnasium zu melden, war es bereits unvorstellbar geworden, dort anzufangen. Um ausziehen zu können, brauchte ich ja einen Job. Aber ich wußte nicht, wie man jobbte, ich wußte auch nicht, wie man es anstellen mußte, um einen Job zu finden. Also wurde ich arbeitslos, und das Leben zunehmend leerer. Niemand fragte danach, wo ich mich befand oder was ich tat. Ich wurde nirgends gebraucht, alles kam mir sinnlos vor, und ich scherte mich weder um mich selbst noch um die Welt. Ich pflanzte mein eigenes Marihuana an, rauchte es und schlief.

Nachdem ich jetzt kein Schulessen mehr bekam, aß ich nur

noch unregelmäßig. Ich wußte nicht, wie oft oder wieviel man essen mußte, und gekochte Mahlzeiten hatte es seit Jahren nicht mehr in unserem Haushalt gegeben. Ich trickste das Türschloß zum Zimmer meiner Mutter auf, während sie bewußtlos war, und holte mir Geld aus ihrer Tasche, um etwas zu essen kaufen zu können. Sie lag auf dem Bett und sah aus wie hirntot. Leichenblaß, Arme und Beine voller blauer Flecken – tot, obwohl sie noch lebte. Ihre Haare waren ein einziger dicker Filz mitten auf dem Kopf. Im Zimmer roch es faulig und scharf, ein weicher, fauliger Gestank, mit dem scharfen Geruch nach Alkohol vermischt. Der Fußboden war mit Zeitungen und Bierdosen bedeckt, mit ungespülten Bechern und vollgekotzten Handtüchern. Ein Eimer, in den sie uriniert hatte. Leere Wodka- und Rumflaschen. Im offenen Wandschrank ein Lager aus ungeöffneten Schnapsflaschen, ungefähr zwanzig. Die Handtasche hatte sie bei sich im Bett und hielt sie fest. Ich entzog sie langsam ihrem Griff und öffnete sie. Sie war voller Geldscheine. Ich nahm mir einen und legte die Tasche wieder neben meine Mutter. Auf dem Weg hinaus ließ ich auch eine Flasche Rum aus ihrem Schrank mitgehen. Manchmal merkte sie es, manchmal nicht. Sie konnte jedenfalls nichts dagegen tun – ich war schneller, nüchterner und stärker als sie.

Ich fühlte nie deutlich, ob ich hungrig war oder satt, und wußte nicht, was ich essen sollte. Kochen konnte ich nicht, und manchmal aß ich überhaupt nichts. Pizza oder Fladenbrot waren das einzig Nahrhafte, was ich zu mir nahm, sonst lebte ich morgens, mittags und abends von Chips und Coca-Cola. Manchmal vergaß ich ganz zu essen, dann lebte ich tagelang von Kaffee und Zigaretten.

Meine Mutter bekam oft paranoide Zustände und glaubte dann, alle Welt sei hinter ihr her. Bei solchen Gelegenheiten sammelte sie sämtliche Telefone ein und schloß sie in ihrem Zimmer weg, weil sie sich einbildete, ich würde Leute anrufen, um über sie zu reden. Ich paßte mich den Umständen an und schlich mich im Gegenzug in ihr Zimmer, um mir ein Telefon zu holen, wenn ich es benötigte. Oder ich versteckte die Telefone rasch, bevor meine Mutter sie einsammeln konnte. Ich dachte nicht lange über krank oder gesund nach, sondern paßte mich einfach den herrschenden Verhältnissen an.

Inzwischen hatte ich selbst nur noch selten Wutausbrüche. Im Alter von zwölf / dreizehn Jahren hatten sie eine Zeitlang zugenommen – da hatte ich geschrien, um mich gebissen und Sachen durch die Gegend geworfen, wenn man mich in eine Situation zu zwängen versucht hatte, die ich nicht bewältigte. Doch im selben Maße, wie meine Erschöpfung wuchs und ich mich mehr und mehr abschirmte, nahmen diese Anfälle ab. Jetzt passierte allerdings etwas, das mich endgültig davon überzeugte, daß ich schleunigst ausziehen mußte – ich mißhandelte meine Mutter.

Eines Abends telefonierte ich gerade, vielleicht war es eines der seltenen Male, daß mein Vater von sich hören ließ. Plötzlich tauchte meine Mutter aus ihrem Zimmer auf und kam zu mir her. Sie hatte ihren paranoiden Blick und bewegte sich ruckhaft und steif.

Sie starrte mich an, dann zerrte sie wortlos den Telefonstekker aus der Wand, um das Gespräch zu unterbrechen, und riß das Telefon an sich. Sie brauchte jetzt die Telefone. Alle und zwar sofort. Aber ich entriß ihr das Telefon wieder und warf es ihr an den Kopf. Das hatte ich mir nicht vorher überlegt, das geschah einfach. Als das Telefon sie traf, plumpste sie stocksteif zu Boden und blieb dort liegen. Ich beugte mich über sie, um festzustellen, ob sie noch lebte, da fuhr sie mir mit den Händen ins Gesicht und kratzte mich. Und plötzlich passierte etwas in mir. Ich wußte nicht, was ich tat, sondern packte sie an den Haaren und schlug ihren Kopf auf den Boden. Das ging ganz leicht, als säße ihr Kopf nur lose am Hals fest. Ich hämmerte ihren Kopf immer weiter auf den Boden, bis sich unter ihren Haaren eine Blutlache auf dem Parkett bildete. Meine Hand schien das ganz automatisch zu tun, ich dachte nichts, ich fühlte nichts. Ich reagierte nur.

Hinterher bekam ich Angst. Bisher hatte ich fast noch nie einer anderen Person weh getan, und ich wollte kein Mensch werden, der anderen Schmerzen zufügte. Ich erschrak vor mir selbst und auch vor der Tatsache, daß mein Ekelgefühl, weil ich ihre schmutzigen, fettigen Haare in der Hand gehalten und etwas von ihrem Blut abbekommen hatte, größer war als die Sorge, ob sie noch lebte. Ich sah ein, daß ich ausziehen mußte.

Im Herbst traf ich Jon. Jon hatte eine eigene Wohnung, und ich brauchte ein Dach überm Kopf. Ich versorgte ihn mit meinem selbstgezüchteten Gras, worauf wir rasch ein Paar wurden. Ich zog in seine Wohnung, die zwanzig Quadratmeter groß war. Ich war sechzehn, er siebzehn. Ich hatte keine blasse Ahnung von Arbeit und finanziellen Dingen, keinen Schimmer von Rechnungen und Mieten, wußte nicht, wie das alles zusammenhing. Jon war nicht übermäßig davon begeistert, daß ich zu ihm zog, aber ich war bereit, mich allem und jedem anzupassen, wenn ich nur nicht wieder nach Hause mußte. Ich konnte mich in jede beliebige Person verwandeln – in eine vollkommen andere oder auch in überhaupt niemand, Hauptsache, ich mußte nicht nach Hause zurück. Jon sprach das deutlich aus, er sagte, ich würde ja nur deshalb bei ihm wohnen, um nicht daheim leben zu müssen, was ich aber energisch bestritt. Er hatte recht, doch das wußte ich nicht – ich versuchte nur zu überleben.

Ich wollte ein richtiger Mensch werden, indem ich mit einem anderen zusammenlebte, wußte aber nicht, wie man das machte – eine Beziehung haben. Ich wußte nicht, was man mit dem Partner eigentlich anfangen sollte. Also wurde ich immer schweigsamer und verschlossener. Einfach nur zusammensein, so wie andere Paare es zu tun schienen – davon verstand ich nichts. Diese spezielle Schaltung, eine Art «standby», schien in mir nicht zu existieren, in mir gab es nur «on» oder «off», keine Zwischenschaltung. Ab und zu verstummte ich völlig und konnte überhaupt nicht reden. Vielleicht verstummte ich auch nicht öfter als früher, aber jetzt, wo ich versuchen wollte, mein Leben mit einem anderen Menschen zu teilen, wurde es besonders auffällig. Meine eigenen Unfähigkeiten spiegelten sich in Jons Fähigkeiten wider und traten dadurch um so schärfer zutage. Und meine Schwächen lockten bei ihm sadistische Züge hervor. Alles, was ich tat, irritierte ihn, dann überschüttete er mich mit wütenden Vorwürfen. Ich nahm das einfach hin, und die Tatsache, daß ich seine Bosheiten nicht einmal zu kapieren schien, lockte den Sadisten in ihm noch häufiger hervor. Aber ich gewöhnte mich daran, und meistens verlief alles recht friedlich und damit in meinen Augen auch gut. Ich wußte ja kaum, wie ein gutes Leben eigentlich aussah. Alles, was nicht so war wie zu Hause bei meiner Mutter, war gut.

Das, was Jon und mich verband, war eine Art Kameradschaft, keine richtige Wärme oder Nähe. Diesen Teil unserer Beziehung vermißte ich nicht, weil ich ihn noch nie erlebt hatte. In mir war nur ein verschwommenes Gefühl der Leere.

«Du bist wie ein Möbelstück», sagte Jon. «Man kann dich einfach in der Gegend herumstellen, du machst überhaupt nichts aus eigenem Antrieb.»

«Du bist nicht wie ein Mensch», sagte er ein anderes Mal, «du bist wie eine Sache.»

Damit hatte er vielleicht recht. Aber dennoch vermittelte mir unsere Beziehung neue Erkenntnisse über die Welt. Ich lernte, wie man sich als Erwachsene zu verhalten hatte; daß es so etwas gab wie Rechnungen und Miete. Und als Dreingabe erhielt ich eine Welt voller Bücher. Ich hatte schon immer viel gelesen, aber in Jons Bücherregal standen Bücher, die ich bisher noch nie gesehen hatte. Bücher, von deren Inhalt ich keine Ahnung gehabt hatte. Ich las alles, was dort stand, ich las

Sartre, Dostojewski, Kafka und Camus und erkannte mich darin wieder. Hier fand ich Außenseitertum, Angst, Einsamkeit und literweise Leere. Zwar nicht direkt meine Art von Leere, aber es waren immerhin Welten, die eine gewisse Ähnlichkeit mit der meinen aufwiesen. Ich las Charles Bukowski, William Burroughs und Jack Kerouac, die, obwohl sie nicht meine Wirklichkeit schilderten, doch sehr konkret und unverblümt schrieben und nicht vor dem Häßlichen zurückscheuten. Mir gefiel es, daß sie die Dinge beim Namen nannten.

Jon rauchte ziemlich viel Hasch, aber mir wurde davon allmählich übel, also hörte ich damit auf. Das gefiel ihm nicht. Für ihn war ich immer diejenige gewesen, die den Stoff hatte besorgen können. In dieser Rolle war ich in Jons Welt getreten. Aber inzwischen hatte ich keine Kontakte mehr. Genauso unbemerkt, wie ich hineingerutscht war, war ich auch wieder aus dieser Clique hinausgeglitten. Vermutlich merkte niemand dort, daß ich verschwunden war. Ich hatte keine Telefonkontakte zu Leuten, die Drogen hätten besorgen können, dazu hatte ich die einzelnen nie gut genug kennengelernt. Daß ich früher Stoff hatte kaufen können, lag daran, daß ich in den richtigen Kreisen verkehrt hatte. Jetzt wohnte ich in der Innenstadt und war nicht mehr in den Vorort hinausgefahren, seit ich hierhergezogen war. Dort draußen wechselten die Plätze, wo gedealt wurde, und ich hatte keine Ahnung mehr, wo man hin mußte, um Hasch zu kaufen. Jon wollte mich anders haben, das spürte ich, er hatte geglaubt, daß ich anders sei. Manchmal sagte er mir, wie ich zu sein hätte, aber ich wußte nicht, wie ich es anstellen sollte, um so zu werden, wie er es wünschte.

Jon machte ein paarmal mit mir Schluß, aber ich klammerte mich fest. Ich hatte ja sonst nichts und niemanden, keine Familie, keinen Ort, wo ich hinkonnte. Um es ihm leichter zu machen, mich bei sich zu behalten, versuchte ich mich selbst auszulöschen. Aus praktischen Gründen brauchte ich ihn. Ich brauchte ihn, um ein Dach überm Kopf zu haben und um ein richtiger Mensch werden zu können. Wenn ich bei ihm war, konnte ich abschätzen, wieviel und wie oft man essen mußte. Ich aß ganz einfach immer dann, wann er aß, und fand es gut, daß ich so auch die richtige Menge herausfand. Jon wurde zu einem Maßstab, nach dem ich mich richten konnte. Aber er hatte keine Lust, mein Maßstab zu sein, er fand mich leer, willenlos und langweilig. Er spottete über meine Ängste, über meine Unbeholfenheit und über meine Scheu vor allem, was neu war. Ich gab mir die größte Mühe, meine Schwierigkeiten zu verbergen. Ich wollte in seinen und meinen eigenen Augen ein richtiger Mensch werden – jemand, der etwas konnte und wagte. Und um eine andere Person, ein besserer Mensch zu werden, versuchte ich andere nachzuahmen.

Wir waren sehr jung, aber ich fühlte mich müde und alt. Beide taten wir so, als wären wir erwachsen. Da Jon schon seit einiger Zeit in einer eigenen Wohnung lebte, konnte er mir beibringen, wie man selbständig existierte. Auf Jons Initiative hin lasen wir uns gegenseitig Bücher vor und kochten vegetarisches Essen. Kein Stück Fleisch werde über seine Schwelle kommen, hatte er erklärt, also paßte ich mich an und wurde Vegetarierin.

Eine Sache hatten wir trotz allem gemeinsam, die uns ein wenig verband. Jons Vater war Alkoholiker, genau wie meine Mutter. Manchmal wurden wir nachts mehrmals davon geweckt, daß sein Vater oder meine Mutter anriefen und ins Telefon lallten oder brüllten. Aber Jon wollte das Telefon trotzdem nicht ausstecken. Das verstand ich nicht. Irgendwie hatte er seinen Vater doch noch gern, ein Gefühl, das ich für meine Mutter nie aufgebracht hatte.

Ein paarmal traf ich Jons Mutter. Nach dem ersten Besuch erzählte Jon mir, daß seine Mutter mich nicht leiden könne. Das berührte mich nicht sonderlich, mir war es nicht wichtig, daß alle mich gern hatten. Und als wir das nächste Mal bei ihr zum Essen eingeladen waren, sagte ich ihr, ich hätte gehört, daß sie mich nicht leiden könne, sie brauche sich aber keine

Sorgen zu machen, denn ich würde wahrscheinlich nicht mein ganzes Leben mit ihrem Sohn verbringen. Daß man so etwas nicht sagt, davon hatte ich keine Ahnung. Jons Mutter machte ein sonderbares Gesicht, und alle verstummten, aber ich hatte mit meiner Äußerung wirklich keine andere Absicht verfolgt als jene, die ich ausgesprochen hatte: Sie brauchte sich keine Sorgen darüber zu machen, daß ihr Sohn eine Person gewählt hatte, die sie nicht leiden konnte. Und ich glaubte wirklich nicht, daß ich mein ganzes Leben bei Jon bleiben würde. Ich merkte, daß ich etwas Dummes gesagt hatte, wußte aber nicht, warum es dumm war.

Inzwischen hatte ich einen Job in einem Lebensmittelgeschäft, dort fühlte ich mich allerdings nicht wohl. Ich mußte schwere Milch- und Getränkekästen schleppen, Waren auspacken und die Kartons, in denen sie verpackt waren, mit dem Messer öffnen. Mit Messern konnte ich nicht umgehen, daher schnitt ich mir immer wieder in die Hand. Das einzige, was mir in diesem Laden Spaß machte, war, die Waren zu sortieren und in säuberlichen Reihen in die Regale zu stellen.

Jon hatte einen Putzjob, und da unsere Wohnung klein und billig war, hatten wir, zumindest an meinen Maßstäben gemessen, reichlich Geld. Wir gingen oft zum Weintrinken in die Kneipe. Wenn ich beschwipst war, fiel es mir leichter, so zu tun, als wäre ich normal. Wir versuchten ein erwachsenes Paar zu sein, obwohl wir eigentlich nicht einmal alt genug waren, um Alkohol bestellen zu dürfen.

Schließlich half alles nichts, noch mehr anstrengen konnte ich mich nicht. Jon hatte mich satt, und ich mußte ausziehen. Ich war traurig, wußte nicht, wohin. Vor kurzem erst hatte ich einen neuen Job als Aushilfe in einem Kinderhort bekommen. Das bedeutete, daß ich morgens angerufen wurde, um zu erfahren, in welchem Kinderhort ich jeweils arbeiten sollte. Ohne Wohnung und ohne Telefon wußte ich nicht, was aus diesem Job werden sollte. Also suchte ich verzweifelt nach einer Unterkunft. Zu meiner Mutter zurückzuziehen war unvorstellbar.

Schließlich verhalf mir mein Vater zu einer Wohnung. Lange Zeit hatte mein einziger Kontakt mit ihm aus einem regelmäßigen Unterhaltsscheck bestanden, jedes Vierteljahr 736 Kronen. Jetzt rief ich ihn bei seiner Arbeit an und teilte ihm mit, daß ich keine Wohnung hätte. Er zeigte ein unerwartetes Engagement und besorgte mir eine Wohnung, die irgendeinem Bekannten gehörte.

Jetzt hatte ich also eine Wohnung in Upplandsgatan, besaß aber keine Möbel, kein Geschirr, rein gar nichts. Ich hatte eine Art von Zuhause, aber ohne Inhalt. Mein Vater schenkte mir einen Karton voller verdreckter alter Aluminiumtöpfe, die er für zehn Kronen ersteigert hatte. Er war stolz darauf, daß er sie so billig erstanden hatte, und empfahl mir, sie mit Stahlwolle sauber zu reiben. Seine eigene Wohnung hatte er soeben mit Isolierglasfenstern, chinesischen Teppichen und neuer Tiefkühltruhe versehen, aber ich machte mir über seinen Geiz keine Gedanken, sondern kaufte mir Stahlwolle, rieb die Töpfe sauber und versuchte, auf eigenen Beinen zu stehen. Jetzt hatte ich wenigstens ein Telefon und konnte angerufen werden, wenn eine Aushilfe benötigt wurde.

Ich hatte mir diesen Job nicht eigens ausgesucht, Arbeit im Kinderhort konnte jeder kriegen. Aber ich stellte bald fest, daß ich sehr gut mit Kindern umgehen konnte und daß ich eine ausgesprochene pädagogische Begabung besaß. Ich war konkret, deutlich und ruhig. Ich hatte eine endlose Geduld, fühlte mich nie von irgendeinem Kind persönlich angegriffen und war nie irritiert. Ich konnte klare Grenzen ziehen und immer dieselbe Person bleiben, ohne mich von Tag zu Tag zu verändern. Meine Laune wechselte nie, bei mir gab es keine gereizten Tage. Eigentlich war ich immer gleich. Für verunsicherte Kinder war ich wie geschaffen, und daher widmete ich mich vor allem diesen Kindern. Sie suchten meine Nähe, und obwohl ich in vielerlei Hinsicht unreif war, sahen die Kinder in mir doch eine Erwachsene.

Nachdem ich mehrfach als Aushilfe eingesprungen war,

erhielt ich eine feste Anstellung in einem Kinderhort. Es war zwar einfacher, immer am selben Ort zu arbeiten, aber gleichzeitig war das Milieu ungeheuer strapaziös, und ich konnte mir einfach nicht erklären, warum die Arbeit mich so sehr erschöpfte. Im Hort war es immer laut, dort wimmelte es von Menschen, es war chaotisch und anstrengend. Die Arbeit dort entzog mir sämtliche Kräfte, obwohl ich so gern mit den Kindern zusammen war. Viele Kleinigkeiten entwickelten sich zu weiteren Belastungen. Wenn morgens «Ringlein, Ringlein, du mußt wandern» gespielt wurde, verzog ich mich auf die Toilette, um nicht mitspielen zu müssen. Ich konnte niemandem erklären, daß ich es nicht ertrug, Schmuck anzufassen, mir war es selbst kaum bewußt. Ich versuchte mir mein Leben möglichst so einzurichten, daß ich in keine allzu unerträglichen Situationen geriet. Ich hatte das diffuse Gefühl, daß etwas mit mir nicht stimmte. All diese Umgehungsmanöver verlangten so viel Energie. Warum konnte ich nicht ein richtiger Mensch werden? Warum konnte ich keine normale Arbeit haben, keine normale Wohnung, kein normales Leben?

Eines Morgens im Herbst hatte ich die Aufgabe, den Hort zu öffnen, und das hieß, daß ich um halb sieben dort sein mußte, um die ersten Kinder hereinzulassen. Gegen sechs Uhr machte ich mich auf den Weg und ging die Straße zur Bushaltestelle am Odenplan hinunter. Von weitem sah ich eine kleine Menschenansammlung vor der Imbißbude. Es war zehn nach sechs, der Himmel war klar, aber die Luft kalt. Ich sah, daß irgendeine Gestalt an der Imbißbude herumzerrte und von allen angestarrt wurde. Die Warteschlange an der Bushaltestelle war zu einem Halbkreis aus Zuschauern neben der Haltestelle geworden. Ich trat näher hin.

Vor der Imbißbude stand eine Frau. Die Frau trug ein blaues Kleid. Ich dachte: Genau so ein Kleid habe ich auch gehabt. Die Frau schrie und brüllte, ich hörte aber noch nicht, was. Sie hämmerte und schlug auf die geschlossene Imbißbude ein. Ich trat noch etwas näher. Ich dachte: Diese Frau sieht meiner

Mutter ähnlich. Ich trat noch einen Schritt näher – es war meine Mutter. Es war meine Mutter, die auf die Imbißbude einschlug. Sie trug mein abgelegtes ärmelloses Kleid, war barfuß und ohne Mantel. Jetzt hörte ich, was sie schrie.

«Kommt gefälligst heraus, ihr Scheißtypen, ich hör genau, daß ihr da drin fickt!»

Sie begann die Bude mit Steinen zu bewerfen, fluchte und schrie. Das Ganze war völlig unwirklich. Ich ging an den passiven Zuschauern vorbei, zu meiner Mutter hin.

«Hallo! Gut, daß du kommst», sagte sie, ohne sich im geringsten darüber zu wundern, daß ich plötzlich auftauchte. «Papa ist da drin», erklärte sie und zeigte auf die Bude. «Er hat meine ganzen Sachen gestohlen!»

«Sie sind da drin, sie haben mich reingelegt!» Und wieder hämmerte sie mit den Fäusten auf die Imbißbude ein.

«Wo bist du gewesen?» fragte ich sie. Die Zuschauer waren näher herangerückt und schienen sich nichts von diesem Schauspiel entgehen lassen zu wollen.

«Oh», sagte sie laut, «ich glaube, ich bin in einer Kneipe gewesen, aber dann hab ich auf einem Tisch onaniert, und da haben sie mich rausgeschmissen.»

Ich war neunzehn Jahre alt und wußte nicht, warum ich in diesem Augenblick nicht starb. Ich drückte sie auf eine Parkbank und sagte ihr, daß sie da sitzen bleiben sollte. In ihren Augen lag ein eigenartiger kindlicher Glanz.

«Ich rühre mich nicht vom Fleck. Versprochen!» sagte sie, lächelte und nickte wie ein folgsames Kind.

Ich lief in meine Wohnung zurück und holte Schuhe und einen Mantel, dann ging ich zum Bankomaten, ließ Geld heraus und eilte zurück. Ich mußte unbedingt rechtzeitig im Hort sein. Ich war immer sehr pünktlich. Fing mein Arbeitstag um halb sieben an, mußte ich um halb sieben zur Stelle sein, ich tat immer das, was man mir sagte. Der Gedanke, daß es Situationen gab, wo man die Regeln nicht befolgen mußte, kam mir nicht.

Die Schlüssel zur Wohnung meiner Mutter lagen in ihrer Kleidertasche, also konnte ich sie, nachdem ich ihr den Mantel und ein Paar zu große Schuhe angezogen hatte, in ein Taxi setzen und dem Fahrer sagen, wo er sie hinbringen sollte. Dann begab ich mich zum Hort. Doch die ganze Zeit zerbrach ich mir den Kopf darüber, was ich unternehmen solle, denn so konnte ich sie ja nicht lassen. Außerdem hatte ich ein vages Gefühl, daß ich diejenige war, die sie in diesen Wahnsinn getrieben hatte. Nach der Arbeit fuhr ich zu ihr – warum, das wußte ich nicht genau. Ich fühlte nur, daß ich das tun mußte.

Dann saß ich dort in ihrer Wohnung voller Müll und Zeitungen. Ich saß da und hörte mir an, wie sie mit groben, vulgären Ausdrücken über Sex redete. Es widerte mich an. Überall hörte sie Stimmen und Geräusche. Sie behauptete, im Boden der Toilette säßen weinende Kinder, und die Nachbarn in den umliegenden Wohnungen würden Tag und Nacht bumsen. Sie war völlig paranoid und wollte mich nicht gehen lassen. Sie schloß die Tür ab und nahm den Schlüssel an sich, um mich am Gehen zu hindern. So hatte ich sie noch nie erlebt, und ich wußte nicht, was ich tun sollte.

Ich rief Kerstin an und fragte sie um Rat. Kerstin war inzwischen wieder nach Schweden zurückgekehrt, weigerte sich aber, etwas mit der Familie zu tun zu haben. Ich hatte sie seit vielen Jahren nicht mehr gesehen.

«Bring sie in die Psychiatrie», sagte Kerstin und legte den Hörer auf.

Im Telefonbuch fand ich eine psychiatrische Notaufnahme, die in der Nähe lag. Ich rief dort an, und man sagte mir, ich könne meine Mutter bringen. Aber sie verrieten mir nicht, wie ich es anstellen sollte, sie dorthin zu verfrachten, sie gaben mir keinen einzigen hilfreichen Rat. Sie sagten nur, ich solle dafür sorgen, daß sie etwas zu sich nähme. Mit vielem guten Zureden und einem Restaurantbesuch als Lockmittel gelang es mir, sie dazu zu bewegen, die Wohnungstür aufzuschließen und mit hinauszukommen.

Ich saß mit meiner Mutter in der Vorortspizzeria, wo sie ununterbrochen laut darüber redete, was sie alles zu hören und zu sehen glaubte, unter anderem auch, daß die Leute in der Wohnung über der Pizzeria es jetzt gerade miteinander trieben. Die anderen Gäste des Lokals durften gern hören, was sie zu sagen hatte. Ich kam mir vor, als wirkte ich in einem absurden Film mit.

Danach ging ich zu Fuß mit ihr in die psychiatrische Notaufnahme, weil ich in ihrer Gesellschaft weder Bus noch U-Bahn fahren wollte. Das Erlebnis in der Pizzeria hatte mir gereicht.

«Das ist bloß ein Delirium», erklärten sie mir forsch in der psychiatrischen Praxis. «Wir tragen sie für ein Antabusprogramm ein, in ein paar Wochen kann sie einen Termin haben.»

Danke schön und auf Wiedersehen.

Meine Mutter saß auf ihrem Stuhl und halluzinierte vor sich hin, und kein Mensch half mir, ein Taxi anzurufen, kein Mensch riet mir, was ich tun sollte, kein Mensch fragte danach, wie es mir ging. Niemand fragte, ob ich genügend Geld dabei hätte oder ob ich es schaffen würde, sie nach Hause zu bringen. Der Praxisbesuch war beendet, und wir existierten nicht mehr.

Vor diesem Ereignis hatte ich lange keinen Kontakt zu meiner Mutter gehabt. Aber ab jetzt rief sie mich immer wieder in meiner Wohnung an und verkündete, sie werde sich das Leben nehmen, oder überhäufte mich mit Beschimpfungen. Diese Telefongespräche raubten mir meine letzten Kräfte. Ich hörte mir an, wie häßlich ich sei, wie abstoßend, fett und scheußlich, und gab den Gedanken an ein eigenes Leben auf. Das Leben war nicht für mich bestimmt. Ich hatte keine Kraft mehr, hatte für nichts mehr Kraft.

Meine Arbeit bewältigte ich kaum noch – ich hatte nicht mehr ausreichend Energie, um meine Sinneswahrnehmungen in dieser Umgebung zu sortieren. Der Versuch, die vielen Personen auseinanderzuhalten und mich in einem Zimmer voller hüpfender, schreiender, rennender Kinder auf etwas zu konzentrieren, überforderte mich. Jeden Tag war ich völlig erledigt, wenn ich nach beendeter Arbeit die Tür hinter mir schloß. Ich ging nach Hause und legte mich schlafen. Im Hort verausgabte ich mich restlos, und danach blieb nichts mehr übrig.

Ich wurde oft krank, fiel häufig hin, schnitt mich, verstauchte mir die Füße und zog mir einen Knöchelriß zu. Mein Körper signalisierte mir, daß es ihm zuviel wurde. Aber ich begriff nicht, warum es mir zuviel wurde, ich war doch jung, ich müßte genauso arbeiten können wie alle anderen. Letztlich mußte es daran liegen, daß ich tatsächlich so faul und träge war, wie alle immer behauptet hatten. Es mußte an mir liegen, daß mir alles mißlang und daß ich kein Leben hatte. Der Wille zum Leben verdorrte in mir. Ich hatte keine Kraft mehr, irgend etwas zu wollen – ich wünschte mich höchstens von allem weg. Ich hatte ungestört sein wollen, aber ich hatte mir nicht gewünscht, daß niemand nach mir fragte. Ich hatte mir nicht gewünscht, einsam und ohne Familie zu sein. Mein Leben war so leer, daß es hallte, wenn ich darin umherging.

15.

Im Laufe der letzten Jahre hatte ich das meiste ausprobiert, was es in der Drogenszene gab, aber allzu erpicht war ich eigentlich nicht darauf gewesen. Ich hatte die Drogen genommen, auf die ich zufällig gestoßen war – größtenteils aus Gleichgültigkeit. Und weil es einfacher zu sein schien, die Leute aus der Drogenszene kennenzulernen als normale Menschen. Inzwischen war ich müde und traurig und hatte das Gefühl, zu nichts zu taugen. Alles, was ich anpackte, ging schief. Ich war auf unerklärliche Weise anders als die normalen Menschen und hatte keinerlei Hoffnung, daß das jemals besser werden könnte. Kein Mensch interessierte sich dafür, was mit mir geschah, warum hätte ich mich also dafür interessieren sollen?

Ich lernte Annie kennen. Annie führte ein destruktives Leben, und ich folgte ihr in eine Welt, die mir neu war. Dies war etwas anderes als die mir vertraute Vorortsmisere, hier ging es um verbotene Clubs, man glitt an den wartenden Eintrittsschlangen vorbei und machte in Kneipentoiletten Drogengeschäfte. Ich lief hinterher, in diesem Milieu war es einfach, ein schweigender Beobachter zu sein. Man brauchte bloß an irgendwelchen Bartheken herumzuhängen und in der Menge zu verschwinden.

Annie war ebenfalls eine Außenseiterin, sie hatte kaum Freunde, aber eine Menge Bekannte. Sie war als provozierend, halb verrückt und aggressiv berüchtigt, und viele Leute, die sie gar nicht kannten, wußten, wer sie war. Sie trieb immer jemanden auf, der eine Zeitlang für sie sorgte und ihre Kneipenrechnungen bezahlte, um dann wieder zu verschwinden.

Ich sah, daß Annie innerlich sehr kaputt war, und ich schien eine stabilisierende Funktion in ihrem Leben zu erfüllen. Ich blieb ja immer dort stehen, wo man mich hingestellt hatte. Ich war nicht wie andere Mädchen, von mir ging keine Konkurrenz aus. Ich brauchte keine Aufmerksamkeit, besaß keinen Wettbewerbsinstinkt. Vielleicht konnte Annie ihre exhibitionistische Seite vor dem Hintergrund meiner Person besser zur Geltung bringen. Für mich war sie jemand, der mir in dieser Zeit irgendeine Art von Leben ermöglichte. Ich ließ einfach alles zu, was geschah, weil ich ein Leben brauchte, ganz gleich, welches.

Plötzlich fiel es Annie ein zu verreisen; also fuhren wir nach Spanien. Ich hatte nichts zu verlieren, nichts, was mir wichtig war – ich ließ einfach alles zurück und reiste los. Ausgerechnet ich, die ich mich nur schwer in neuer Umgebung zurechtfand, ließ alle Bedenken sausen, ich wollte nur fort.

Wir landeten in einem Vorort von Barcelona. Annie fiel es leicht, zu reden und neue Bekanntschaften zu schließen. Annies neue Freunde hatten natürlich jede Menge Drogen, die fast nichts kosteten. Ich befand mich einfach mittendrin.

Es war immer noch mein Ziel, ein richtiger Mensch zu werden, und ich glaubte immer noch, daß eine Beziehung dazu beitragen könnte, mich richtiger zu machen. Wer mein Partner war, spielte keine allzu große Rolle. Ich wußte nicht, wie man sich einen Partner aussuchte, daher suchte ich mir Miguel aus, den schmutzigsten, heruntergekommensten Mann, den ich je gesehen hatte. Miguel war total ausgeflippt, und die Menschen in seiner Umgebung behandelten ihn wie einen der frei streunenden Hunde. Sie sagten, er sei gefährlich und man müsse sich vor ihm in acht nehmen.

Das könnte der Richtige für mich sein, dachte ich.

Ich verlor Annie aus den Augen und glitt in Miguels Welt hinein, in die Welt des Heroins. Miguel war die personifizierte Selbstzerstörung und sogar bei den anderen Fixern berüchtigt – für einen Schuß nahm er jede Demütigung in Kauf, da gab es überhaupt keine Grenzen. Manchmal bettelte Miguel stundenlang darum, eine kleine Menge Heroin auf Kredit zu bekommen, die er dann weiterzuverkaufen und nachträglich zu bezahlen versprach. Wenn seine Überzeugungsversuche schließlich zum Ziel geführt hatten und er ein paar kleine weiße Papiertütchen mit Heroin erhalten hatte, ging er nach Hause und spritzte sich den ganzen Stoff selbst. Anschließend mußte er mit den Konsequenzen fertig werden, also holte er ein Messer hervor und verpaßte sich damit einen tiefen Schnitt in den Schenkel. Mit blutüberströmtem Bein begab er sich dann zu seinem Heroinlieferanten und sagte, er sei überfallen und ausgeraubt worden. Er tischte eine lange, detaillierte Geschichte auf, wie die Gangster ihm ins Bein geschnitten hätten, und währenddessen strömte das Blut. Erst danach band er sich einen Lumpen ums Bein, trampte ins Krankenhaus und ließ sich mit fünfzehn Stichen verarzten. Miguel hätte sich für ein Gratisbier jederzeit zutiefst demütigen können, ohne daß es ihn auch nur im geringsten berührte. Diese Ungerührtheit – die hatten wir gemeinsam.

Zugleich hatte Miguel auch etwas mit meiner Mutter und meinem Vater gemeinsam – die Demütigungen meiner Mutter und die Brutalität meines Vaters. Manchmal mußte ich Prügel einstecken, und ich stellte erstaunt fest, wieviel Kraft in einem Fausthieb stecken konnte. Wenn die Leute im Kino bei Schlägereien durch die Luft flogen, hatte ich immer geglaubt, das seien reine Effekte. Jetzt mußte ich erfahren, daß das durchaus etwas mit der Realität zu tun hatte. Voller Erstaunen stellte ich auch fest, daß man nach ein paar rasch aufeinanderfolgenden Fausthieben gegen den Kopf tatsächlich Sternchen sah, genau wie in den Comics, oder zumindest tanzende Lichtpunkte. Doch der Schmerz tangierte mich immer noch nicht.

Die Antriebskraft des Heroins war mir unerklärlich. Antriebskraft an sich war ja etwas, das mir fehlte und was andere Menschen offenbar besaßen. Diese Antriebskraft wollte ich verstehen, ich wollte an ihr teilhaben. Ich wollte einen Motor haben, eine Umdrehung in meinem Innern, die mich auf ein Ziel zutrieb, ganz gleich, auf welches. Ich wollte lernen, ein richtiger Mensch zu werden. Die einzige Möglichkeit, diese Antriebskraft zu verstehen, war, mich in die Sucht zu stürzen, das war mir klar.

Nachdem ich mir die ersten beiden Male Heroin gespritzt hatte, wurde mir nur übel, und der Rausch an sich vermochte mich nicht zum Weitermachen zu verlocken. Mir drehte sich der Magen um, und ich übergab mich in sämtliche Büsche am Rand der Straße.

Aber ich war fest entschlossen, diese Sache zu begreifen. Ganz vage ahnte ich, daß ich hier an meiner eigenen Weiterentwicklung arbeitete, wenn auch auf verdrehte, gefährliche Weise. Und beim drittenmal erlebte ich den Kick. Ich fühlte, wie das Heroin raketengleich in mir aufstieg, mit dumpfem Klang an den Schädelknochen prallte, sich wie ein Fächer ausbreitete und in meinen Körper einsickerte. So etwas hatte ich noch nie erlebt. Jetzt ahnte ich, was manche dazu trieb, für diese Droge alles zu tun. Allerdings ahnte ich es nur, süchtig war ich noch nicht.

Meine Voraussetzungen, um echt süchtig zu werden, waren schlecht. Die anderen Junkies schienen eine eiserne Konstitution zu haben, die mir fehlte. Ich reagierte sehr empfindlich auf Giftstoffe, hatte einen schwächlichen Körper und besaß kaum eine einzige sichtbare Vene, in die man leicht hätte hineinstechen können. Ich hatte immer noch meinen Babyspeck, und mein Kreislauf war selten auf der Höhe. Meistens mußte ich meine Hände in warmes Wasser tauchen, um mir danach in die Venen auf dem Handrücken injizieren zu können. Ich stach sehr oft daneben, bevor ich die richtige Stelle fand, aber ich wußte, daß ich mich in die Sucht hineinzwingen mußte, um sie verstehen zu können. Es dauerte einige Zeit, bevor ich oft genug so viel in mich hineingepumpt hatte, daß mein Körper nach dem Heroin zu schreien begann. Aber schließlich tat er das. Selbst dann stand ich noch mit einem Fuß außerhalb der Situation und konnte sie analysieren. Ich stellte fest, was Entzugserscheinungen waren und wie das Verhalten davon beeinflußt wurde. Ich erfuhr, wie es ist, wenn der Wille nicht mehr vom Intellekt gesteuert wird. Das hatte ich bisher noch nie erlebt, und um das zu empfinden, mußte ich zu so starken Mitteln greifen. Ich sammelte Einsichten in das Phänomen der Antriebskraft. Ich sehnte mich danach, diesen Kick wenigstens noch einmal zu erleben und hatte dabei das unbeschreibliche Gefühl, daß ein Schuß das einzige war, was meinen Körper funktionieren ließ. Wozu würde diese neue Sucht mich wohl treiben? Würde ich mich prostituieren? Ich ließ mir den Gedanken durch den Kopf gehen, aber nein.

Irgendwie mußte ich mir Geld beschaffen. Miguels Mutter sorgte dafür, daß wir ein Dach überm Kopf und zu essen hatten. Das Essen brauchten wir nur, wenn wir gerade nicht high waren. Aber für das Heroin benötigte ich Geld, und da ich mich nicht prostituieren wollte, machte ich es den männlichen Junkies hier in Spanien nach – ich spendete Blut. Für einen halben Liter Blutplasma erhielt ich ein Bier, ein Brot und genügend Geld für zwei Schüsse. Offiziell durfte man jeden dritten Tag Blut spenden, nur dann nicht, wenn man seine Tage hatte. Aber da es in Barcelona drei Privatkliniken gab, die Plasma kauften und die untereinander keinerlei Kontrolle hatten, war es möglich, täglich eine von ihnen aufzusuchen. Und wer wußte schon, wann ich meine Tage hatte?

Die Kliniken waren erstaunlich. Nur die Ärmsten der Armen spendeten dort ihr Blut. Lang bevor die Klinik öffnete, bildeten sich lange Menschenschlangen vor den herabgelassenen Blechjalousien. Es gab immer mehr Leute, die Blut spenden wollten, als in der Klinik Platz war. Drinnen im Saal mit den vielen Pritschen wurde geraucht, gesungen und lauthals palavert, während die Schwestern den Leuten in die Arme stachen und mit Blutbeuteln hin und her rannten. Daß ich eine Skandinavierin war, erregte eine gewisse Aufmerksamkeit, aber als sie merkten, daß ich kaum etwas sprach, ließen sie mich in Ruhe. Nur ein einziges Mal sah ich dort eine weitere Frau.

Die Sucht hätte mich nie dazu bringen können, einem anderen Menschen etwas anzutun. Im Unterschied zu anderen Junkies litt ich nicht unter geschwächter Impulskontrolle. Wenn ich früher überhaupt Impulse gehabt hatte, war es eher eine aktive Tat gewesen, ihnen nachzugeben. Eine Tat, die Energie verlangte. Meine Impulse zurückzuhalten stellte kein Problem dar, das kostete mich keine Energie. Nein, ich hätte nie einen anderen Menschen überfallen oder ausrauben können, ich wurde nie ein echter Junkie. Selbst hier wurde ich nur eine schlechte Kopie, war aber trotz allem doch relativ akzeptiert.

Jetzt fühlte ich zumindest ein paar Impulse – die mich womöglich dazu hätten treiben können, mich selbst zu zerstören. Auch wenn es noch so absurd klingen mag – aber das Heroin half mir, mich etwas mehr wie ein richtiger Mensch zu fühlen. Daß mir der Tod dabei als Einsatz diente, schien mir ein angemessener Preis zu sein, da sonst offensichtlich nichts half. Nachdem ich mich bemüht hatte, so zu werden wie die anderen, indem ich mich mit ihnen verglich und mich in ihnen wiederzuerkennen versuchte, ohne dadurch zu irgendeiner Einsicht zu kommen, schien ich jetzt in dem absoluten Gegenteil eine Möglichkeit zu dieser Einsicht zu erahnen.

Ich war aber nicht wie die anderen Junkies, und obwohl ich die gleichen Sachen tat wie sie, mir das gleiche destruktive Verhalten zulegte, war es, als hätte ich einen anderen Geruch. Als witterten sie, daß ich nicht von ihrer Art war, als läge das in der Luft, die mich umgab. Ich merkte es, wußte aber nicht, warum es so war.

Das Leben bei den Junkies hatte viele Vorteile. Da gab es eine Struktur, da gab es Regeln für das Verhalten, und diese

Regeln waren auch deutlicher als in der übrigen Gesellschaft. Auch waren die Junkies untereinander solidarisch und hatten ein ständiges Gesprächsthema – die Droge. Alle hatten dasselbe Hauptinteresse. Diese Solidarität stieß jedoch an eine deutliche Grenze, und die galt für alle – wenn es um die Befriedigung der Sucht ging, war jeder sich selbst der nächste. Eine Sache gab es, die machte man ganz einfach nicht, die war eine Todsünde: Man verpfiff keinen der anderen. Für den Fall, daß man jemanden verriet, mußte man damit rechnen, gebrandmarkt zu werden. Eine klare, deutliche Regel mit festgelegter Strafe. Andere Junkies trickste man möglichst auch nicht aus, Personen aus der übrigen Gesellschaft durfte man jedoch hemmungslos reinlegen. Aber Miguel hielt sich nicht allzusehr an diese Regeln.

Bei den Junkies herrschten eindeutige soziale Verhältnisse, was für mich sehr erleichternd war. Endlich konnte ich verstehen, warum Leute sich so oder so benahmen. Manchmal wurde mir etwas erklärt, dann wieder rechnete ich es mir selbst aus, aber nichts erschien mir völlig unbegreiflich. Jetzt gelang es mir auch, eine Art Beziehung zu einem Mann zu haben, was ebenfalls dazu beitrug, daß ich mich eher wie ein richtiger Mensch fühlte. Eine destruktive Beziehung zu haben war immerhin normaler, als ganz ohne Beziehung zu leben.

Aber dieses Leben machte mich immer schwächer und kränker. Oft wurde ich nach dem Blutspenden ohnmächtig. Das warme Klima setzte mir zu, und durch das Heroin wurde ich allmählich ganz aufgeschwemmt. Schließlich erkrankte ich ernsthaft. Jedesmal, wenn ich mir einen Schuß verpaßt hatte, schwankte das Fieber innerhalb einer halben Stunde zwischen 42 und 37 Grad. Kein inneres Organ schien mehr zu funktionieren, ich hatte seit einer Woche nichts mehr gegessen und erbrach sofort alles, was ich trank. Ich war dem Tode nahe, das fühlte ich deutlich am ganzen Leib. Aber der Tod, den ich als Einsatz ins Spiel geworfen hatte und den ich zu bezahlen bereit gewesen war, dieser Tod war ein schneller Tod gewesen.

Eine Überdosis oder eine Luftblase, die aus der Spritze rasch ins Herz schoß, ja, von mir aus auch Strychnin, das ein Junkiehasser angeblich ins Heroin mischte. Mit einem langsamen, kränkelnden Sterben hatte ich nicht gerechnet. Ich erschrak. In mir wurde etwas wach, das mir sagte: Jetzt ist es genug. Ich beschloß aufzuhören.

Das brauchte seine Zeit, aber ich zog es durch. Vermutlich litt ich körperlich genausosehr unter den Entzugssymptomen wie die anderen Junkies auch, aber ich glaube trotzdem, daß mir das Aufhören leichter fiel. Ich besaß einen inneren Ausführungsmechanismus, der das tat, wozu ich mich entschlossen hatte, einen Durchführmechanismus, der keine Gefühle einbezog und sich nicht von Impulsen ablenken ließ, einen Mechanismus, der alles durchstehen konnte. Den hatte ich nun mal, mit allen Vor- und Nachteilen. Er bewertete den Befehl nicht, sondern führte ihn einfach aus. Wenn ich in mich selbst hineinblickte, konnte ich diesen Mechanismus ohne weiteres abtasten und dabei die Gewißheit haben, daß ich in der Lage war, alles, einfach alles durchzuführen, wozu ich mich entschlossen hatte. Hauptsache, ich hatte den Entschluß gefaßt. Im Entschluß selbst waren natürlich gefühlsmäßige Wertungen enthalten. Doch anschließend führte ich das durch, was ich mir vorgenommen hatte. Ich besaß eine grenzenlose Geduld. Falls ich warten mußte, konnte ich endlos lange warten. So lange eben, wie es nötig war. Ich wurde weder ungeduldig noch gereizt. Ich blieb bei der Sache, bis sie erledigt war. Und das tat ich in diesem Fall so gründlich, daß ich das Stadium des Ex-Junkies hinter mir ließ und zum Nicht-Junkie wurde. Ich war völlig von jenem inneren Sog nach der Droge befreit, den die meisten, die drogenfrei geworden sind, für den Rest ihres Lebens zurückbehalten.

Die Fortsetzung

16.

Jetzt lebte ich wieder alleine in Stockholm, ohne größere Lebenslust. Ich fühlte mich leer, müde und ausgebrannt und wußte nicht, warum. Ich wußte nicht, daß alles, was ich tat, mich sehr viel Energie kostete. Zum Beispiel das Sprechen: Um überhaupt sprechen zu können, mußte ich die Wörter vorher in meinem Kopf denken, ja, fast schreiben. Wollte ich einen längeren Satz formulieren, mußte ich diesen Prozeß meistens sogar zweimal vollziehen. Inzwischen ging das ziemlich schnell, wenn man bedenkt, wie umständlich es war. Ich hatte mein Leben lang Zeit gehabt, meine Geschwindigkeit immer mehr zu trainieren, aber dennoch sprach ich langsamer als andere. Das verlieh meiner Redeweise etwas Überlegtes, stahl mir aber vor allem meine Energie.

Weil ich Stimme und Gedanken miteinander verbinden mußte, kostete es mich große Mühe mitzuhalten, wenn mehr als zwei Personen an einem Gespräch teilnahmen. Wenn ich soweit war, daß ich das gedacht hatte, was ich sagen wollte, und der Stimme befehlen konnte, es zu sagen, war die Gelegenheit meistens schon vorbei. Inzwischen hatte eine andere Person das Wort ergriffen oder sogar das Gesprächsthema hatte gewechselt. Die Folge davon war, daß ich meine Gesprächspartner entweder mitten in der Rede unterbrach oder nur schweigend dasaß. Meistens zog ich das Schweigen vor. Ich reflektierte nie darüber, daß es eine andere Art zu sprechen geben könnte und daß andere Menschen ihr Sprechen nicht «manuell» steuern mußten. Solange meine Probleme meinen Alltag derart stark belasteten, fand ich keine Zeit, sie zu analysieren.

Immer, wenn ich ohne Hilfe einer Ampel eine Straße überqueren mußte, benötigte ich meine äußerste Konzentration, um abschätzen zu können, wie weit entfernt die Autos waren und mit welcher Geschwindigkeit sie auf mich zukamen. Oft blieb ich so lange stehen, bis weit und breit kein Auto zu sehen war. Wenn möglich, wartete ich, bis ein anderer Passant die Straße überquerte, und verließ mich ganz auf dessen Urteil. Ich verschwendete keinen Gedanken darauf, daß ich unter einer Behinderung litt, die im Verkehr besonders deutlich wurde. Wo hätte dieser Gedanke sich ausbreiten können, nachdem ich doch vollauf damit zu tun hatte, die Straße zu überqueren? Ich fühlte nur vage, daß ich anders war, und wenn mich ein seltenes Mal kurz der Gedanke streifte, daß ich mich bei meinem Versuch, die Straße zu überqueren, eigentlich recht seltsam benahm, war das nur, weil ich vermeiden wollte, daß jemand meine Schwierigkeiten bemerkte. Ich schämte mich, weil ich nicht einmal wie ein normaler Mensch, wie ein richtiger Mensch, die Straße überqueren konnte.

Inzwischen nahm ich keine Drogen mehr, hatte aber kein Leben. Ich fühlte mich als Versager und fragte mich, ob das tatsächlich meine eigene Schuld war. Es ging mir schlecht, ich brauchte Hilfe – das sah ich ein. Als ehemaliger Junkie mußte ich Probleme haben, das war offensichtlich. Und ich sehnte mich so sehr danach, mich selbst und die Welt zu verstehen. Also suchte ich Hilfe in der Psychiatrie und begann, mit Unterstützung des Sozialamtes, eine private Psychotherapie.

Mein Hauptanliegen war, herauszufinden, ob etwas mit mir nicht stimmte. Aber die Therapeutin deutete mein Gefühl, kein richtiger Mensch zu sein, ganz anders. Das sei der psychische Ausdruck dafür, daß ich glaubte, keinerlei Rechte zu besitzen. Mir sei auf Grund meiner Familiengeschichte das Recht genommen worden, mich als Mensch zu fühlen. Und das sei die einzige Ursache.

Ganz gleich, welches Problem ich ansprach – für alles hielt sie jede Menge psychologischer Erklärungen bereit. Daß ich immer erst denken mußte, bevor ich sprach, liege daran, daß ich «unter keinen Umständen etwas Falsches sagen wolle». Daß ich das Gerede der Menschen in meiner Umgebung nicht ausschließen konnte und daß es mich so sehr anstrengte, mich in größeren Räumen mit vielen Leuten aufzuhalten und die Geräusche nicht von mir fernhalten zu können, beruhe wohl auf meinem Bedürfnis, alles in meiner Umgebung zu kontrollieren. Und dieses Bedürfnis nach Kontrolle sei nicht verwunderlich, behauptete sie, nachdem ich ja in einem so gestörten Milieu aufgewachsen sei.

Das klang logisch. Ich nahm ihr die Erklärungen ab, aber nichts in meinem Innern bestätigte, daß sie zutrafen. «Vielleicht», sagte ich oft. «Ich weiß nicht», sagte ich noch öfter. «Ja, so könnte es natürlich sein», sagte ich manchmal und sah auf den Tisch, wo die obligatorischen Papiertaschentücher lagen. Aber nur selten stellte sich dieses Gefühl von «ja, natürlich, so muß das alles zusammenhängen» ein. Mir kam eher alles verkehrt vor, aber ich hatte ja das Gefühl, daß etwas richtig war, nie erlebt. Was wußte ich also schon?

Die Papiertaschentücher blieben unberührt liegen, denn das, was die Therapeutin sagte, erweckte keinerlei Gefühle in mir, nur zwiespältige Verwirrung, und die mußte in ihren Augen als Ausdruck von Ängsten gedeutet werden. Ängste, die natürlich darauf hinwiesen, wie schwer es mir fiel, über meine Familie und meine Kindheit zu sprechen. Daß auch eine intellektuelle Scheintherapie Ängste auslösen konnte und daß die Art der Therapeutin, meine Probleme zu deuten, dazu beitrug, daß ich mich unbehaglich fühlte, wenn ich über meine Schwierigkeiten sprach – auf diese Idee wäre ich nie gekommen. Ich verließ mich darauf, daß sie Bescheid wußte.

Die Papiertaschentücher blieben unberührt, und ich nahm mir vor, sie zu benutzen, wenigstens ein Mal während des Therapiegesprächs zu weinen, um festzustellen, ob ich mich dann richtiger fühlte. Richtige Menschen, die eine Therapie machten, würden diese Taschentücher bestimmt benutzen. Aber während ich weinte, empfand ich eigentlich nichts. Weil diese Therapie nicht von mir handelte, sondern von der Person, die ich zu sein versuchte, um ins Dasein zu passen, saß jemand anderes dort und weinte auf Bestellung.

Trotz allem war die Therapeutin der einzige Mensch auf der Welt, der sich um mich kümmerte, und das half mir. Ich war völlig allein und brauchte wirklich eine Person, die sich für mich interessierte. Ich versuchte ihr auch dann mein Vertrauen zu schenken, wenn ich das Gefühl hatte, daß alles nicht stimmte, denn sie wußte ja so viel mehr über die Menschen als ich. Außerdem war ich seit langem daran gewöhnt, daß die innere und die äußere Wirklichkeit nicht miteinander übereinstimmten und daß die anderen alles besser wußten als ich. Die Therapeutin war ausgebildete Psychoanalytikerin, und obwohl meine Behandlungsform Psychotherapie war, schlug sie dennoch vor, ich solle frei assoziieren. Das konnte ich nicht. Ich wußte nicht, warum in mir nur Schweigen und Leere entstanden. Das seien meine Ängste, erklärte die Therapeutin. Ängste hätten oft diese Wirkung. Vielleicht – was wußte ich schon? Ich wußte nur, daß in mir nichts als Stille und hallende Leere entstanden, wenn sie mich aufforderte, frei zu assoziieren.

«Sag einfach, was dir einfällt.»

Mir fiel nichts ein. Ich wußte nicht, daß meine Assoziationen äußerst konkret waren und nur einen gut überlegten Schritt nach dem anderen erlaubten, wenn überhaupt. Ich wußte auch nicht, daß es mir unmöglich war, unbehindertes Denken mit Sprechen zu vereinen, weil die Spontanität unwillkürlich verlorenging, wenn ich die aktive Handlung des Sprechens ausführte. Schweigen und Leere, das mußte ich als Angstzustand definieren lernen. Die Psychotherapie entwickelte sich teilweise zu einem Kurs, in dem für unterschiedliche Zustände die passenden Namen gefunden wurden.

Viele der psychologischen Erklärungsmodelle, die ich zur Auswahl erhielt, sprachen meinen Intellekt an. In ihnen war

Logik enthalten, und die Therapeutin versuchte sie mir auch nicht eigentlich aufzudrängen.

«Horch in dich selbst hinein», sagte sie. «Nur du kannst es wissen. Nur du weißt, was für dich wahr ist. Nur du weißt, ob es wirklich zutrifft.»

Das wiederholte sie immer wieder, aber ich wußte trotzdem nicht, was ich denken sollte. Mir wurden nur A und B zur Auswahl angeboten, und dabei wäre in Wirklichkeit C die einzig richtige Antwort gewesen. Woher sollte ich das wissen? In meinem Innern fühlte ich rein gar nichts, alles blieb eine intellektuelle Erörterung. Mein Intellekt saß im Stuhl der Therapeutin, und ich selbst stand vor der verschlossenen Tür und wurde nicht einmal hereingelassen. Und wenn ich manchmal selbst die Tür aufzubrechen und an das wirkliche Problem heranzukommen versuchte, hatte ich das Gefühl, als wäre ich in den Augen der Therapeutin unsichtbar, als würde sie nicht hören, was ich sagte.

Beim Versuch, diffuse Erinnerungen daran heraufzubeschwören, daß ich die Umwelt nicht verstanden hatte und daß alle anderen etwas zu wissen schienen, was mir unbegreiflich war, erfuhr ich, das sei für alle jüngeren Geschwister typisch. Und in meiner Familie sei es wirklich nicht einfach gewesen, die Zusammenhänge zu verstehen. Ja, das mußte ich zugeben. Aber … Immerzu existierte in mir ein Aber. Aber – aber das genüge nicht. Aber da mußte noch mehr sein. Aber … ich wußte nicht so recht.

Meistens fühlte ich mich von der Therapeutin respektiert, ab und zu aber auch verletzt. Wenn ich weder Wut, Ärger noch Neid empfand, lag das laut der Therapeutin daran, daß ich diese Gefühle verdrängte, weil sie für mich so bedrohlich waren. Vermutlich wagte ich es nicht, wütend zu werden, weil ich das Ausmaß meiner Wut, wenn ich sie erst einmal herausließe, fürchtete.

«Aber ich fühle doch überhaupt keine Wut», wandte ich ein.

«Nein, das ist es ja gerade.»

Das war also ein Zeichen dafür, wie sehr ich mich vor meiner Wut fürchtete. Die Therapeutin hatte auf alles eine Antwort, und jemand, der immer eine Antwort parat hatte, tat mir gut.

Ich blickte tief in mich selbst hinab – nichts. Ich fand weder die Wut an sich noch auch nur die Andeutung einer verdrängten Wut. Ich erklärte der Therapeutin, daß ich mir normalerweise bewußt vornahm, wütend zu werden – daß ich meinen Intellekt entscheiden ließ, ob ich einen Anlaß hatte, mich über etwas aufzuregen oder nicht, aber daß ich nicht fähig sei, Wut oder Neid zu empfinden. Sie sagte, alle Menschen besäßen diese Gefühle, das sei so und das wisse sie. Alle Menschen empfänden Wut und Neid. Nur ich nicht, wollte ich sagen, wagte es aber fast nie. Denn kaum äußerte ich etwas in dieser Richtung, dann teilte die Therapeutin mir mit, daß ich wahrscheinlich das Bedürfnis habe, mich von der Menge zu unterscheiden. Vermutlich wolle ich nicht wie alle anderen sein, sondern etwas Spezielles.

Diese Bemerkungen kränkten mich, aber es dauerte lange, bis ich das zu sagen wagte. Als ich es endlich äußerte, wurde ich doppelt gekränkt – sie war nämlich der Ansicht, mein Gefühl der Kränkung habe überhaupt nichts mit ihr zu tun. Es sei die Erinnerung an eine frühere Kränkung, die ich jetzt auf sie übertrage. Und außerdem sei mein Widerstand gegen den Gedanken, daß ich diese Gefühle verdrängt hätte, der eigentliche Beweis, daß sie recht habe. Hätte ich diese Gefühle nicht so heftig verdrängt, müßte ich jetzt nicht so gekränkt darauf reagieren, daß sie das behauptete.

«Ich weiß nicht», sagte ich verwirrt, «vielleicht ist es so.»

Aber irgendwo im tiefsten Innern wußte ich, daß sie sich irrte. Ich wußte nur nicht, auf welche Weise. Und obwohl das hier sicherlich wie ein normaler therapeutischer Prozeß aussah und obwohl die Therapeutin ihren Job bestimmt professionell einwandfrei ausübte, war es eine Scheintherapie. Ich merkte deutlich, worüber man ihrer Ansicht nach sprechen konnte, und paßte mich dem an. Den Rest mußte ich einer inneren Zensur unterziehen. Dennoch setzte ich die Therapie weiterhin fort, weil ich das verzweifelte Bedürfnis nach Hilfe hatte und hoffte, daß dies sich als die richtige Art von Hilfe erweisen würde, obwohl es keineswegs den Eindruck machte.

In mancher Hinsicht erhielt ich dann doch Hilfe; das Wesentlichste war wohl, daß sich überhaupt jemand um mich kümmerte. Das hatte zur Folge, daß ich nach und nach besser auf mich selbst aufpaßte und mich nicht mehr in gefährliche und destruktive Situationen versetzte. Ich brauchte jemanden, der sich für mich interessierte und mich gleichzeitig in Ruhe ließ. Die vielen Erklärungen, die ich über das menschliche Verhalten erhielt, halfen mir außerdem, besser zu verstehen, wie andere Menschen funktionierten, auch wenn diese Erklärungen nicht auf mich zutrafen. Das Verhalten meiner Mitmenschen wurde ein klein wenig begreiflicher, und dadurch fiel mir auch der Umgang mit ihnen leichter. Aber als ich meine destruktiven Verhaltensmuster aufgab, gelang es mir nicht, sie durch etwas anderes zu ersetzen. In mir war es leer. Woche für Woche saß ich bei der Therapeutin auf meinem Stuhl und schwieg.

Ich versuchte, eine Person zu werden, und da ich unter den vorhandenen Wahlmöglichkeiten offenbar nicht vorkam, mußte es eben eine andere sein. Ich fühlte mich leer. Meinen ganzen Eigensinn, die furchtlosen, sonderbaren Vorlieben, die ich als Kind gehabt hatte, das alles hatte ich abgelegt. Jetzt wußte ich kaum, was ich überhaupt mochte. Ich wußte nicht, ob ich Hunger hatte oder ob ich satt war. Ich wußte nicht, welche Musik mir gefiel oder ob mir Musik überhaupt gefiel. Ich wußte nicht, ob mir die Bücher zusagten, die ich las, oder ob ich sie einfach trotzdem las. Ich wußte nicht, ob ich lieber dies oder jenes machen wollte, ob ich müde war oder nicht, ob ich fror oder ob ich mich langweilte.

Also versuchte ich andere Menschen nachzuahmen. Nachdem ich jetzt mehr Umgang mit anderen Leuten anstrebte, mußte ich irgendeine Person darstellen. Die anderen fragten mich, was ich wollte und was ich dachte. Ich sammelte Eigenschaften von Menschen aus meiner Umgebung und eignete sie mir an. Oft lieh ich mir Wesenszüge von Personen, die ein gutes Selbstvertrauen zu haben schienen, und dabei stellte ich mich sehr geschickt an. Ich wurde zu einem Chamäleon – wenn ich Karins Angewohnheit, beim Reden zu seufzen, übernahm, konnte ich dies bei allen anderen anwenden, nur nicht bei Karin, und wenn ich Marias Musikgeschmack nachahmte, hütete ich mich davor, mit Maria über Musik zu reden. Ich war wie ein leerer Behälter, den man mit jedem beliebigen Inhalt füllen konnte. Das Verhalten anderer Personen fiel in diesen leeren Behälter, und ich benutzte es in dem Versuch, mich normal zu fühlen, wie ein richtiger Mensch. Diese Strategie entwickelte ich, um Beziehungen zu Menschen herstellen zu können. Jemand, der niemand war, konnte keine Beziehungen haben – man mußte jemand sein. Die Menschen, die ich traf, kannten sich untereinander nicht, und weil es mir so schwerfiel, in Gruppen zu verkehren, traf ich sie immer nur einzeln. Auch das war eine Voraussetzung dafür, daß mein Diebstahl von Charakterzügen funktionieren konnte.

Der Umgang mit Menschen wurde mir auch dadurch erschwert, daß es mich so große Mühe kostete, zu sprechen und gleichzeitig etwas anderes zu tun. Eine Konversation zu führen erforderte so viel Energie, daß ich dabei möglichst ruhig an einem Tisch sitzen mußte, ohne mich gleichzeitig auf etwas anderes konzentrieren zu müssen. Der Anspruch an die Konversation bestand nicht nur darin, Gedanke und Rede aneinander zu koppeln und diese Koppelung dann festzuhalten, sondern auch darin, mir auszurechnen, wann ich etwas sagen sollte, wann der andere reden würde und wann ich wieder mit Reden an der Reihe wäre. Das, was ich hörte, mußte ich aktiv uminterpretieren, um es zu verstehen und um nicht linkisch zu wirken. Jedesmal mußte ich von neuem denken, daß «Ich hätte gern dieses Glas» gleichbedeutend war mit «Gib mir dieses Glas», und da half es gar nichts, daß ich schon so oft «Ich hätte gern ...» gehört hatte. Trotzdem mußte ich alles jedesmal erneut aussortieren – dies bedeutet jenes, und damit ist das da gemeint. Höflichkeit lief immer darauf hinaus, daß man etwas ganz anderes sagte, als man meinte – das fand ich eigenartig.

Dieses ununterbrochene Denken und Interpretieren mußte ich gleichzeitig bewältigen, während ich mich unterhielt. Es gelang mir sogar, in der Gesellschaft von mehreren Personen einen Teil meiner Hirnkapazität dazu zu gebrauchen, störende Geräusche wegzusortieren – jedoch nur unter der Voraussetzung, daß ich ausgeruht war. Aber komplizierte Dinge zu tun und dabei reden zu müssen – das wurde entschieden zuviel. Ich konnte nicht spazierengehen und mich gleichzeitig dabei unterhalten. Ich konnte nämlich nicht automatisch gehen, sondern mußte unablässig an das Gehen denken, um überhaupt gehen zu können. Und es ermüdete mich ebenfalls sehr, längere Zeit aufrecht zu stehen, allerdings brauchte ich dann weniger Kraft, um gleichzeitig reden zu können. Es war, als würde Gedankenkraft meinen Körper aufrecht halten, als müßte ich ihn aktiv stehend denken, damit er nicht zusammenbrach. Doch das wußte ich damals nicht. So war es ja schon immer gewesen, und ich hatte keine Vergleichsmöglichkeiten, glaubte nur, ich sei faul. Wenn ich es nicht schaffte, so lange aufrecht zu stehen wie andere Menschen, mußte es daran liegen, daß ich faul und träge war.

All das machte es mir noch schwerer, mit Menschen umzugehen. An und für sich wäre es sonst eine Erleichterung gewesen, gemeinsam mit anderen wenigstens etwas unternehmen zu können, weil diese ganze Sache mit den Beziehungen ja so kompliziert war. Nun ging das aber nicht, weil ich Unternehmungen nicht mit Gesprächen kombinieren konnte. Auch die Freizeitinteressen anderer Leute konnte ich nicht teilen, weil diese meistens rein körperlich zu kompliziert waren. Ich konnte nicht Ski fahren oder Schlittschuh laufen, ich besaß kein Ballgefühl. Und es war mir ein Greuel, plötzlich in einer Situation zu landen, wo alle Brennball oder sonst was spielen sollten, was ich nicht bewältigte. Es gab so vieles, was ich nicht konnte, überall stieß ich an Grenzen.

Die Menschen meiner Umgebung versuchten mich manchmal zum Mitmachen zu bewegen, und dann kam ich mir jedesmal lächerlich vor, weil ich mich weigerte, ohne erklären zu können, warum. Dabei war es meistens sehr vernünftig, daß ich mich nicht überreden ließ. Es hätte lebensgefährlich werden können, wenn ich plötzlich nicht mehr gewußt hätte, wo ich meine einzelnen Körperteile hatte, oder wenn mir auf einem Skihang das Gefühl für Geschwindigkeit und Abstand oder für oben und unten abhanden gekommen wäre.

Ich fühlte ganz deutlich, was ich mir zumuten konnte und was nicht, obwohl ich nicht wußte, warum das so war. Manche Leute hielten mich für feige, weil ich nichts auszuprobieren wagte, und ich dachte mir: Wahrscheinlich haben sie recht. Mein mangelhaftes Körperbewußtsein erschwerte alle körperlichen Aktivitäten. Aber körperliche Anstrengung brachte auch noch andere Probleme mit sich – ich konnte nicht schwitzen. Ganz gleich, wie heiß es war oder wie sehr ich mich anstrengte – ich schwitzte nie. Höchstens möglicherweise ein klein wenig unter den Achseln. Statt dessen wurde es mir im Innern immer heißer, eine Hitze, die nirgends nach außen dringen konnte. Wie ein erhöhter innerer Wärmedruck bei versperrten Ausgängen. Das machte alle sportliche Betätigung zur Qual, aber dennoch versuchte ich mich dazu zu zwingen. Ich war davon überzeugt, daß es nur meine eigene Faulheit war, die mir im Wege stand, und daß ich mich einfach mehr anstrengen müßte; also setzte ich meine ganze eiserne Selbstdisziplin und meinen inneren Ausführungsmechanismus dafür ein.

Ich versuchte mit Menschen zusammenzusein, weil ich ein richtiger Mensch werden wollte. Ich wollte mich normal fühlen, aber eigentlich fühlte ich mich in meiner Einsamkeit durchaus wohl. Es war eher ein abstrakter Gedanke, daß ich etwas mit anderen Menschen teilen wollte. Gefühlsmäßig litt ich nicht darunter, daß ich meine Zeit nur mit mir selbst verbrachte. Ich malte viel und wollte Künstlerin werden – eine gute Berufswahl für jemanden, der in Ruhe gelassen werden wollte. Das war ein Versuch, meine Einsamkeit zu legitimieren. Ich vermißte andere Menschen nicht, aber ich vermißte es, daß ich andere Menschen nicht vermißte. Und dem versuchte ich beizukommen. Ein wenig leichter fiel mir der Umgang mit anderen, wenn ich trank, also trank ich ziemlich viel Wein, eigentlich vielleicht nicht so sehr viel mehr als andere. Nur hatten die anderen auch noch andere Beziehungen in ihrem Dasein – Eltern, Freunde, Kusinen, Kinder und Tanten, wo sie nicht immerzu Wein tranken. Das hatte ich nicht.

17.

Inzwischen arbeitete ich wieder im Kinderhort und war dort auch beliebt. Meine Vorliebe dafür, Regeln zu befolgen, paßte gut für meine Aufgabe – ich war immer pünktlich, verschlief nie und tat immer alles, was von mir erwartet wurde. Man konnte sich auf mich verlassen. Auf manchen Gebieten war ich fast zu gut, auch fehlten mir die normalen menschlichen Schwächen. Als Folge meiner fehlenden störenden Impulse und meines Strebens, ein richtiger Mensch zu werden, litt ich unter übertriebener Normalität.

Meine Arbeit mit den Kindern wurde sehr geschätzt. Wo die Geduld der anderen aufhörte, setzte meine erst ein. Nichts, was Kinder taten, reizte oder nervte mich. Ich konnte endlos viel Genörgel, Gequengel und Dickköpfigkeit ertragen, und oft wurden mir diejenigen Kinder anvertraut, die andere problematisch fanden.

Im Hort gab es ein kleines Mädchen, das große Schwierigkeiten damit hatte, sprechen zu lernen. Nina war fast drei Jahre alt, und alle Wörter, die sie sagte, klangen gleich. Manchmal kam sie zu einem der Erwachsenen, zog ihn an den Kleidern, zeigte auf einen Stuhl und versuchte, «Stuhl» zu sagen. Dann wollte sie, daß der Erwachsene das Wort aussprach und anschließend wollte sie es wiederholen, hin und her, in alle Ewigkeit. Das Personal fand Nina sehr anstrengend, sie leide unter einem Wiederholungszwang, und es sei sinnlos, ihr nachzugeben, weil sie offensichtlich nie genug bekam. Wenn der Erwachsene aufhören oder es mit einem anderen Wort versuchen wollte, begann Nina vor Wut auf und ab zu hüpfen, zu jammern oder ihn an den Kleidern zu ziehen.

Nina gehörte nicht zu meiner Kindergruppe, und daher hatte ich nicht viel Zeit mit ihr verbracht. Aber eines Tages, als alle draußen im Hof waren, hörte ich, wie die anderen Mitarbeiter sich über das Mädchen beklagten. Nina sei unerträglich anstrengend, sie hätten keine Kraft mehr, hätten das Kind satt. Sie hätten versucht, die Kleine draußen im Hof zum Lachen und zum Mitspielen zu bewegen. Nichts hätte geholfen, man könne sich nicht mit ihr verständigen, sie wolle nur eins – Wörter wiederholen. Nina sei ein langweiliges, unattraktives Kind – das war die Meinung der meisten, auch wenn niemand es laut aussprach. Ich wollte ihre Klagen nicht mit anhören. Nina ging mir nicht auf die Nerven, und es machte mich traurig, daß sie die Mitarbeiter so sehr zermürbt hatte. Also beschloß ich, mit Nina ins Haus zu gehen.

Ich stellte keine großen pädagogischen Überlegungen an, sondern fühlte nur deutlich, daß diese Wortwiederholungen ihr wichtig waren. Über die dahinterliegenden Ursachen wußte ich nichts. Aber ich wollte sie gern fühlen lassen, daß ich verstand, wie wichtig es für sie war. Und ich hatte Zeit und Geduld, um sie ungestört üben zu lassen. Zwar sah ich keine Parallele zu mir selbst als Kind, aber wahrscheinlich fühlte ich dank meiner eigenen Erfahrungen intuitiv, wie wichtig es für sie war.

Als wir hereinkamen, marschierte Nina geradewegs ans Fenster und zeigte hinaus. Sie zeigte auf einen Ball, der im Hof lag, und sagte etwas, das wie Oul klang.

«Ball», sagte ich.

«Oul», sagte Nina.

«Ball», wiederholte ich.

Und so machten wir weiter, hin und her. Es kostete mich keinerlei Überwindung. Ich fand es weder schwierig noch anstrengend oder geduldraubend. Ich machte einfach weiter, zuerst ich, dann Nina. Ball-Oul. Ball-Oul.

Nach einer halben Stunde konnte ich am Anfang ihres Wortes ein B unterscheiden, jetzt klang es wie Boul. Nach einer Stunde – und ich weiß nicht, wie oft ich inzwischen Ball gesagt hatte, tausendmal? – konnte Nina Bal sagen. Sie lächelte entzückt über ihren «Bal».

Nachdem wir Ball-Bal noch eine Zeitlang wiederholt hatten, wandte sie plötzlich den Kopf, zeigte auf die Lampe und sagte Oabba. Jetzt war sie fürs nächste Wort bereit. Da wurde mir klar, daß dies keine fixe Idee war, sondern daß Nina die Wörter ganz einfach Tausende von Malen wiederholen mußte, während andere Kinder sich vielleicht mit zwanzigmal begnügten. Und außerdem wußte sie selbst, daß sie das so machen mußte, und bemühte sich eisern, Erwachsene davon zu überzeugen, daß sie dabei Hilfe brauchte. Ihr Bedarf an Wiederholung war nicht maßlos, er war nur so groß, daß die Geduld der meisten dafür nicht ausreichte.

Mit der Zeit stellte sich heraus, daß man mit Nina sehr gut verhandeln konnte. Manchmal kam sie zu mir, faßte mich an und wollte Wörter wiederholen, wenn ich mit etwas ganz anderem beschäftigt war. Ich konnte ihr ohne weiteres erklären, daß ich jetzt gerade keine Zeit hätte, aber nach dem Lunch gerne mit ihr üben würde. Ich konnte unsere Übungen auch unterbrechen, ohne daß sie zornig oder verzweifelt wurde, Hauptsache, ich erklärte, warum wir unterbrechen mußten und daß wir nachher weitermachen würden. Als sie endlich fühlte, daß jemand da war, der ihre Bedürfnisse wenigstens teilweise sah und verstand, konnte sie sehr vernünftig sein und Kompromisse schließen. Als sie sich verstanden fühlte, schaffte Nina es sogar, ein wenig Charme zu zeigen.

Meine grenzenlose Geduld und meine Fähigkeit, mich in die Situation des Kindes einzufühlen, halfen mir sehr beim Umgang mit den Kindern. Ich hatte ja keinerlei Ausbildung und keinen theoretischen pädagogischen Boden, auf dem ich hätte stehen können. Immer wenn ich fühlte, daß ich wirklich helfen konnte, befriedigte mich meine Arbeit ganz besonders.

Und am besten funktionierte ich so wie mit Nina – mit jeweils einem einzelnen Kind. Aber die Arbeit im Kinderhort ließ es nur selten zu, sich ausschließlich mit einem einzelnen Kind zu beschäftigen, und die alltägliche Arbeit stellte mich oft vor große Probleme. Ich verwandte viel Mühe darauf, diesen Problemen auszuweichen und sie zu verbergen.

Die Eltern der Kinder waren ein solches Problem. Die blieben für mich stets nur leere, zerfließende Gesichter. Ich konnte mir nicht merken, wie sie hießen und wer nun Vater oder Mutter von wem war, dazu waren es zu viele. Schon allein die dreißig Kinder und zehn Erwachsenen im Hort waren zu viele, für zusätzliche Gesichter hatte ich keinen Platz. Daher mußte ich wohl oder übel allen Situationen aus dem Weg gehen, die Begegnungen mit Eltern enthielten. Besonders schwierig wurde es, wenn die Eltern kamen, um ihre Kinder abzuholen. Dann wurde ich zum Beispiel mit der Frage konfrontiert: «Was habt ihr heute denn gemacht?» Verzweifelt versuchte ich mir in Erinnerung zu rufen, welches Kind zu diesem Vater oder jener Mutter gehörte, um die Frage beantworten zu können, was diese spezielle Kindergruppe heute getan hatte. Immer wieder kam es vor, daß ich die Eltern überhaupt nicht wiedererkannte. Das war sehr lästig, und ich sah mich gezwungen, Strategien zu entwikkeln, um mit solchen Situationen umgehen zu können. Am liebsten hätte ich die Eltern überhaupt nicht getroffen, doch das ging natürlich nicht. Ich versuchte meine Arbeitszeiten so zu legen, daß ich ihnen so wenig wie möglich begegnete, und zog es vor, früh morgens und vormittags zu arbeiten, weil die Eltern ihr Kind dann an der Hand hielten, wenn sie es brachten. Ich wußte nicht, warum der Umgang mit den Eltern so anstrengend war, hatte keine Worte, um es zu erklären. Schließlich hatte ich vollauf mit dem Versuch zu tun, jede Minute meines Lebens irgendwie in den Griff zu kriegen. Meine Kollegen waren offensichtlich der Meinung, daß ich meiner Verantwortung nicht immer gerecht würde, wie im Fall der Elternkontakte, aber mein Umgang mit den Kindern sei so gut, daß dies meine Absonderlichkeiten aufwiege.

Je chaotischer meine Umgebung war, desto mehr mußte ich mich anstrengen, um meine Eindrücke zu sortieren, und das trieb mich bis zur Erschöpfung. Inzwischen war mir klar, daß mir die Kraft für eine Ganztagsbeschäftigung fehlte, aber in den Augen der Gesellschaft war ich jung und gesund und hatte keinen Grund, weniger als vierzig Stunden in der Woche zu arbeiten. Wie immer mußte die Erklärung meine Faulheit sein, meine Kollegen klagten ja auch darüber, daß sie nach der Arbeit fix und fertig seien, was wollte ich also?

Ich ging dazu über, nur noch halbtags zu arbeiten und mit weniger Geld auszukommen. Den ganzen Tag zu arbeiten hatte mich zu sehr angestrengt. Die Kraft sickerte aus mir heraus, und außerhalb der Arbeit war ich zu nichts mehr zu gebrauchen.

Alles zu hören und kein Geräusch ausschließen zu können war im Hort von großem Nutzen, obwohl es mir viel Energie abverlangte. Wenn ich mich in einem Zimmer aufhielt, wo viele Kinder in verschiedenen Gruppen spielten, wußte ich genau, was alle taten, auch wenn ich eigentlich nur mit einem der Kinder beschäftigt war. Weil ich alles hörte, konnte ich jeden aufkeimenden Konflikt orten und sofort eingreifen. Ich sah, wenn jemand hinzufallen drohte, und wußte, was sich im Nachbarzimmer abspielte. Meistens hatte ich einen totalen Überblick. Aber es verlangte äußerste Konzentration, trotz dieser Überbelastung mein System eingeschaltet zu lassen. Es verlangte mehr Kraft von mir, als ich eigentlich besaß. Manchmal zog ich mich auf die Toilette zurück und setzte mich dort hin, um meine Sinne in der Stille etwas ausruhen zu lassen, doch das half nur selten. Ich begriff einfach nicht, warum ich so erschöpft war.

Meistens gelang es mir, diesen Balanceakt durchzuführen. Es kam nur ganz vereinzelt vor, daß ich während der Arbeit in einen abgeschalteten, abgeschirmten Zustand verfiel, und wenn, dann nur für kurze Momente und immer nur dann, wenn außer mir jemand da war, der die Verantwortung übernehmen konnte. War ich mit den Kindern allein, hielt ich meine Sinne beisammen, selbst wenn es die allerletzte Energie kostete, die ich besaß.

Oft übernahm ich die Aufgabe, für die Kinder zu kochen. Eigentlich sollte das ganze Personal sich diese Aufgabe teilen, aber wenn ich die Wahl hatte, begab ich mich in die Küche. Zwar war es mitunter auch nicht einfach, dort alles unter Kontrolle zu halten, was gleichzeitig geschehen mußte. Dies mußte so lange kochen und jenes so lange. Wann mußte ich die Kartoffeln aufstellen, damit alles gleichzeitig fertig wurde? Sollte ich vorher oder nachher den Tisch decken? Wann sollte ich mit dem Salat anfangen und wieviel würde ich benötigen? Gleichzeitig mußten die beiden Kinder, die ich in der Küche als Helfer zur Seite hatte, beschäftigt werden. Aber es war insgesamt eine relativ ruhige Tätigkeit, das war der Vorteil. Und daß ich alles streng vorherplanen und mich anschließend daran halten konnte, ohne daß andere dazwischenfunkten und etwas änderten, gefiel mir auch gut. Manchmal brauchte ich keine Kinder in der Küche dabeizuhaben, und das war, wenn ein Ausflug geplant war. Alleine in der Küche zu sein und kochen zu dürfen, das war ein Geschenk. An solchen Tagen mußte ich manchmal nicht direkt nach der Arbeit nach Hause und ins Bett gehen, an solchen Tagen hatte ich manchmal noch für etwas anderes Kraft. Und dennoch wollte ich ja gerade der Kinder wegen dort arbeiten, wegen der Möglichkeiten, manchmal etwas zu verstehen und ihnen helfen zu können.

Eines Tages stand ich allein in der Küche und bereitete das Essen vor, als Tor plötzlich laut weinend hereinkam. Tor gehörte zu den ausgeglichenen Kindern, denen es gutging und mit denen ich mich nicht so oft befaßte. Ich fragte ihn, was passiert sei.

«Mag ich nicht erzählen», schluchzte Tor.

Ich redete behutsam auf ihn ein, er solle mir doch verraten, warum er so traurig sei.

«Nein.»

Daran war nicht zu rütteln. Ich versuchte es noch einmal und sagte dem Kleinen, man fühle sich hinterher oft viel besser, wenn man jemandem erzählt habe, warum man so traurig sei.

«Das behaupten die Erwachsenen immer», sagte Tor.

Meine Antwort war, das liege vielleicht daran, daß die Erwachsenen schon länger gelebt hätten und daher wüßten, daß es tatsächlich so sei. Vielleicht sei das der Grund, warum sie das immer behaupteten.

«Ja, aber ich weiß, daß es nicht so ist», schluchzte Tor. «Ich hab's schon ganz oft versucht, und ich weiß, daß es nichts hilft.»

Ich sagte ihm, mit mir hätte er es ja noch nicht versucht. Manchmal müsse man mehrere Erwachsene ausprobieren, bis man jemanden fand, der einen verstand. Aber Tor bestand darauf, daß Erwachsene nicht kapieren könnten, warum er traurig sei. Die würden bloß sagen: Unsinn, das war doch gar nichts, und deshalb habe es keinen Sinn, es einem Erwachsenen zu erzählen, das wisse er.

Ich versuchte es noch einmal, ich sagte ihm, mich hätte er schließlich noch nicht ausprobiert, und daher könne er nicht sicher wissen, daß ich es nicht verstehen würde. Ich wisse, daß es in meiner Gruppe Kinder gebe, die sagten, ich könne gewisse Dinge besser verstehen als andere Erwachsene. Also rückte Tor schließlich damit heraus, daß er auf die Rückenlehne eines Sofas geklettert sei, das mitten ins Spielzimmer gerückt worden war, weil der Fußboden gefegt werden mußte. Auf dem Sofa saßen ein paar kleinere Kinder, und die sagten ihm, man dürfe nicht auf dem Sofa herumklettern.

Das wußte Tor selbst auch ganz genau, aber er scherte sich nicht darum, was diese dämlichen kleinen Babys sagten. Hätte ein Erwachsener es ihm gesagt, wäre er wieder runtergeklettert, aber jetzt war es ihm egal. So kleinen Babys braucht man nicht zu folgen, sagte er sich. Also turnte er weiter auf der Sofalehne herum und sagte den Kleinen, sie sollten ihn in Ruhe lassen. Aber die Kleinen wiederholten hartnäckig, dort dürfe er nicht klettern. Und dann ganz plötzlich, als er gerade über der Rückenlehne des Sofas hing, tauchte von hinten jemand auf und hob ihn einfach dort weg, wortlos und ohne Vorwarnung. Und da war Tor erschrocken und sehr traurig geworden.

Ich erkannte Tors Gefühl wieder – diese mit Schreck vermischte Kränkung, wenn plötzlich etwas Unkontrollierbares passiert. Ich erkannte auch das Gefühl wieder, daß dies etwas war, das Erwachsene als Bagatelle abtaten. Ich war froh, ihm zeigen zu können, daß es Erwachsene gab, die Verständnis für ihn hatten. Ich sagte ihm, er habe recht, viele Erwachsene würden das mit «Unsinn, das war doch nichts» abfertigen, und das liege wohl daran, daß sie vergessen hätten, wie es war, ein Kind zu sein.

Genau dies war der Grund, warum ich im Kinderhort arbeiten wollte – weil ich mit Tor in der Küche sitzen und mich mit ihm unterhalten wollte. Vorräte sortieren, Stundenpläne ausarbeiten, organisieren oder andere ähnliche Aufgaben, für die ich begabt war und in die ich fliehen konnte, wenn die vielfältigen Eindrücke für mein Nervensystem zuviel wurden, das alles war nicht so schön wie die Arbeit mit den Kindern.

Trotzdem wich ich den Kindern immer wieder aus, obwohl sie doch diejenigen waren, mit denen ich arbeiten wollte. Das machte mich traurig, und ich konnte es mir selbst nicht erklären, warum es so war. Es bedrückte mich auch, daß meine Kollegen meine Arbeit zwar anerkannten, aber dennoch der Meinung waren, ich werde meiner Aufgabe nicht voll und ganz gerecht, weil ich zuwenig Verantwortung übernähme. Ich wurde nie eine von ihnen, sondern befand mich immer etwas außerhalb, gehörte nie so recht dazu.

Die Ausflüge mit den Kindern waren besonders anstrengend, und wenn ich die Möglichkeit hatte, im Hort zu bleiben, während die anderen unterwegs waren, zog ich das oft vor. Viele Kinder in fremder Umgebung zu beaufsichtigen, das erforderte einfach zu viel Kraft. Dennoch schaffte ich es, wenn ich es mußte – durch totale Konzentration und innere Arbeit. Aber ich verstand einfach nicht, warum ich das alles nicht aushielt, warum ich immer unglücklicher und ausgebrannter wurde. Die Arbeit gefiel mir doch. Und die Kollegen hatten mich gern. Sie respektierten mich und wollten oft meine Ansichten hören, weil ich eine gute Beobachterin war. Ich nahm Einzelheiten zur Kenntnis, die andere oft übersahen, und sie hörten mir gern zu, weil alles, was ich sagte, sorgfältig durchdacht war und ich mich nie übereilte. Bei Personalkonflikten hatte ich eine Sonderstellung. Da ich nie gefühlsmäßig in irgendwelche Angelegenheiten verwickelt war, wandte man sich oft mit der Bitte um Vermittlung an mich. Ich hatte kein Verlangen nach Prestige, besaß keinen Wettbewerbsinstinkt, hatte keinen Stolz zu verlieren. Ich kam mit allen gut aus. Auch die meisten Kinder mochten mich, obwohl die harmonischen Kinder mich vielleicht etwas langweilig fanden, weil ich immer so berechenbar und gleich blieb.

Und dennoch schaffte ich es nicht, fehlte mir die nötige Kraft. Das verstand ich nicht. Die Arbeit schien mich aufzufressen, obwohl dies etwas war, was ich zum erstenmal in meinem Leben gut zu können glaubte. Was war bloß mit mir los, daß ich nicht die allereinfachsten Aufgaben ausführen und keinen Job behalten konnte, der mir Spaß machte? Und wenn ich nicht für meine Arbeit leben konnte und außerhalb der Arbeit kein Leben hatte, wozu sollte ich dann überhaupt leben? Ich wollte es schaffen, aber meine Kraft reichte nicht aus. Warum war ich so faul? Warum war ich so dumm und unwillig, obwohl ich mir einbildete, willig zu sein? Warum konnte ich nicht einfach ein ganz normales Leben führen?

18.

Nach ein paar drogenfreien, leeren Jahren, die nur mit Arbeit angefüllt gewesen waren, traf ich Dirk. Er wählte mich, und ich ließ mich wählen. Das entsprach voll und ganz den Widersprüchen, die das Leben meiner Erfahrung nach beinhalten sollte. Ich hatte ihn gern und mochte ihn gleichzeitig auch nicht, damit war alles so, wie es sein sollte, wie es immer gewesen war. Die Wirklichkeit bestand aus diesen beiden widersprüchlichen Wahrheiten.

Dirk kam aus Belgien, lebte aber schon lange in Stockholm. Von Beruf war er Volkswirt. Ich dachte mir: Das kann ja wohl nicht ganz so destruktiv sein wie meine vorhergehende Wahl – ein spanischer Junkie. Dirk schien normaler zu sein als die Männer, die ich bisher erlebt hatte, und genau das suchte ich ja – das Normale, das Richtige. Ich wollte eine Beziehung haben, weil das für die Normalität, die ich anstrebte, eine Art Maßstab war. Ich wollte mit einem Mann zusammenleben, weil ich einerseits der Ansicht war, daß man in einer Zweierbeziehung leben müsse, und andererseits ein Vorbild brauchte, jemanden, der wußte, wie man sich verhielt. Einen Menschen, nach dem ich mich richten könnte. Jetzt würde Dirk mein Vorbild werden. Er war ein richtiger Mensch, und vielleicht könnte sein Richtigsein mich irgendwie anstecken? Vielleicht würde ich auch ein richtiger Mensch werden, wenn ich mein Leben nach seinem Vorbild einrichtete. Daß ich dies bezweckte, war mir nicht bewußt, ich wußte nur, daß ich darum kämpfte, einen Platz im Leben zu finden, wo ich bleiben konnte.

Im Anfangsstadium unserer Beziehung lief es recht gut. Wie

üblich ahmte ich andere nach, um mich selbst als Person zu fühlen, und damit Dirk mich als Person wahrnahm. Ich spürte, daß Dirk die Eigenschaften, die ich mir von anderen Menschen ausgeliehen hatte, gut fand. Er ahnte ja nicht, daß er nicht mit mir eine Beziehung hatte, sondern mit einer Frau, die ich erfunden hatte. Das konnte nicht gutgehen, wie denn auch? Die erfundene Frau war ja nicht echt, sie war leer, und ich, die ich sie mit mir herumtrug, war auch nicht echt. Niemand, nicht einmal ich selbst, hatte mich jemals so gesehen, wie ich war.

Erst als unsere Beziehung nach einer größeren Nähe verlangte, klappte es nicht mehr, dafür war die Imitation nicht tragfähig genug. Ich wußte nicht, wen ich in solchen Momenten darstellen sollte. Ich begann mich abzuschotten und antwortete manchmal nicht mehr, wenn er mich ansprach. Darauf reagierte Dirk mit Gereiztheit. Diese Gereiztheit verstand ich nicht, weil ich selbst dieses Gefühl nie gehabt hatte. Aber seine harten, spitzen, irritiert hingespuckten Ausdrücke verletzten mich dennoch. Und je verletzter ich mich fühlte, desto mehr verstummte ich. Dirk stieß sich daran, daß ich «einfach in die Wand hineinverschwand», wie er es nannte. Ich sei nicht anwesend, sagte er. Warum ich denn nicht wenigstens antworten könne, wenn er mit mir spreche? Doch dazu war ich manchmal einfach nicht in der Lage. Ich wurde immer unsicherer und war immer mehr darauf bedacht, meine Schwierigkeiten zu verbergen. Dirk wurde entsprechend immer kühler und boshafter. Meine Art, mich zu verhalten – daß ich entweder auswich oder gar nichts aufnahm – schien ihn herauszufordern. Er wollte sehen, wie weit er gehen konnte und wie viel ich ertragen würde.

Ich war daran gewöhnt, daß Leute, die behaupteten, mich gern zu haben, mich kränkten, das war mein ganzes Leben lang so gewesen. Aber es war mir unerklärlich, warum er sich so unfreundlich verhielt. Wenn er mich nicht gern hatte, brauchte er doch nicht mit mir zusammenzusein? Die Lust an der Bosheit verstand ich nicht, ein solches Gefühl hatte ich nie gekannt. Ich wußte nicht, was mir eigentlich widerfuhr, und daher konnte ich viel ertragen. Außerdem wollte ich all das, was ich nicht verstand, endlich verstehen, und das veranlaßte mich, die Beziehung fortzusetzen. Da ich nicht verstand, warum Dirk mich so gereizt anfuhr, fiel es mir schwer, mir das Recht zuzugestehen, gekränkt zu sein. Ich versuchte es verstandesmäßig auszurechnen, wann ich wütend werden und was ich eigentlich fühlen sollte.

Dirk beschwerte sich darüber, daß ich immer einen Schritt hinter ihm herging und alles immer so machte wie er. Das stimmte, schließlich war er ja mein Vorbild. Ich ging überall hin, wo er hinging, aß, was er aß, verhielt mich wie er und hoffte, dadurch ein bißchen richtiger zu werden. Ich brauchte Hilfe, um alles Schwere zu ertragen, mir fehlte die Kraft, selbst mit allem fertig zu werden, und Dirk war der einzige, der für mich da war. Ich brauchte jemanden, der mir zeigte, wie man lebt. Ich brauchte ein Leben. Aber Dirk engte meinen Lebensraum mehr und mehr ein. Er wurde immer boshafter, während ich ihn festhielt, um ihn am Verschwinden zu hindern. Wenn ich ein Verhältnis hatte, wenn ich sagen konnte: «Das hier ist mein Freund», dann glaubte ich ein richtiger Mensch zu sein.

Meine Art, alles wörtlich aufzufassen, führte zu vielen Mißverständnissen. Als Dirk merkte, daß er sich möglichst deutlich ausdrücken mußte, damit ich ihn verstand, begann er immer undeutlicher und vieldeutiger zu reden. Als er merkte, daß es mir wichtig war, zu verstehen, wie manche Dinge zusammenhingen, erklärte er, das gehe mich nichts an. Oft log er mich an, auch wenn es nur um ganz unwichtige Dinge ging, und das verunsicherte mich sehr. Meine Unfähigkeit, die Straße zu überqueren, löste bei Dirk nur überlegenes Lachen oder gereiztes Fauchen aus. Auch die Tatsache, daß ich alles, was ich mir vornahm, vorher sorgfältig planen mußte, regte ihn auf.

Immer öfter ertappte ich ihn durch Zufall beim Lügen. Aber warum er log, das verstand ich nicht. Dafür gab es in meinen Augen überhaupt keinen Grund, und es machte mich nur noch trauriger und verwirrter. Ich hatte das Gefühl, überhaupt niemand mehr zu sein, und blieb vor allem deshalb weiterhin bei Dirk, weil ich ihm glaubte. Ich glaubte, daß ich alles mißverstand und falsch interpretierte und ihn nur kontrollieren wollte. Alle anderen hatten immer recht, daran war ich ja gewöhnt.

Ich konnte meine Arbeit im Hort nicht mehr bewältigen, und es gelang mir nicht, eine normale Beziehung zu haben. Ich trennte mich von Dirk und hatte das Gefühl, auf der ganzen Linie versagt zu haben. Die ganze Zeit nagte die Vermutung an mir, daß irgend etwas mit mir nicht stimmte. Ich las Bücher über Psychologie und versuchte dahinterzukommen, was los war, irgendwo mußte ich mich selbst doch wiedererkennen. Und das tat ich auch, hier ein bißchen und dort ein bißchen. Aber meistens erkannte ich in meiner Lektüre Personen aus meiner Umgebung wieder. Ich suchte auf den verschiedensten Gebieten, las seriöse psychologische Literatur, christlich orientierte Bücher, alles, was ich finden konnte, alles, was eventuell eine Antwort enthalten konnte.

Ich las ein Buch, das hieß «Lerne deine Einsamkeit verstehen». Der Klappentext behauptete, daß «… dieses Buch von allen gelesen werden muß, die glauben, daß es weder Worte noch Maßnahmen gibt, die sie jemals von der Qual der eigenen Einsamkeit befreien können.» In diesem Buch las ich viele kluge Sätze über die unterschiedlichsten Arten von Einsamkeit, blätterte aber die letzte Seite um, ohne etwas gelesen zu haben, das in die Nähe meiner eigenen Einsamkeit gekommen wäre. Ich versuchte es überall. Ich war wie das kleine Mädchen im Kinderhort, dem das Sprechenlernen so schwergefallen war – ich versuchte jede Möglichkeit, die vorbeikam, am Ärmel zu zupfen, um festzustellen, ob sie mir helfen könnte.

Die Therapeutin hatte meine hartnäckige Suche als Härte gegen mich selbst interpretiert. Sie empfahl mir, etwas netter zu mir selbst zu sein. Aber mein Unterbewußtsein wußte offenbar, daß ich nie Hilfe finden würde, wenn ich mich einfach hinhockte und zu mir selbst nett war. Ich mußte immer wieder auf mein Nervensystem einpeitschen, um es in Gang zu halten. Und ich mußte auch möglichst schnell herausfinden, was mir eigentlich fehlte, bevor mich das Gefühl überwältigte, alles sei zu spät, und ich meine Lebenslust völlig verlor und mich lieber umbringen wollte.

Ich las die unterschiedlichsten medizinischen Bücher und kam mir manchmal wie ein rechter Hypochonder vor, weil ich mich in so vielen verschiedenen Krankheiten und Behinderungen wiedererkannte. Doch dann gab es wiederum so viele Symptome, die nicht auf mich zutrafen, also hatten diese Krankheiten trotz allem nichts mit mir zu tun. Ich war voller Neugier und trieb mich selbst unentwegt an. Ich suchte Wissen, Erkenntnis. Aber ich fand kein Buch, das die Fragen beantwortete, die ich stellen wollte, und ich wußte nicht einmal, wie die Fragen lauten mußten. Ich las sämtliche Bücher über angeborene Deformationen, die in der Bibliothek zur Verfügung standen, weil ich mir einbildete, daß mich das interessierte. Das waren sehr alte Bücher, in denen Wörter wie «abnorm» und «Mißgeburt» vorkamen. Es war mir nicht ganz klar, daß ich dabei nach mir selbst suchte, und ich fand mich auch nicht zwischen diesen Mißgeburten wieder, allerdings glaubte ich einzelne körperliche Merkmale mit den geistig Behinderten gemeinsam zu haben.

Inzwischen besaß ich eine Art von Motor, der vom Wunsch nach Verstehen angetrieben wurde, nur war in mir nicht immer genügend Energie vorhanden, um ihn anzutreiben. Dann verlor ich an Geschwindigkeit, versank in mich selbst, wurde traurig und müde und wollte nicht mehr leben. Ich bemühte mich auch sehr darum, andere Menschen zu verstehen. Ich belauschte sie und versuchte ihr leeres Geplauder zu erlernen. Das war schwierig. Ich überlegte immer erst vorher und mußte üben, wie und wann man etwas sagte. Ich studierte die

Menschen und sprach meistens nur, wenn ich etwas zu sagen hatte. Reden um des Redens willen, das war mir fremd und kam mir oberflächlich und albern vor. Aber als ich die Menschen so beobachtete, begann ich zu ahnen, daß dieses Gerede andere Funktionen erfüllte als jene, die ich von außen erkennen konnte. Das Reden war mehr als nur Gerede.

In all meinen Unternehmungen war ich immer sehr ernsthaft, ein anderes Verhalten kannte ich nicht. Aber die Psychotherapie hatte bewirkt, daß ich darüber zu reflektieren begann, wie ich mich eigentlich verhielt, und allmählich wünschte ich mir ein leichteres, spontaneres Verhalten. Irgendwie ahnte ich, daß auch ich eine solche Seite zeigen könnte, wenn ich nur nicht sämtliche Kräfte für die Bewältigung des Alltags einsetzen müßte und wenn ich nur endlich verstehen und verstanden werden könnte und so etwas Kraft übrig hätte.

Ich wollte studieren. Meine schlechten Noten damals hatte ich meiner Faulheit zu verdanken oder auch meinen Familienverhältnissen, die mir die Kraft zum Lernen geraubt hatten, wie die Therapeutin behauptete. Also überlegte ich mir, daß es jetzt eigentlich besser klappen müßte. Außerdem hatte ich meinen Job aufgegeben, und das war ein guter Anlaß, etwas anderes zu tun. Ich meldete mich in der Erwachsenenbildung an. Da ich die Reihenfolge der Fächer selbst bestimmen konnte, begann ich mit den Fremdsprachen, die fielen mir am leichtesten. Anfangs bekam ich in sämtlichen Fächern die besten Noten. Den dreijährigen Spanischkurs schaffte ich in einem Semester. Langsam begann ich mein Selbstbewußtsein, das durch Dirk so stark lädiert worden war, wieder zusammenzuflicken. Aber nach ein paar Semestern kamen noch andere Fächer hinzu, und da wurde es schwieriger. Dennoch gelang es mir oft, das, was mir in einem der Fächer schwerfiel, dadurch zu kompensieren, daß ich etwas anderes besonders gut machte, eine Spezialarbeit oder etwas Ähnliches schrieb und so zumindest ordentliche Noten erhielt. Die Lehrer begriffen zwar nicht, warum ich in manchen Fächern so schlecht war, aber immerhin sahen sie, daß ich mir große Mühe gab.

Fakten zu lernen bereitete mir keine Schwierigkeiten, und vermutlich wäre ich in der alten Schulform viel besser zurechtgekommen, wo man vor allem Jahreszahlen, Listen, Ereignisse und historische Daten aufzählen mußte. Aber in modernen Geschichtstests wurde von einem erwartet, daß man die Zusammenhänge erklärte – wie und warum war dies und jenes passiert? Welche Faktoren waren für diesen Krieg von Bedeutung?

Ich brütete zu Hause über den Büchern und versuchte die Zusammenhänge zu erkennen, aber das war schwierig, jedes Faktenstückchen schien in einem eigenen Fach in meinem Kopf zu landen und wollte sich keineswegs mit anderen Fakten verbinden lassen. Ich versuchte die Einzelheiten abzutasten und sie auseinanderzunehmen, in der Hoffnung, daß das Gesamte sich dann offenbaren würde, doch das tat es nur selten. Mir war es fast lieber, faul zu sein. Das alte, vertraute Bild von mir selbst als fauler, dummer Person schien mir erträglicher als dieses Gefühl, daß all meine unermüdlichen Versuche zu keinerlei Ergebnis führten. Im Fach Naturkunde gelang es mir, die Unbegreiflichkeit der Chemie dadurch zu kompensieren, daß ich sämtliche Zeitalter der Erdgeschichte und die Namen aller Gesteinsarten auswendig wußte, und wie der menschliche Körper funktionierte, war mir ja schon von früher her vertraut. Das war nicht schwierig, nachdem ich so viele medizinische Bücher gelesen hatte. Aber nach dem großen Naturkundetest wunderte sich die Lehrerin doch sehr darüber, daß ich im Chemieteil des Tests nicht eine einzige Frage richtig beantwortet hatte, während alles übrige einwandfrei war. Sie wollte mir zu einer guten Note verhelfen und fragte, ob es vielleicht bloß ein zufälliger Ausrutscher gewesen sei und ob ich diesen Teil des Tests in einer anderen Klasse wiederholen wolle? Dann könne sie mir in diesem Fach eine bessere Note geben. Ich konnte ihr nicht erklären, warum ich in Chemie so sehr versagt hatte, und ließ mich darauf ein, den Test zu wiederholen. Ich las und las, saß stundenlang da, starrte in die Bücher und versuchte zu büffeln. Aber ich verstand es nicht, es ging mir nicht in den Kopf, und selbst wenn ich ein Bruchstück in mein Gehirn reinbrachte, blieb es mir doch nicht im Gedächtnis haften. Ich wiederholte den Test und fiel wieder durch. Warum, das wußte ich nicht. Ich konnte mich noch so sehr abmühen, aber es wollte einfach nicht klappen, also fühlte ich mich wieder als Versager. Die Lehrerin bedauerte, daß sie mir jetzt doch kein besseres Zeugnis geben könne, obwohl ich doch auf den anderen Gebieten der Naturkunde so tüchtig sei.

Als ich das Abendgymnasium beendete, hatte ich mir trotz allem in vielen Fächern sehr gute Noten erkämpft, aber ein Abschlußzeugnis erhielt ich nicht. Eines der Fächer war unmöglich gewesen – die Mathematik. Auf diesem Gebiet konnte ich mein Versagen nicht kompensieren. Ich war nicht in der Lage, so zu denken, wie die Mathematik es erforderte, das war völlig unmöglich. Nicht einmal die einfachsten Aufgaben konnte ich lösen. Wenn Kilometer, Meter und Liter in ein und demselben Satz vorkamen, gelang es mir nicht, sie auseinanderzuhalten, alles vermischte sich. Wie viele Meter hatte ein Kilometer? Das wußte ich nicht. Wenn ich gleichzeitig etwas anderes ausrechnen sollte, konnte ich das nicht wissen. Das, was ich las, verstand ich nicht. Die Wörter und Bezeichnungen waren wie ein Gewirr aus Gummiringen, das ich entwirren sollte. Aber kaum hatte ich einen neuen Gummiring erwischt, ließ ich den ersten fahren, den ich gerade festhielt, womit dieser in das Gewirr zurückschnalzte. Schlimmstenfalls hatte dieses sich jetzt noch mehr verheddert, und bestenfalls mußte ich wieder von vorn anfangen.

Wenn ich vor einer Seite voller Aufgaben saß und jemand mir etwas erklärte, war ich in der Lage zu verstehen, daß ich die erste Zahl durch die zweite dividieren sollte, aber ich hatte keine Ahnung, warum ich das tun sollte. Daher wußte ich auch nicht, wie ich eine solche Aufgabe wiedererkennen sollte, wenn ich ihr an anderer Stelle begegnete. Wenn die Aufgabe irgendwie anders formuliert war, stand ich ihr hilflos gegenüber. Ich konnte anstellen, was ich wollte, hier gab es keine Strategien, auf die ich zurückgreifen konnte, das Ganze war ein aussichtsloses Unterfangen. Und ohne Mathematik – kein Abschlußzeugnis. Ich hatte wieder einmal versagt.

Ich fing wieder im Kinderhort an, obwohl mir immer noch die nötigen Kräfte für diese Arbeit fehlten. Die turbulente Umgebung, die ich nicht auseinandersortieren konnte, und mein beharrliches Bemühen, trotz der Umgebung gute Arbeit zu leisten, fraßen meine Energie auf und zehrten an meinen Nervenenden. Immer weniger blieb für mich übrig. Ich verkümmerte. Daß ich alles immer vorbereiten mußte, raubte mir ebenfalls Kraft. Ich mußte geistig auf jeden Schritt vorbereitet sein, den ich unternehmen wollte. Der Gedanke mußte der Tat immer einen Schritt voraus sein. Ich hatte es mir angewöhnt, so zu funktionieren, und eigentlich störte es mich auch nicht. An und für sich fühlte ich mich damit sogar ganz wohl. So war ich eben. Aber ich wußte nicht, warum ich erschöpfter war als andere, und ahnte nicht, daß vierzig Wochenstunden für mich praktisch vielleicht soviel bedeuteten wie achtzig.

Ich ertrug keinen Streß. Innerhalb von zwei Sekunden konnte Streß alle Energie verschlingen, die ich zur Bewältigung eines ganzen Tages benötigte. Daher mußte ich mein Leben so einrichten, daß für alle eventuellen unvorhergesehenen Ereignisse noch genügend zeitlicher Spielraum vorhanden war. Unter keinen Umständen durfte ich mich dem Risiko aussetzen, in eine Streßsituation zu geraten. Ich lebte ständig am Rande meiner Belastbarkeit, verbrauchte immerzu den Inhalt des Reservetanks. Daher wurde mein Schlafbedürfnis sehr unflexibel, ich hatte keinen Vorrat, von dem ich mich noch hätte bedienen können. Ich brauchte meine acht Stunden Schlaf, sonst gelang es mir nicht, den Menschen, in dem ich steckte, «manuell» zu steuern und mit den Kräften zu manövrieren, die nötig waren, um immerzu all das zu denken, was ich denken mußte, bevor ich etwas tun konnte. Wenn ich nicht jede Handlung mit Gedanken begleitete, wurde die Handlung entweder nicht ausgeführt, oder ich schaffte es nicht, in meinem Gedächtnis zu gewissen Augenblicken zurückzufinden. Dann wußte ich nicht, wo ich etwas abgelegt hatte und was ich soeben gesagt hatte.

Es war notwendig, alles in Gedanken zu begleiten, ähnlich wie die Brotkrümel, die Hänsel im Märchen hinter sich fallen ließ, als er und Gretel in den Wald geführt wurden. Ich legte in meinem Gehirn Spuren aus, um wieder zurückzufinden. Waren in meinem Kopf noch genügend Zeit und Platz vorhanden, zog ich es vor, Gedanke und Handlung mit einer kleinen Verzögerung doppelt zu kontrollieren. Dann wußte ich, daß ich tatsächlich wußte, wo ich diese eine Sache hingelegt oder was ich soeben gesagt hatte. So als würde ich die Brotkrümel in Steine verwandeln, damit die Vögel sie nicht auffressen konnten. Mein Leben lang hatte ich es so gehalten, und ich kam nicht auf die Idee, daß es anders sein könnte oder daß dies der Grund sein könnte, warum die Kräfte aus mir herauszusickern schienen.

Mit allen Stimmen der Kindheit, die mein Ich sich mittlerweile einverleibt hatte, wiederholte ich mir nur immer wieder: «Du kannst es, wenn du nur willst! Beiß die Zähne zusammen! Reiß dich am Riemen! Du bist ja bloß faul!» Aber das half mir kaum. Ich wurde nur immer trauriger und erschöpfter. Es war, als neige sich die Energiemenge, die mir zugeteilt worden und die vielleicht für achtzig Jahre gedacht war, dem Ende zu. Als käme man mit dem Energievorrat für ein ganzes Leben auf die Welt, und ich hätte meinen mit fünfundzwanzig bereits verbraucht. Mein Wunsch, alles auf jeweils nur eine Person und eine einzige Sache zu reduzieren, wurde immer größer. Im Kinderhort hielt ich es nicht mehr aus.

Was sollte ich tun? Ich versuchte es wieder mit dem Studium, diesmal mit Spanisch an der Universität. Ich wußte nicht so recht, was ich damit anfangen sollte, aber Sprachen fielen mir ja leicht. Wenn ich nicht arbeiten konnte, mußte ich etwas anderes tun, und ich hatte keine große Auswahl. Außerdem wollte ich wissen, ob ich ein Universitätsstudium schaffen würde. Ich mußte herausfinden, ob ich dumm, faul, behindert oder nur allgemein sonderbar war. Zwar war es mir nicht gelungen, ein Abschlußzeugnis am Gymnasium zu erhalten, aber ich hatte trotzdem die Möglichkeit, an der Uni zu studieren. Es gab eine Regel, nach der man studieren durfte, wenn man fünfundzwanzig Jahre alt war und mindestens vier Jahre lang berufstätig gewesen war.

Als erstes belegte ich einen obligatorischen Kurs in allgemeiner Grammatik und Phonetik. Eigentlich baute dieser Kurs auf Vorlesungen auf, aber da ich mündliche Informationen nur mit Mühe aufnehmen konnte, las ich lieber Bücher, die voller numerierter Paragraphen waren. Das war etwas, das mir gefiel und das hängenblieb. Im Examen schlug ich einfach die betreffende Seite in meinem Kopf auf und las ab, was dort stand. Das war sehr einfach. Mein Selbstvertrauen nahm zu, und auch den Hauptkurs bewältigte ich größtenteils problemlos. Spanische Grammatik und Aussprache gingen gut. Schlimmer wurde es, als die Geschichte von Spanien und Lateinamerika behandelt wurde. Der Unterricht fand auf Spanisch statt, und im Sprachverständnis war ich meinen Studienkollegen weit voraus, die ja zum Teil direkt vom Gymnasium kamen. Ich hatte immerhin in Spanien gelebt, zwar inmitten von Bankräubern, Junkies und Prostituierten, aber dort hatte ich gelernt, das lebendige, schnell gesprochene Spanisch zu verstehen. Und trotzdem klappte es nicht. Es gelang mir nicht, die einzelnen Bestandteile der Geschichte zu einer Gesamtheit zu verbinden. Ich sah sie nur jeweils einzeln vor mir und konnte dadurch die Gleichzeitigkeit des historischen Geschehens nicht nachvollziehen.

Am Ende des Semesters bestand ich dennoch alle Prüfungen und erhielt meine zwanzig Punkte. Allerdings ahnte ich, daß dahinter auch ein gewisses Wohlwollen steckte, und meine Selbsterkenntnis sagte mir, daß ich den Fortsetzungskurs niemals schaffen würde. Alles Wissen, das nur mündlich in Vorlesungen vermittelt wurde und das man nirgends nachlesen konnte, war ein Problem für mich, weil ich schriftliche Unterlagen brauchte, um studieren zu können. Auf die Dauer würde es mir nicht gelingen, das zu kompensieren. Ich hatte meine zwanzig Punkte, und das machte sich gut. Aber in Wirklichkeit hatte ich ein weiteres Mal versagt.

Ich wußte nicht, was ich jetzt tun sollte, daher versuchte ich es ein weiteres Mal mit dem Kinderhort. Ich war beurlaubt gewesen, brauchte also bloß wieder hinzugehen und anzufangen. Und ich wollte es doch so gern schaffen, warum sollte es dann nicht klappen?

Aber die Tage im Hort wurden zu einer einzigen langen Reihe aus Vorbereitung, Abwehr, Ausweichen und Eindrücke Sortieren. In den Sekunden, bevor der Vorhang aufging, versuchte ich mir selbst innerlich Regieanweisungen zu geben. Und das alles bedeutete ein äußerstes Ausmaß an Konzentration, mehr als ich besaß.

Als ich keine Kraft mehr hatte, suchte ich mir einen anderen Job. Ich begann in einem Altersheim zu arbeiten, mit behinderten und senilen alten Menschen. Das war sehr viel langweiliger als im Hort, aber die Umgebung dort war stiller und ruhiger. Das Tempo der alten Leute war Öl für mein Nervensystem. Hier durfte ich mich meistens mit nur jeweils einer Person beschäftigen, und das kam mir entgegen. Außerdem übernahm ich den Abend- und Nachtdienst und konnte so genügend verdienen, ohne vierzig Stunden in der Woche arbeiten zu müssen.

Mein konkretes Weltverständnis eignete sich gut für die senilen Patienten. Sie wirkten zwar mitunter sehr verwirrt, aber ich entdeckte, daß viele sich durchaus noch teilweise logisch und anschaulich ausdrückten. Eine von ihnen war Elsa, eine senile alte Frau, die vor kurzem ins Heim gekommen war. Elsa hatte die Angewohnheit, häufig «Ich will haben ich will haben ich will haben» vor sich hin zu sagen. Manchmal packte sie irgendeine Person und wiederholte diese Wörter. Meistens packte sie neu aufgetauchte Personen und versuchte sie festzuhalten, während sie ihr «Ich will haben ich will haben ich will haben» wiederholte. So sei Elsa eben, sagte man mir. Als ich Elsa fragte, was sie denn haben wolle, sagten die anderen Mitarbeiter, es habe keinen Sinn, sie zu fragen, das sei einfach ihre Art. Es sei besser, sie abzulenken und diese Wiederholungen zu unterbrechen. Ich befolgte diesen Rat, bemerkte aber nach einiger Zeit, daß sie sich immer dreimal an die Brust schlug, nachdem sie «ich will haben» gesagt hatte. Dies nahmen die Kollegen oft zum Anlaß, ihre Wiederholung zu unterbrechen und statt dessen über ihre Halskette zu sprechen, die sie umgehängt hatte und die sie sonst oft und gern vorführte. Wenn das geschah, wurde sie zornig und klopfte sich immer hartnäckiger an die Brust, und als das Personal ihre Wut abzulenken versuchte und sie daran hindern wollte, sich selbst zu verletzen, wurde sie noch zorniger.

Eines Abends, als die Mitarbeiter nach Hause gegangen waren und ich mit den alten Leuten allein war, packte Elsa mich am Arm.

«Ich will haben», sagte sie zornig und klopfte sich an die Brust.

Und weil mein Denken so konkret war, fragte ich sie trotz der Ratschläge der anderen, was sie denn haben wolle. Und danach saßen wir lange Zeit beisammen.

«Ich will haben.»

«Was willst du haben, Elsa?»

«Ich will haben.»

Sie klopfte sich an die Brust. Klopfklopfklopf.

«Was willst du haben?»

«Ich will haben!»

Es irritierte mich überhaupt nicht, daß das ewig so weiterging, ich dachte nicht einmal daran. Meine Geduld ließ mich einfach weitermachen. Nachdem Elsa ihre Äußerung sehr oft wiederholt hatte, machte sie eine neue Geste, und plötzlich verstand ich, was sie meinte und was sie haben wollte.

Anstatt sich an die Brust zu klopfen, wölbte sie ihre Hand und beschrieb in der Luft eine Brust. Da begriff ich, was sie damit gemeint hatte, als sie sich an die Brust geklopft hatte.

«Milch! Ist es das, was du haben willst, Elsa?»

«Jaaaa.» Das Wort kam wie ein langer Seufzer der Erleichterung.

Es stellte sich heraus, daß sie jedesmal, wenn sie «Ich will haben ich will haben ich will haben» sagte, Milch haben wollte. Eine ihrer Angehörigen bestätigte anschließend, daß Elsa immer viel Milch getrunken hatte, bevor sie ins Altersheim gezogen war. Aber dort wurde den alten Leuten keine Milch angeboten, weil man davon ausgegangen war, daß sie das nicht wollten. Ich erkannte mich in Elsa wieder. Ich wußte, wie man sich fühlte, wenn man nicht verstanden wurde, und es freute mich, daß ich ihr helfen konnte.

Aber obwohl diese Arbeit nicht so anstrengend und turbulent war wie der Job im Kindergarten und sich an und für sich besser für mich eignete, blieb es doch ein schlechter Kompromiß. Ich war froh, daß ich helfen konnte, und es machte mir Freude, mein pädagogisches Talent einsetzen zu können, aber meistens konnte ich nicht viel ausrichten. In diesen alten Menschen steckte kein Leben mehr, zumindest nur sehr, sehr selten. Hier herrschten Depression, Schmerz und Tod. Ein großer Teil der Arbeit lief darauf hinaus, sich um die Ängste und die Ausscheidungen dieser Menschen zu kümmern. Das machte mir keinen Spaß, meine Arbeit gefiel mir nicht, aber ich glaubte, diesen Preis müsse ich eben bezahlen.

Die Arbeit im Kinderhort machte mir Freude, war mir aber zu anstrengend. Die Arbeit im Altersheim bewältigte ich, mochte sie aber nicht. Meine Kollegen hatten außer ihrer

Arbeit noch ein eigenes Leben voller anderer Interessen, das hatte ich nicht. Mir war nicht klar, daß man gesund und harmonisch sein mußte, um eine Arbeit zu ertragen, die so wenig Positives im Austausch gab. Ich glaubte, weil ich diese Arbeit so gut machte, müsse ich sie auch tun, ganz gleich, ob ich mich dabei wohl fühlte oder nicht. Für eine Arbeit, die mich nicht meine letzten Kräfte kostete, müsse ich dankbar sein. Eine Arbeit zu fordern, die mir gleichzeitig auch Spaß machte, erschien mir unmöglich. Also schuftete ich weiter.

Unregelmäßige Nachtarbeit war eigentlich nichts für mich. Ich brauchte eine feste Routine und einen geregelten Schlaf. Aber nachts war es im Heim am ruhigsten, und ich hatte dann reichlich Zeit, um mich auf jede Arbeitsaufgabe vorzubereiten. Und dank der Nachtarbeit hatte ich mehr Freizeit, in der ich Kraft schöpfen konnte. Einerseits und andererseits – am Ende wurde immer jeder Kompromiß unhaltbar. Am Ende stand jedesmal das Versagen. Es ging einfach nicht, auch diesmal ging es nicht. Ich besaß nicht genügend Energie. Warum war ich nur so faul und dumm, warum konnte ich nicht einmal die einfachsten Aufgaben bewältigen? Warum war ich kein richtiger Mensch? Und wenn ich es nun doch war, warum hatte ich mir eingeredet, daß ich es nicht sei? Warum konnte ich mich nicht ganz einfach zusammennehmen?

Jetzt sank ich hinab auf den tiefsten Grund der Depression, jener Depression, die ich seit meinem zehnten Lebensjahr mit mir herumtrug. Und dort war es sehr dunkel, ein endloses, schwarzes Sumpfgelände ohne Horizont. Ab und zu zog dort unten ein Gewitter vorbei. Dann schlugen Blitze aus psychischem Schmerz in mich ein, durchzuckten sengend meine Seele und hinterließen einen tristen Geschmack. So lange hatte ich gekämpft, und wofür? Für nichts. Dafür, daß es jetzt zu Ende ging. Ich sah mich um auf meinem Depressionsgrund und sah, daß es leer war. Ich hatte keine Familie, keine Arbeit, die mir Freude machte, keinen Menschen, der mir nahestand. Nichts. Ich konnte mich zu keiner Handlung aufraffen, nicht einmal dazu, mir das Leben zu nehmen. Am liebsten hätte ich mich einfach hingelegt, um von alleine zu sterben. Meine Energie war jetzt definitiv am Ende. Ich hatte alle Vorräte verbraucht, in mir war nichts mehr vorhanden. Nichts als das vage Gefühl von Demütigung, weil ich mich hatte verleiten lassen, bis zu diesem Punkt weiterzumachen. Von der vergeblichen Hoffnung verleitet, ein richtiger Mensch werden zu können.

19.

Ich begriff jetzt, daß mein ganzes Leben eine einzige Täuschung gewesen war. Alles war darauf hinausgelaufen, daß ich versucht hatte, eine andere Person zu werden und meine Probleme so zu verbergen, daß möglichst niemand sie sah. Nichts war echt gewesen. Ich war schrecklich einsam, und erst jetzt ging mir auf, daß ich nie eine enge Beziehung zu einem anderen Menschen gehabt hatte und daß dies etwas Wesentliches war, das mich von allen anderen unterschied. Ich hatte es nicht einmal gewollt, zumindest nicht vom Gefühl her. Es war nur ein Gedanke gewesen, daß ich jemandem nahe sein wollte. Weil es so sein sollte, weil ich ein richtiger Mensch werden wollte. Ich und mein ganzes Leben alles nichts als eine falsche Erfindung, unsäglich sinnlos. Ich fiel und fiel, bis ich auf dem Grund aufschlug.

Verzweifelt suchte ich nach Hilfe, wußte aber nicht, wo diese Hilfe zu finden wäre, und begab mich daher wieder zu meiner Therapeutin. Als ich mit ihr über meine Einsamkeit sprach, redete sie mit mir über die unheilbare Einsamkeit der Seele und darüber, daß wir alle einsam seien. Aber in meinem ganzen Schmerz fühlte ich mich jetzt doch stärker, ich hatte nichts zu verlieren. Ich wagte ihr zu sagen, daß sie mir meiner Meinung nach nicht zuhöre und daß ihre Art, meine Äußerungen zu interpretieren, mich verletze. Aber sie entgegnete, mir komme es nur so vor, als würde sie mich verletzen, in Wirklichkeit sei alles ganz anders. Es sei meine Vergangenheit, die dieses Gefühl der Verletztheit in mir hervorrief. Und wieder fühlte ich mich verwirrt und fand keine

Hilfe in dem, was sie sagte, aber ich wußte nicht, wohin ich mich sonst wenden sollte.

Ich versuchte mein eigenes Leben zu retten, obwohl mir das wie eine hoffnungslose Aufgabe vorkam. Wie immer las ich auch jetzt weiterhin sehr viel. Inzwischen war ich krank geschrieben und fand endlich genügend Zeit zum Lesen.

Mein Hauptantrieb – der Wunsch, die Menschen und mich selbst zu verstehen – ließ mich die Regale in der Bibliothek aufsuchen, in denen Medizin, Psychiatrie und Psychologie standen. Ich ging die einzelnen Regale systematisch durch und lieh und las alles, was mir interessant erschien. Mir war nicht bewußt, daß ich etwas Spezielles suchte. Und als ich mir ein Buch über Autismus und autismusähnliche Zustände auslieh, dachte ich mir nichts Besonderes dabei. Das war nur ein weiteres Gebiet, über das zu lesen interessant sein könnte. Aber plötzlich merkte ich, daß ich im richtigen Buch die richtige Seite aufgeschlagen hatte. Ich erkannte mich wieder.

Dort war allzuviel von mir beschrieben, um ein Zufall sein zu können. Ich versuchte mit der Therapeutin über das zu reden, was ich gelesen hatte, aber sie war der Ansicht, mein Beharren darauf, daß etwas mit mir nicht in Ordnung wäre, sei destruktiv. Sie behauptete, meine Umgebung habe mich dazu gebracht, zu glauben, daß mir etwas fehlte. Und als sie merkte, daß ich ihr ihre Erklärung nicht abnahm, sagte sie, diese Art von Diagnose werde negativ ausgenutzt. Man behaupte, der Patient habe einen Hirnschaden, um ihm nicht helfen zu müssen, denn so könne man ja alles darauf schieben, daß etwas Organisches nicht in Ordnung sei.

Ich wußte nicht, was ich glauben sollte, ich versuchte, meinen Verstand zu benutzen und mir eine eigene Erklärung zu suchen. Am einfachsten wäre es, der Therapeutin zu glauben. Denn wenn sie recht hatte, dann befand ich mich jetzt ja genau am richtigen Platz und erhielt genau die Hilfe, die ich brauchte. Ich wollte wirklich, daß ihre Behauptung zutraf. Aber das, was ich im Buch gelesen und worin ich mich selbst wiedererkannt hatte, war etwas gewesen, das mich direkt im Bauch getroffen hatte, das war keine intellektuelle Erklärung gewesen, mit der mein Verstand befriedigt wurde. Gleichzeitig standen in dem Buch über Autismus mehrere Sachen, mit denen ich mich nicht identifizieren konnte. Wenn ich an einem dieser Symptome litt, dann mußte es zumindest relativ gelinde sein.

Ich konnte mich nicht mit der Versicherung der Therapeutin begnügen, daß mir nichts fehlte und daß mich nur die Misere meiner Jugend zu diesem Glauben gebracht hatte. Ich mußte weitersuchen – vielleicht gab es doch eine Möglichkeit, mich selbst zu verstehen. Ich versuchte die Therapeutin dazu zu bewegen, mir zuzuhören, während ich nach Personen suchte, die mir mit Erklärungen weiterhelfen könnten. War ich möglicherweise irgendwie leicht autistisch? Aber die Therapeutin wollte mir nicht zuhören. Sie behauptete, sie unterstütze mich, aber zuhören und etwas Neues lernen – das wollte sie nicht. Sie wisse schon alles, was es über Autismus zu wissen gebe, und behauptete, Autismus sei überhaupt keine organisch bedingte Behinderung. Sie machte mir klar, daß nichts, was ich sagte, ihre Überzeugung ändern könne, weil sie nämlich schon Menschen kennengelernt habe, die es gewagt hätten, nicht mehr autistisch zu sein. Das sei eine Frage von Mut.

Ich bat sie verzweifelt darum, mir zuzuhören und erklärte, ich hätte das Gefühl, daß sie nichts von dem annehme, was ich sagte, und daß sie mich nicht respektiere. Doch auch das verdrehte sie wieder und richtete es auf mich.

«Und woran erinnert dich das? Als du klein warst, gab es da jemand in deiner Umgebung, der dir deiner Meinung nach nicht zuhörte?»

«Ja, alle.»

«Dann wird es wohl so sein, daß du mich mit einer von diesen Personen verwechselst, denn ich höre dir selbstverständlich zu. Ich respektiere deine Ansichten, aber du empfindest es vielleicht als problematisch, daß wir manchmal verschiedener Ansicht sind?»

Was sollte ich sagen? In meinem ganzen Leben hatte ich noch nie Probleme damit gehabt, daß jemand anderer Ansicht war als ich, und das hatte sie nie bemerkt, obwohl ich seit vier Jahren bei ihr in Behandlung war. Aber wenn ich ihr das sagte, käme sie garantiert mit der Erwiderung, ich sei mir möglicherweise nur nicht dessen bewußt, daß ich damit Probleme hätte.

Ich verließ die Therapeutin zutiefst enttäuscht. Ich hatte meine ganze Hoffnung auf sie gesetzt, und es schmerzte mich, daß sie nicht einmal vestand, warum ich die Behandlung bei ihr beendete.

Ich suchte einen Menschen, der mir behilflich sein könnte, mich selbst zu verstehen. Der Arzt, den ich schließlich fand, lebte in Göteborg. Er war der erste, dessen Haltung nicht «aber meine Liebe, dir fehlt doch nichts» ausdrückte. Als wir uns das erstemal trafen, sagte er zwar, daß ich keinen autistischen Eindruck mache, aber dennoch fühlte ich mich von ihm gesehen und respektiert. Ich selbst wußte ja auch, daß es sich bei mir kaum um einen schweren Fall von Autismus handeln konnte. Ab da reiste ich ein paarmal nach Göteborg und wurde sowohl dort als auch in Stockholm neuropsychologisch untersucht. Endlich hatte ich einen Ort gefunden, wo ich ernst genommen wurde und wo man über meine Art von Problemen Bescheid wußte. Ich las auch noch mehr über Autismus und ähnliche Behinderungen, und im Laufe der Untersuchungen, die ein gutes halbes Jahr in Anspruch nahmen, lernte ich einiges über mich selbst zu verstehen.

Ich begann meine Einsichten aufzuschreiben. Anderthalb Jahre, bevor mir das Buch über autistische Behinderungen zufällig in die Hand kam, war ich wegen Depressionen krank geschrieben worden. Damals hatte ich mich zum erstenmal in meinem Leben nicht total überfordert gefühlt. Bis dahin hatte ich meine ganze Kraft dafür gebraucht, den Alltag durchzustehen. Nun hatte ich zum erstenmal genügend Energie, um mich selbst gründlich anzuschauen. Ich entdeckte, daß es nicht normal sein konnte, permanent erschöpft zu sein, und daß ich immer an der Grenze meiner Belastbarkeit gelebt hatte. Die Krankschreibung war eine Voraussetzung dafür, daß ich die Eigentherapie des Schreibens durchführen konnte.

Vor kurzem hatte ich Kerstin wieder getroffen, und wir versuchten uns jetzt kennenzulernen. Kerstin lebte inzwischen seit langem in Schweden, und wir hatten irgendwann vergeblich versucht, wieder miteinander Kontakt aufzunehmen. Jetzt sagte sie, sie habe zum erstenmal das Gefühl, mit mir zu kommunizieren. Und in mir war tatsächlich etwas passiert, etwas, das mir ermöglichte, automatisch zu sprechen. Das hatte ich bisher nie gekonnt. Jetzt brauchte ich nicht mehr alles vorher zu denken, was ich sagen wollte, und brauchte es auch nicht in meinem Kopf aufzuschreiben. Sprache und Gedanke setzten sich von alleine miteinander in Verbindung, und ich mußte der Stimme nicht mehr befehlen, das auszusprechen, was ich gesagt haben wollte. Daß dies jetzt von allein ging, war eine große Erleichterung. Aber das Wissen, daß es für andere Menschen immer so einfach war und daß sie nie darüber nachdenken mußten, sondern diese Gabe einfach so, umsonst, erhielten, stimmte mich auch traurig. Es wäre schön gewesen, wenn jemand mir das hätte erklären können, solange es mir noch so schwerfiel. Ich hätte dringend ein wenig Anerkennung dafür gebraucht, daß ich trotz meiner Schwierigkeiten so gut damit fertig wurde. Nun mußte ich mir selbst nachträglich diese Anerkennung geben. Und irgendwie kam mir das zu spät vor.

Ich konnte nicht sagen, wie es passiert war – wie es kam, daß ich plötzlich automatisch sprechen konnte. Eigentlich war es wohl nicht so plötzlich geschehen, wie es mir vorkam. Vielleicht war es sukzessive immer besser geworden, ohne daß ich es selbst richtig bemerkt hatte. Vielleicht verhielt ich mich noch lange auf die alte Weise, indem ich im Kopf dachte und schrieb, weil ich so sehr daran gewöhnt war, obwohl ich inzwischen schon automatisch sprechen konnte. Jedenfalls kam es mir so vor, als wäre der letzte Schritt – daß ich überhaupt keine

Energie mehr auf das Sprechen verwenden mußte – einfach im Laufe eines Monats passiert. Und jetzt hatte ich ganz andere Möglichkeiten als früher, zu erklären, was ich dachte oder fühlte. Ich entdeckte auch, daß ich manches einfach fragen konnte. Das hatte ich bisher nie getan, ich hatte immer versucht, mir alles selbst auszudenken. Über das alles sprach ich mit Kerstin, und Kerstin sagte, es sei eine Erleichterung, endlich das zu verstehen, was sie als Kind intuitiv gewußt hatte – nämlich daß ihre Schwester nicht so war wie andere Kinder. Sie las ebenfalls das Buch über autistische Behinderungen und sagte, es hätte ebensogut «Die Erklärung für meine jüngere Schwester» heißen können.

Ich fuhr nach Göteborg, und der dortige Arzt sprach von DAMP und dem Asperger-Syndrom und meinte, als Kind hätte ich vielleicht die Diagnose Asperger-Syndrom bekommen. Zwischen den Arztbesuchen las ich viel und wurde so zu meinem eigenen Experten. Meine Eigendiagnose lautete DAMP mit autistischen Zügen. Allerdings stellte ich fest, daß viele mit DAMP verbundene Probleme bei mir nicht auftraten. Mit dieser Diagnose war ich zufrieden – daß ich DAMP mit autistischen Zügen hatte, das war eine Vorstellung von mir selbst, mit der ich leben konnte. Nachdem ich in Göteborg Teile eines Intelligenztests namens WAIS gemacht hatte, teilte mir der Arzt seine endgültige Diagnose mit.

«Man kann eindeutig behaupten, daß du etwas innerhalb des autistischen Spektrums hast», sagte er.

Das klang nicht allzu schlimm. Auch mit dieser Vorstellung würde ich leben können – mit der Vorstellung, daß ich etwas innerhalb des autistischen Spektrums hatte. Ich hatte das Gefühl, daß dies die Wahrheit traf, und ich konnte mich selbst in diesen Worten wiedererkennen. Also fuhr ich mit dieser Diagnose nach Hause, die von manchen als so verkehrt und negativ bezeichnet worden war und von der ich erwartete, daß sie mir helfen würde.

Aber als ich nach Hause kam, überfiel mich große Traurigkeit. Ich fühlte mich krank, verletzt und gestört. Jetzt wußte ich nicht mehr, was mich und meine Persönlichkeit ausmachte und was Teil meiner Behinderung war. Vielleicht hatte die Therapeutin doch recht gehabt, als sie behauptet hatte, diese Art Diagnose sei negativ, denn siehe da, jetzt ging es mir ja tatsächlich sehr schlecht.

Es war, als hätte ich selbst meine eigenen Probleme hervorgerufen, indem ich hatte herausfinden wollen, was eigentlich los war. Als ob alles meine Schuld sei, genau wie alle immer behauptet hatten. Daß ich jetzt so traurig war, hatte ich mir selbst zuzuschreiben. Aber gleichzeitig war es auch eine unglaubliche Erleichterung, das, was ich selbst wußte, bestätigt zu bekommen. Trotzdem fühlte ich mich schrecklich verlassen. Das war alles sehr verwirrend. Warum fragte mich niemand, ob ich etwas brauchte, ob ich irgendwelche Hilfe benötigte? Zwar wußte ich nicht, was ich darauf geantwortet hätte, aber ich wünschte mir doch, daß jemand gefragt hätte.

Ich war traurig, und gleichzeitig hatte ich viele Einsichten in meine inneren Zusammenhänge erhalten: Ich wußte jetzt, wie ich funktionierte und warum. Dadurch konnte ich mit manchen Aspekten meines Daseins besser umgehen. Ich wollte diese Einsichten nicht haben, wollte sie aber auch nicht missen. Sie waren Anlaß zu Trauer und stellten gleichzeitig eine Art von Ehrenrettung dar. Eine Erleichterung und zugleich ein Schmerz. Und obwohl ich es versuchte, gelang es mir nicht, diese Bestätigung meiner Behinderung als gut oder schlecht einzuordnen. Ein paar Tage nach diesem letzten Arztbesuch in Göteborg erhielt ich die Kopie eines Briefes, die der Arzt geschrieben hatte. Ich hatte ihn gebeten, diesen Brief zu schreiben, und als er mir angeboten hatte, mir eine Kopie zu schicken, hatte ich mich gefreut, weil ich gerne wissen wollte, was darin stand. Je klarer und deutlicher alles war, desto besser für mich. Und ich hatte es wirklich geschätzt, daß ich in Göteborg so ehrlich und aufrichtig behandelt worden war. Aber als ich nun die Kopie dieses

Briefes las, sank meine Stimmung. Er fing mit folgenden Worten an:

«Gunilla Gerland ist eine Frau, die an hochfunktionellem Autismus leidet ...»

Das war doch nicht ich! Dieser Bezeichnung hätte ich nie zugestimmt. Der Brief handelte nicht von mir, das konnte nicht sein. In diesen Worten «an hochfunktionellem Autismus» erkannte ich mich selbst nicht wieder. So etwas hätte ich nie über mich selbst sagen können. Mein Name paßte einfach nicht zu den Worten hochfunktioneller Autismus, er konnte mit ihnen nicht in ein und demselben Satz stehen.

Eigenartigerweise fand ich das Wort hochfunktionell eigentlich schlimmer als das Wort Autismus. Hochfunktionell. Das klang irgendwie so herablassend. Wie etwas, das man über eine Sache mit einem kleinen Defekt sagen würde – sie ist trotz allem noch hochfunktionell. Oder wie der forciert fröhliche Ausruf «Er schmeckt aber trotzdem genauso gut!», wenn der Marmorkuchen ganz platt geworden war. Und nachdem ich mich nicht einmal als echt autistisch empfand, wieso sollte ich dann eine Frau mit hochfunktionellem Autismus sein?

Aber nach einer Weile waren die Worte nicht mehr so wichtig, vielleicht könnte ich sie verdauen und mir sagen, daß es nur darauf ankomme, wie ich mich selbst bezeichnete? Jedenfalls war ich jetzt nicht mehr ganz so bedrückt und ich hatte immer noch Zugang zu der selbsttröstenden Einheit in meinem Innern. Allerdings war der Wert des Selbsttrostes gesunken, und ich wandte mich nicht mehr besonders gern nach innen, um Trost zu suchen. Inzwischen wußte ich ja, daß man bei anderen Menschen Trost suchen sollte, und auch, warum. Und das wollte ich. Ich wollte mich an andere wenden.

Jetzt

20.

Viele meiner Probleme sind viel besser geworden, aber manche sind unverändert geblieben. Es bereitet mir keine Schwierigkeit mehr, Straßen zu überqueren. Dennoch habe ich eine Art gewohnheitsmäßiger Vorsicht im Verkehr beibehalten, weil es früher so problematisch war. Inzwischen kann ich Geschwindigkeit und Abstand abschätzen, und vermutlich verdanke ich es der Verbesserung dieser Fähigkeit, daß ich nicht mehr so linkisch und ungeschickt bin. Ich kann meinen Körper jetzt besser in meine Umgebung einordnen. Aber vielleicht setze ich bei Geschwindigkeit und Abstand doch noch meine alte «manuelle» Methode ein – wenn ich müde bin, fällt es mir nämlich entschieden schwerer, damit umzugehen.

Überhaupt ist es sehr wichtig für mich, immer ausgeruht zu sein. Wenn ich nicht genügend geschlafen habe, kann ich meinen Alltag nicht bewältigen. Eine Stunde zu wenig Schlaf ist fast eine Katastrophe. Daher muß ich sehr streng mit mir selbst sein und immer dafür sorgen, daß ich rechtzeitig ins Bett gehe, was natürlich zu meinem Mangel an Spontanität beiträgt. Zeitweise ist das nicht ganz einfach, da der Schlaf so empfindlich auf psychische Einflüsse reagiert. Manchmal gerate ich in einen strapaziösen Zustand, dann kann ich nicht einschlafen, weil ich immer daran denken muß, wie sehr ich auf meinen Schlaf angewiesen bin, um überhaupt funktionieren zu können, und folglich kann ich mich nicht entspannen und einschlafen. Ansonsten glaube ich, daß ich vom autistischen Standpunkt aus gesehen sehr flexibel bin, aber vom normalen Standpunkt aus eine schlechte Flexibilität besitze. Ich muß immer auf alles vorbereitet sein, was passiert, und wenn jemand etwas in letzter Minute ändern will, habe ich große Schwierigkeiten damit.

Ich muß immer noch alles, was ich tue, mit meinen Gedanken begleiten, allerdings habe ich inzwischen so viel Übung darin, daß das sehr schnell geht. Aber wenn ich unvorbereitet vor eine neue Situation gestellt werde, fällt es mir immer noch schwer, mit dem Neuen umzugehen und alles, was ich tun muß, neu zu denken. Das Denken ist notwendig. Es ist meine einzige Möglichkeit, mich in meinem Gedächtnis zurechtzufinden. Würde ich nicht alles mit Gedanken begleiten, hätte ich nie eine Ahnung davon, wo ich meine Schuhe hingestellt oder meine Tasche hingelegt habe, wo die Toilette sich befindet oder wie ich von irgendwoher zurückfinden kann. Diese Art von Gedächtnis, ob nun mehr oder weniger gut, scheinen die anderen Menschen irgendwo im Körper gespeichert zu haben. Als wüßten sie einfach, wo sie eine Sache hingelegt haben, ohne lange überlegen zu müssen. Paradoxerweise habe ausgerechnet ich, der diese Art von Gedächtnis fehlt, eine viel bessere Kontrolle darüber, wo ich mich befinde oder wo ich meine Sachen hingelegt habe als viele andere. Weil ich alles sorgfältig in Gedanken begleite, weiß ich immer, wo ich etwas hingestellt habe und vergesse selten etwas. Und im selben Aufwasch merke ich mir oft, wo andere Leute ihre Sachen hingelegt haben, um es ihnen später sagen zu können, wenn sie danach suchen.

Es gibt noch ein automatisches Gefühl, das mir fehlt und das ich weitaus mehr vermisse, und das ist die Gabe, zu fühlen, wie andere Menschen mir gegenüber eingestellt sind. Ich bin nicht in der Lage zu fühlen, ob jemand mir wohlgesinnt ist oder nicht. Statt dessen versuche ich es mit dem Verstand auszurechnen. Und das Ergebnis fällt nicht immer gut aus. Mir ist inzwischen klar, daß andere Menschen es im Gefühl haben, ob jemand sie mag oder nicht. Sie scheinen im Umgang mit anderen Menschen Erfahrungen zu sammeln, die sie dazu benutzen, ihr jeweiliges Gegenüber zu entschlüsseln. Ein solches Gefühl besitze ich nicht. In meinem Innern existiert kein spezieller Platz, wo ich diese Erfahrungen speichern könnte. Wenn jemand etwas Kränkendes zu mir sagt, reagiere ich meistens nur auf das, was die Person gesagt hat, ohne dabei abschätzen zu können, ob sie mich mag oder nicht. Das hat schon zu vielen Mißverständnissen geführt. Aber inzwischen habe ich wenigstens eingesehen, daß jemand, der mich gern hat und trotzdem zu einer bestimmten Verabredung zu spät kommt, dies nicht tut, um mich zu beleidigen. Aber ich muß immer noch jedesmal meinen Verstand bemühen, wenn ich die Absichten eines anderen Menschen erkennen will. Daß es Menschen gibt, die es tatsächlich nicht gut mit mir meinen, habe ich auch erst spät begriffen. Wenn Leute sich provozierend verhalten, äußern sie sich meistens sehr konkret, und ich habe immer nur auf die Worte reagiert, ohne die dahinter verborgene Absicht zu enträtseln. Daher lasse ich mich von manchen Dingen, die andere zum Explodieren bringen, überhaupt nicht provozieren.

In meiner Jugend wurde ich wahrscheinlich häufiger provoziert als jetzt, und da bekam ich immer wieder bewundernde Worte zu hören, weil ich irgend jemanden so cool hätte abfahren lassen. Ich freute mich über die Schmeichelei, wurde aber gleichzeitig verwirrt, weil ich keine Ahnung davon hatte, daß ich jemandem eine Abfuhr erteilt hatte. Ich hatte nur ganz konkret auf die jeweiligen Bemerkungen geantwortet. Sagte jemand «Mensch, bist du häßlich» zu mir, entgegnete ich nur «So, findest du?» oder sagte einfach «Aha». Es kränkte mich kein bißchen, daß jemand, den ich nicht kannte, mich häßlich fand. Das war seine Angelegenheit und hatte mit mir nichts zu tun.

Ich habe auch beobachtet, wie Kinder Erwachsene durch Provokationen an den Rand der Verzweiflung bringen können. Mich dagegen berührt es überhaupt nicht, wenn ein Kind mich mit «Du bist doof – ich kann dich nicht leiden!» anschreit. Ich bin nicht der Ansicht, daß andere mich mögen müssen, und wenn es um Kinder geht, mag ich sie trotzdem, ganz gleich, was sie im Moment von mir halten. Es fällt mir sehr schwer, zu sehen und zu ertragen, mit welcher Wut Erwachsene manchmal auf Kinder reagieren.

Mein besonderes inneres Verhalten hat auch dazu geführt, daß ich anderen Menschen manchmal nur schwer Verständnis entgegenzubringen vermag. Ich finde es zum Beispiel oft recht albern, wenn die Leute unbedingt von allen geliebt werden wollen, und ich finde es auch naiv, daß sie nicht von ihren eigenen Gefühlen absehen und sachlich bleiben können. Aber wenn ich sehe, daß sie damit nicht klarkommen, tun sie mir meistens nur leid. Und wenn sie sich in seltsame Konflikte verwickeln oder nicht mehr deutlich und sachlich argumentieren können, würde ich gern kurz an ihre Stelle treten, um ihnen den ganzen Wirrwarr zu ersparen. Inzwischen weiß ich aber, daß sie mir gar nicht leid zu tun brauchen. Das, was in meinen Augen so kompliziert aussieht, bringt ihnen auch etwas. Sie lassen sich gern in Konflikte verwickeln und finden, daß Menschen einander etwas angehen. Vielleicht wollen sie sogar in Konflikte geraten und sich darüber beklagen, weil das für sie zum Leben gehört. Und sie meinen auch nicht immer das, was sie sagen – manchmal behaupten sie, etwas sei kompliziert, obwohl es ihnen in Wirklichkeit gefällt.

Es kann immer noch vorkommen, daß ich gewisse Äußerungen mißverstehe, aber ich glaube, daß es immer seltener passiert. Ein solches typisches Beispiel war, als eine Bekannte mir sagte «Du kannst mich im Büro anrufen», und ich das so auffaßte, als wollte sie mir damit sagen, daß ich sie nicht mehr zu Hause anrufen sollte. Als das Mißverständnis aufgeklärt wurde, sagte sie mir, wie unsinnig es sei, anzunehmen, daß ich sie plötzlich nicht mehr zu Hause anrufen dürfe, nachdem wir doch schon so lange befreundet seien. Ich hatte mir nicht überlegt, daß es unsinnig war, ich hatte nur ihre Worte aufgefaßt und die unausgesprochene Bedeutung «Du darfst mich gern auch im Büro anrufen» gar nicht gehört. Ich dachte, «du kannst» ist gleichbedeutend mit «du sollst», denn so hatte ich das gelernt und daher verstand ich ihre Bemerkung auch so. Ich wage kaum daran zu denken, wie viele ähnliche Mißverständnisse im Laufe der Jahre entstanden sind, die nie geklärt wurden.

Ich habe eine innere Umdeutungszentrale, die mir mitteilt, was manche Sachen bedeuten. Inzwischen gelingt es mir sehr schnell, gedanklich zu klären, daß «Ist doch klar, daß du einen Job kriegst!» eigentlich «Ich hoffe, daß du einen Job kriegst» bedeutet. Es bedeutet nicht, daß die Person, die diese Äußerung macht, auf geheimnisvolle Weise davon Kenntnis besitzt, daß ich einen Job kriegen werde, während ich selbst nichts davon weiß. Dennoch muß ich solche Phrasen jedesmal, wenn ich sie höre, umdenken und umdeuten.

An neue Orte zu reisen, fällt mir schwer, aber ich kann es, wenn ich es muß. Das verlangt dann Planung und sorgfältige Vorbereitung. Wenn ich in eine Stadt reisen muß, die ich noch nie zuvor besucht habe, ist das mitunter, als müßte ich ein Minenfeld betreten. Ich habe keinen Überblick. Ich weiß nicht, wie die Stadt organisiert und strukturiert ist. Ich weiß nicht, welche Farbe sie hat. Und immer überkommt mich das Gefühl, daß ich am liebsten zu Hause bliebe. Das Ganze wird dadurch so kompliziert, daß ich eigentlich sehr gerne verreise und Orte aufsuche, wo ich früher schon einmal gewesen bin. Es ist nur dieses ärgerliche erste Mal, das mir solche Schwierigkeiten bereitet.

Ich habe immer versucht, es zu verbergen, wie sehr ich mich vorbereiten muß, weil man mich schon manches Mal für meine sorgfältige Planung ausgelacht hat. Ich habe in Bibliotheken gesessen und Karten studiert, ich habe Busverbindungen und ähnliches ausgetüftelt – nichts darf dem Zufall überlassen werden. Ich habe alle Einzelheiten tausendmal durchgedacht. Das einzige, worauf ich mich nicht vorbereiten kann, ist, welches Tempo die Stadt hat. Wie die Luft ist, wie die Stadt klingt. All das, was der Stadt in meinem Innern eine Farbe verleiht. Die meisten Leute wollen es einfach nicht begreifen, daß sie stundenlanges Planen und innere Vorbereitungen zunichte machen, indem sie plötzlich etwas ändern. Dann sagen sie zum Beispiel: «Aber das macht doch keinen Unterschied, ob du am Zwölften fährst statt am Vierzehnten, oder ob du morgens fährst statt abends.» Für mich macht das einen Unterschied.

Wenn ich etwas zum erstenmal unternehme, ist es hilfreich, einen Begleiter dabeizuhaben. Dann kann ich mich gleichsam auf das Nervensystem des anderen verlassen. In dieser Hinsicht habe ich manche Leute auch schon fast ausgenutzt. Ich habe so getan, als wollte ich Gesellschaft haben, obwohl ich in Wirklichkeit nur eine Eskorte brauchte. Ich habe mich von Leuten in Museen oder Galerien begleiten lassen, nur um später problemlos alleine hingehen zu können. Manchmal habe ich mir gewünscht, mich wie ein Computer durch ein Netzwerk an das Nervensystem einer anderen Person anschließen zu können, um es dann in ähnlichen Situationen benutzen zu können. Das wäre viel einfacher, als mit der realen Person unterwegs sein und gleichzeitig mit ihr reden zu müssen. Denn das fällt mir immer noch besonders schwer. Wenn ich mich mit jemandem unterhalten will, muß ich mich irgendwo hinsetzen und darf nichts anderes tun, weil das so viel Energie erfordert.

Ich denke immer noch sehr viel und muß daher viel Zeit für mich alleine und für mein Denken haben. Während ich alltägliche Dinge erledige, kann ich nämlich nicht denken. Dann sind meine Gedanken damit beschäftigt, das, was ich tue, zu verfolgen.

Ich kann ziemlich viel, vielleicht sogar mehr als manche anderen Leute. Da ich nie bei anderen Hilfe gesucht habe, habe ich mir alles, was ich können mußte, selbst beigebracht. Folglich kann ich sowohl das, wofür ich begabt bin, als auch vieles, was ich nur mit großer Mühe gelernt habe. Ich kann gut kochen, aufräumen und Kleider nähen. Aber ich kann auch Wände streichen, Möbel restaurieren und Elektrogeräte anschließen. Ich kann Gebrauchsanweisungen lesen, Formulare ausfüllen und mich gut schriftlich ausdrücken. Für einen nichtflexiblen Menschen kann ich mich außerdem ungewöhnlich gut anpassen. Ich kann zeichnen und malen, sortieren und organisieren und verstehe viel von Computern. Und mehr oder weniger alles, was ich kann, habe ich mir selbst beigebracht – nur das Kartoffelschälen nicht.

Ich habe die Menschen beobachtet und weiß jetzt, daß die meisten recht zufrieden damit sind, ein paar Dinge gut zu beherrschen. Sie glauben nicht, alles selbst können zu müssen, sondern bitten andere um Rat, wenn sie sich nicht zu helfen wissen. Es ist gut, daß die Menschen sich mit ihrem Wissen gegenseitig ergänzen, das ist mir klar geworden. Und ich muß zugeben, daß das auch praktisch ist, aber ich bin es eben nicht gewohnt, so zu denken, ich habe mir angewöhnt, mit allem selbst fertig zu werden.

Die anderen bei ihrem Tun zu beobachten, das war schon immer meine Methode, als ich lernen wollte, so zu werden wie sie. Nunmehr benutze ich meine Beobachtungen vor allem dazu, um zu verstehen, was ich mit anderen gemeinsam habe und was mich von ihnen trennt. Ich ahme die Charakterzüge der anderen nicht mehr nach. Das gab ich im selben Moment auf, als ich etwas über meine Behinderung zu verstehen begann. Und es war eine große Erleichterung, daß ich niemanden mehr nachzuahmen brauchte – jetzt fühle ich mich nicht mehr wie die gefälschte Kopie einer anderen Person. Ich glaube auch nicht mehr, daß ich möglichst flüchtig sein muß, damit die anderen ja nicht merken, daß ich nicht echt bin. Und ich habe auch nicht mehr so viele diffuse Probleme, die ich verbergen möchte. Das hat Energie freigesetzt, und inzwischen verfüge ich über mehr Kraft als früher.

Gebogene Sachen üben immer noch eine große Anziehungskraft auf mich aus, aber ich bin nicht mehr darauf fixiert. Das äußert sich zum Beispiel darin, daß ich gern einen Umweg mache, um einer Straße folgen zu können, die eine Biegung macht, anstatt einfach geradeaus zu gehen. Oder daß ich Lust verspüre, etwas anzufassen, das schön gebogen ist. Ich bin froh, daß ich die Wahl habe – daß ich mir den Umweg gönnen und die Kurve auskosten kann, daß ich es aber auch lassen kann, wenn mir die Zeit dazu fehlt. Ich weiß, ob es passend ist, daß ich den gebogenen Gegenstand, der meine Berührungslust weckt, anfasse, und es fällt mir nicht schwer, darauf zu verzichten. Vielleicht möchte ich mir deshalb so gern von außen Gebogenes und Biegungen holen, weil ich innerlich so «gerade» bin und mein Nervensystem so geradlinig ausgerichtet ist. Als müßte ich die innere Kurve, die ich eigentlich benötige, damit nicht alles erstarrt, irgendwo außerhalb von mir selbst finden.

Wie ist es dann eigentlich dazu gekommen, daß ich so «unglaublich gesund» oder auch so unbehindert geworden bin? Wie kommt es, daß viele meiner Probleme besser geworden sind und daß ich keinen autistischen Eindruck mache? Ehrlich gesagt fühle ich mich gar nicht so unglaublich gesund, und meiner Behinderung stehe ich auch mit einer gewissen Ambivalenz gegenüber. Ich freue mich über das, was ich habe, und das, was mir fehlt, macht mich traurig. Manchmal ist es ja so, daß die Fähigkeit, über die ich einerseits froh bin und die ich um keinen Preis missen möchte – meine scharfen Augen zum Beispiel – auch eine andere Seite hat, die mich traurig macht. Manchmal fühle ich «Ich will nicht so sein wie ihr!» und dann denke ich, daß ich das Recht habe, anders zu sein und daß ich gern anders bin. Aber gleichzeitig will ich weiterhin ein richtig richtiger Mensch werden und wünsche mir daher mitunter, daß ich mich verwandeln könnte oder als jemand anders auf die Welt gekommen wäre.

Ich glaube, meine Fähigkeit, mich in mich selbst hineinzuverziehen, war in vielen Situationen ein guter Schutz. Das heißt aber nicht, daß ich diese Fähigkeit als Strategie entwikkelt hätte, um mich zu schützen, wie eine gewisse Therapeutin behaupten würde. Ich hatte einfach das Pech, mit einer organischen Behinderung in einer zerrütteten Familie auf die Welt zu kommen. Und wahrscheinlich wäre ich jetzt viel neurotischer als ich bin, wenn ich diese Behinderung nicht gehabt hätte. Möglicherweise hat die Tatsache, daß ich allein mit allem fertig werden mußte, dazu beigetragen, daß meine Behinderung sich nicht stärker entwickelt hat, es war vielleicht gut, daß ich gezwungen wurde, mit anderen Menschen zu kommunizieren. Also wäre ich in einer normalen Familie eventuell autistischer geworden, aber dafür vielleicht auch glücklicher. Das läßt sich nicht feststellen.

Meine Familie ist in vieler Hinsicht außergewöhnlich, aber ich glaube, daß auch Kinder mit normalen Eltern ähnliche Dinge erleben können wie ich. Meine Eltern waren letzten Endes keine Monster, und unsere Umgebung hielt sie für ziemlich normal. Diese Umgebung schaute zwar nicht zufällig vorbei, als die beiden sich gegenseitig grün und blau schlugen. Aber ich glaube trotzdem, daß viele der Irrtümer meiner Eltern ziemlich normal waren, obwohl meine Mutter kaputter war als normale Mütter und mein Vater kühler und egoistischer als die meisten Väter.

Mein Bedürfnis, in etwas zu beißen, in andere Menschen zum Beispiel, ist verschwunden. Es verschwand irgendwann, als ich vierundzwanzig, fünfundzwanzig Jahre alt war, und ich vermisse es ein wenig, denn es war tatsächlich ein lustvolles Gefühl, und außerdem war es ein komischer Teil meiner Persönlichkeit – daß ich eine Person war, die andere Leute fragte, ob sie sie beißen dürfe. Natürlich nicht jeden x-beliebigen, ich hielt mich an diejenigen, von denen ich annahm, daß sie mit ja antworten würden.

Dieser anhaltende Schauder im Rückgrat schien auch verschwunden zu sein, doch im Laufe des letzten Jahres ist er zurückgekehrt. Ich hatte ihn bestimmt über zehn Jahre lang nicht mehr gespürt. Um mir selbst Mut zu machen, sage ich mir, daß manche Symptome, die mit dieser Behinderung verknüpft sind, wieder auftauchen, wenn man sich weiterentwickelt und auf dem Besserungsweg ist. Genau weiß ich das natürlich nicht. Jetzt kann ich zumindest mit dieser Qual umgehen, ich bin erwachsen und kann mich bewußt damit auseinandersetzen, was ich empfinde, und weiß, was ich dagegen tun kann. Manchmal hilft schon eine warme Dusche. Ein andermal bleibt mir nur übrig, diesen Schauder durchzuleiden, bis er vergeht. Die Überempfindlichkeit im Nacken ist mir jedoch geblieben. Und obwohl ich es im Laufe der Jahre immer besser ertragen habe, berührt zu werden, hieß es beim Nacken immer «Berühren strengstens verboten». Mein Nacken war unglaublich empfindlich. Aber im Laufe der letzten Jahre hat sich auch der Nacken immer mehr normalisiert, jetzt ist er fast wie irgendein beliebiger Körperteil. Jetzt kann ich es sogar ertragen, daß Schultern und Nacken massiert werden, etwas, das früher völlig unmöglich gewesen wäre.

Obwohl ich die Absichten der anderen Menschen immer noch nicht allzugut erkennen kann, ist es mir selbst inzwischen viel deutlicher geworden, wie oder ob ich jemanden mag. Früher glaubte ich, alles sei richtig, was verkehrt sei, daß ich also nur dann jemanden gern hatte, wenn der Betreffende in meinem tiefsten Innern meinen Widerwillen erregte. Ich bin mit dem Wissen aufgewachsen, daß die innere Wirklichkeit sich so total von der äußeren unterscheidet, daß ich schließlich glaubte, es müsse so sein. Ich glaubte auch, andere wüßten besser als ich, was ich fühlte, und suchte mir daher Leute aus, die mir das mit Vorliebe mitteilten. Das mache ich jetzt nicht mehr. Wenn ich früher Leute kennenlernte, die ich eigentlich zutiefst ablehnte, verwandte ich zunächst viel Energie darauf, ihre guten Seiten zu entdecken und erzeugte dadurch dieses gespaltene Gefühl von Abscheu und gleichzeitiger Zuneigung, das schließlich in eine destruktive Beziehung mündete. Ich will nicht behaupten, daß ich mir über diesen Zusammenhang Gedanken machte, aber irgendwo im Hinterkopf war ich mir dessen doch bewußt.

Diese ganze Angelegeheit mit dem Gernhaben und Nichtgernhaben kam mir verrückt vor. Aber es gab so vieles auf der Welt, das mir verrückt vorkam und das offensichtlich so zu sein hatte, wie ich inzwischen gelernt hatte. Außerdem wußte ich nicht, wie es statt dessen hätte sein können, auch wenn dies hier verkehrt war.

Ich hatte auch die Tendenz, Leute, die mich nicht mochten, «bekehren» zu wollen. Es ist mir zwar nie wichtig gewesen, beliebt zu sein; mit dem Wunsch, von allen geliebt zu werden, hatte das also nichts zu tun. Aber auf verdrehte Weise glaubte ich, mir ausgerechnet meine «Feinde» zu Freunden machen zu müssen. Vielleicht war es dieser Widerstreit der Gefühle, der dazugehörte. Ich legte mich nie besonders dafür ins Zeug, um gemocht zu werden, ich war auch nie verzweifelt darum bemüht, ich registrierte ganz einfach ihre Auffassung von mir und verwandelte sie ohne viel Aufhebens in ihr Gegenteil. Und wenn es mir gelang, gab mir das ein Gefühl der Befriedigung. Allerdings war ich leider auch der Meinung, daß ich ihnen einen Gefallen erwies, indem ich sie von ihrer Engstirnigkeit befreite. Inzwischen mag ich keine Spur von Energie mehr auf Menschen verwenden, von denen ich weiß, daß sie mich nicht mögen.

Beim Erkennen mancher Zusammenhänge ist mir immer noch eine gewisse Unsicherheit geblieben. Obwohl ich mir selbst mittlerweile vieles intellektuell erklären kann, bin ich nicht immer gefühlsmäßig davon überzeugt. Und ich bin mir immer noch nicht ganz sicher, ob die Eltern, die mich damals bei meinen Großeltern abholten, tatsächlich dieselben Eltern waren, die ich vorher gehabt hatte. Ich bin nicht davon überzeugt – obwohl ich rein verstandesmäßig natürlich weiß, daß ich die ganze Zeit dieselben Eltern gehabt habe und daß die

Menschen nicht in mehreren identischen Exemplaren vorhanden sind.

Manche Gegenstände aus Metall rufen immer noch Übelkeit bei mir hervor, und Schmuck mag ich nicht anfassen. Aber einige glatte, einfache Schmuckstücke aus Leder und Stein kann ich ertragen. Hingegen stimmt es nicht, daß ich, wie ein Psychologe in einem Gutachten schrieb, eine Aversion dagegen habe, daß Leute Schmuck tragen. Von mir aus können die Leute tragen, was sie wollen, aber wenn sie ihren Schmuck abnehmen und irgendwo auf einem Tisch ablegen, dann ist mir das doch etwas unangenehm. Dann bin ich mir die ganze Zeit dessen bewußt, daß der Schmuck dort liegt. Im großen Ganzen kann ich alles ertragen, solange ich den Schmuck bloß nicht anfassen muß. Einen echten Krimskramsladen voller Schmuck aus Metall könnte ich allerdings kaum betreten, das würde sich mir direkt auf den Magen schlagen. Wenn ich mit jemandem unterwegs bin, der in einen solchen Laden will, muß ich draußen warten.

Als ich noch in Therapie ging, widmete meine Therapeutin dem Versuch, meine Abneigung gegen Schmuck zu interpretieren, viele Stunden. Ich wollte natürlich selbst auch gern wissen, warum es sich so verhielt, obwohl es keine ausgesprochen behindernde Phobie war. Das habe etwas damit zu tun, daß ich keine erwachsene Frau werden wolle, meinte die Therapeutin und fragte mich, was ich davon hielt.

«Vielleicht. Ich weiß nicht», sagte ich.

«Alle kleinen Mädchen wollen sich mit den Kleidern und dem Schmuck ihrer Mutter verkleiden», behauptete die Therapeutin und erklärte, daß etwas vorgefallen sein müsse, das mich veranlaßt habe, nicht so werden zu wollen wie meine Mutter, also keine erwachsene Frau werden zu wollen.

Das klang natürlich logisch. Ich glaubte kaum, daß ich so wie meine Mutter hatte werden wollen. An und für sich konnte ich mich auch nicht daran erinnern, daß ich als Kind nicht wie meine Mutter hatte werden wollen. Ich hatte eher das Gefühl, als hätte ich dieser Frage nie einen Gedanken gewidmet. Doch das lag laut der Therapeutin daran, daß ich diese Gefühle verdrängt hatte, weil es zu schwer gewesen wäre, sie zuzulassen. Nun, was wußte ich schon. Diese Überlegungen waren durchaus möglich und auch intellektuell befriedigend, es war nur so, daß sie mir rein gefühlsmäßig nichts sagten. Sie sagten mir eigentlich überhaupt nichts.

«Aha, kann sein», sagte ich, und dann fingen wir wieder von vorne an.

Die Therapeutin sprach oft darüber, was alle kleinen Mädchen dächten und fühlten, aber ich konnte mich in dem, was sie sagte, nie wiedererkennen. Dennoch glaubte ich ihr mehr als meinen eigenen Gefühlen. Sie war schließlich die Expertin, und ich hatte wahrscheinlich alle Gefühle, die kleine Mädchen angeblich haben sollten, vollkommen vergessen.

Inzwischen weiß ich, daß ich einfach ein starkes Unbehagen vor Schmuck empfinde. Wahrscheinlich ist es reiner Zufall, daß ausgerechnet Schmuck und gewisse Knöpfe das bei mir auslösen. Viele Menschen, die auf ähnliche Weise behindert sind wie ich, tragen eine andere Art von scheinbar unerklärlichen Ängsten mit sich herum. Und die eigenartigen Signale, die der Körper aussendet, wie zum Beispiel meine Übelkeit, und die von Dingen ausgelöst werden, auf die andere Menschen überhaupt nicht reagieren, sind auch nicht ganz ungewöhnlich.

Das psychodynamische Menschenbild scheint ein Problem zu enthalten, das in den Worten meiner Therapeutin zum Ausdruck kommt:

«Alles läßt sich verstehen.»

Ich weiß ehrlich gesagt nicht, ob sie damit recht hat oder nicht. Vielleicht läßt sich tatsächlich alles verstehen, aber das verlangt dann wahrscheinlich mehr Wissen, als ein einziger Mensch in sich vereinen kann. Ganz gleich, wie groß das Wissen dieses Menschen ist.

Normale Höflichkeit erfordert immer noch eine enorme Anstrengung meinerseits. Es ist, als könnte ich diese Standardphrasen nie automatisieren. Ich weiß nicht, wie andere Leute es anstellen, um automatisch «danke gleichfalls» zu antworten, wenn man ihnen ein schönes Wochenende wünscht. Ich muß unablässig überlegen und mich daran erinnern, was für Worte in dieser und jener Situation von mir erwartet werden, und manchmal, wenn ich ein bißchen erschöpft bin, vergesse ich das und beantworte zum Beispiel die Frage, wie es mir geht, lange und ausführlich. Und dann vergesse ich zurückzufragen, wie es dem anderen geht. Wenn ich nicht unentwegt darüber nachdenke, was für ein Verhalten von mir erwartet wird, ist es für mich nämlich ganz logisch, nie nach etwas zu fragen, das ich gar nicht wissen will.

Die verschiedenen Bedeutungen der Frage «Wie geht's?» erst zu erkennen und dann zu entscheiden, wie ausführlich ich diese Frage beantworten soll – das bereitet mir auch große Mühe. Wahrscheinlich beantworte ich sie ehrlicher als der Fragesteller erwartet. Und manchmal werde ich sehr verunsichert, wenn ich auf meine Frage nach dem Wohlergehen des anderen eben jene Frage als Anwort zurückerhalte.

Viele Personen, die ich frage, spüren vermutlich, daß ich tatsächlich wissen will, wie es ihnen geht, und geben mir daher ausführlich Antwort, und das ist dann in Ordnung. Aber wenn sie die Frage einfach schematisch wieder zurückschicken, ohne tatsächlich an meinem Befinden interessiert zu sein, empfinde ich das als unhöflich, da kann ich mir nicht helfen.

Nachdem ich mir erst einmal angehört habe, wie es dem anderen geht, habe ich keine große Lust, anschließend über mich selbst zu reden. Ob die anderen wohl dazu Lust haben? Ich glaube nicht, und dennoch wird von einem erwartet, sich so zu verhalten, als ob.

In meinem Innern werde ich manchmal so müde – ihr habt so seltsame Regeln in eurer Welt! Und ich muß immerzu daran denken und denken und denken.

Ein paar Fakten über Störungen der Gehirnfunktion

Das *Asperger-Syndrom* – ein autismusähnlicher Zustand, dessen typisches Symptombild bei extrem egozentrischen Jungen anzutreffen ist. Störungen der sozialen Interaktion, ausgeprägte Spezialinteressen, ritualisiertes Verhalten, Routineabhängigkeit und mangelnder «gesunder Menschenverstand» sind typische Kennzeichen. Bei Mädchen sind die Spezialinteressen mitunter weniger ausgeprägt, was die Diagnose erschwert. Dieser Zustand tritt bei mindestens 3 oder 4 von 1000 Personen auf. In der Literatur sind bisher fast ausschließlich Jungen mit dieser Problematik beschrieben worden. Viele Fälle von Asperger-Syndrom treten in Form von Autismus bei normalen oder hochbegabten Personen auf. Schwierigkeiten mit den exekutiven Funktionen, also mentale Funktionen, die uns unter anderem die Fähigkeit verleihen, etwas zu planen, aufmerksam zu bleiben, verschiedene Dinge gleichzeitig wahrzunehmen und ein Zeitbewußtsein zu entwickeln, sind hierbei das zentrale Problem. Vermutlich entsprechen diese Funktionen Nervenbahnen im Gehirn, die hauptsächlich in den Großhirnlappen lokalisiert sind. Am typischsten zeigen sich die Symptome bei Kindern zwischen 6 und 12 Jahren. Die Erblichkeit ist groß. Bei annähernd der Hälfte aller Fälle besteht im Erwachsenenalter ein hohes Risiko, psychisch zu erkranken und Anpassungsprobleme zu bekommen.

Autismus, frühkindlicher Autismus, autistisches Syndrom – ein Syndrom (Symptomenkombination), bestehend aus 1. schwerer Behinderung der Fähigkeit zu sozialer Interaktion, 2. schwerer Beeinträchtigung der Fähigkeit zu sprachlicher und nichtsprachlicher Kommunikation und 3. Beeinträchtigung der Phantasie und des Verhaltensrepertoires (oft sogen. motorische Stereotypien, das heißt sinnloses repetitives Verhalten). Im allgemeinen, aber nicht immer, mit gleichzeitiger geistiger Behinderung verbunden. Der Zustand kommt bei 1 unter 1.000 Personen vor. Die Störung tritt bei Jungen drei- bis viermal häufiger auf als bei Mädchen. In den meisten Fällen liegt wahrscheinlich eine angeborene Hirnfunktionsstörung vor. Zentrale Probleme sind die Schwierigkeiten u.a. mit den exekutiven Funktionen. Bei fast allen Kindern treten die ersten Symptome vor dem dritten Lebensjahr auf. Bei jedem vierten Autisten liegt eine andere Krankheit als Anlaß der Hirnfunktionsstörung vor. In den übrigen Fällen ist sie vermutlich erblich bedingt. Nur einige wenige können im Erwachsenenalter ein selbständiges Leben führen.

DAMP (Deficits in Attention, Motor control and Perception), auch *MBD* genannt und teilweise synonym mit dem amerikanischen Begriff *ADHD (Attention Deficit Hyperactivity Disorder),* ein Problemkomplex, der Konzentrationsschwierigkeiten, Schwierigkeiten beim Kontrollieren der Motorik, Sprach- und Sprechstörungen und sogenannte Perzeptionsstörungen (Wahrnehmungsstörungen) beinhaltet. Kommt bei mehreren Prozent aller Schulkinder vor. Mindestens doppelt so viele Jungen wie Mädchen sind davon betroffen. In der Hälfte der Fälle erblich bedingt. Der Zustand kann auch nach Hirnschäden während des Embryonalstadiums, bei der Entbindung oder während der ersten Lebensjahre entstehen. Für ungefähr die Hälfte aller Fälle sehr gute Prognose für das Erwachsenenalter. Ansonsten ein erhöhtes Risiko für psychische Erkrankungen und soziale Anpassungsschwierigkeiten. Enger Zusammenhang zwischen DAMP und verschiedenen Arten von Lernstörungen, einschließlich der sogenannten Legasthenie (spezifische Lese- und Schreibschwierigkeiten, die weder durch mangelnde Begabung noch durch psychosoziale Probleme oder fehlende pädagogische Unterstützung zu erklären sind).

«Ein schönes und spannendes, manchmal trauriges und doch Mut machendes Buch.»

Jens Bjørneboe

Jonas

Roman

Aus dem Norwegischen von Elisabeth Ihle.
Mit einem Aufsatz des Autors «Als ich Jonas schrieb» und einem Nachwort von Almut Bockemühl.
410 Seiten, gebunden mit Schutzumschlag.

Jonas – das ist ein siebenjähriger Junge, dem wir in der Nacht vor seinem ersten Schultag begegnen, wie er im Traum frei über dem Fjord schwebt, wie Bild um Bild vor seinen Augen entsteht. Er wird vergessen, wie es im Himmel war, wenn die Lehrerin ihn durch das Gestrüpp der Buchstaben jagt. Jonas flieht. Kehrt von seiner Meerfahrt zurück. Findet in eine neue Schule am andern Ende der Stadt.

Jonas – das ist aber auch der alte Oberlehrer Jochumsen, der Literaturkritiker Werner, der Lehrer Marx, der Jungmann, der Priester, der kleine Bobb..., sagt der Autor Jens Bjørneboe.

In der äußeren Schulhandlung geht der Sinn des Romans nicht auf. Und doch steht die Pädagogik in ihrem Zentrum, Pädagogik insofern, als sie von der Frage nach dem Menschsein und dem Weg des Menschen nicht zu trennen ist. Diese stellt der Autor mit jeder Figur, die er zeichnet, in aller Eindringlichkeit.

Ein bewegendes biographisches und autobiographisches Zeugnis

Helen Keller

Teacher

Meine Lehrerin Anne Sullivan Macy

Aus dem Amerikanischen von Monika Pasch.
256 Seiten, gebunden mit Schutzumschlag.

«Mitleid im hergebrachten Sinne kann die Quelle von Teachers Motiven nicht beschreiben. Es war der Zweifel an der Natur als einem unerschütterlichen Freund des Menschen, der ihren Bemühungen zugrunde lag, Helen zu befreien. Unermüdlich war ihr Ansturm gegen die Blindheit, Taubheit und Stummheit, die ihre kleine Schülerin in einem dreifachen Kerker gefesselter Instinkte festhielt. Kühn beschloß sie, sich selbst an die Stelle der Natur zu setzen und deren ziellose Herrschaft über Helen zu beenden, indem sie die rohe Grausamkeit gegenüber dem Schicksal des Kindes durch Liebe und Erfindungsreichtum ersetzte.»

Mit diesen Worten würdigt Helen Keller, die mit neunzehn Monaten erblindete und taubstumm wurde, die außerordentliche Leistung ihrer Lehrerin Anne Sullivan und den eigentlichen erzieherischen Impuls, für den diese ihr ganzes Leben einsetzte. Was Helen Keller in ihrem persönlichsten Werk verfaßt hat, ist das Zeugnis einer untrennbaren Schicksalsbeziehung zweier Frauen, die sich in ihrem Wirken gegenseitig befruchteten und gemeinsam Ungeahntes leisteten.